누구나 쉽게 따라하는

디톡스 Detox 요리

| 정영복 · 민경천 · 김성아 · 김용진 · 김영진 |

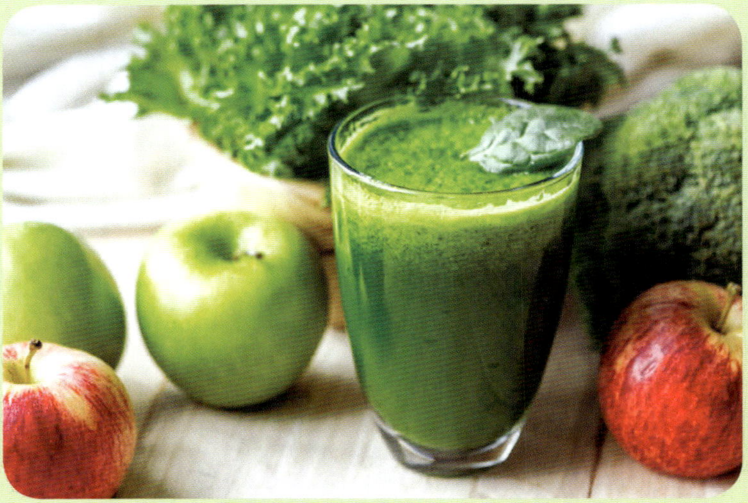

지식인

Profile

정영복
현, 우송정보대학교 외식조리과 교수 / 치유요리 명인

민경천
현, 우송대학교 외식조리학부 교수 / 국가공인 조리기능장

김성아
현, 우송대학교 글로벌한식학부 교수 / 국가공인 조리기능장

김용진
현, 우송대학교 외식조리학부 교수

김영진
LG디스플레이

누구나 쉽게 따라하는
디톡스(Detox)요리

2021년 2월 15일 초판 인쇄
2021년 2월 20일 초판 발행

지은이 | 정영복 · 민경천 · 김성아 · 김용진 · 김영진
펴낸이 | 김종욱 · 명사동
펴낸곳 | 지식인
등 록 | 제301-2013-134호
주 소 | 서울시 도봉구 도봉로 180길 20 투웨니퍼스트 102동 602호
전 화 | 02)2266-8606 (대)
팩 스 | 02)2266-8607
E-mail | jisikin2013@naver.com
홈페이지 | www.jisikinbook.co.kr

ISBN 979-11-90815-73-4 (03590)

값 17,000원

누구나 쉽게 따라하는

디톡스(Detox)요리

누구나 쉽게 따라하는

디톡스 Detox 요리

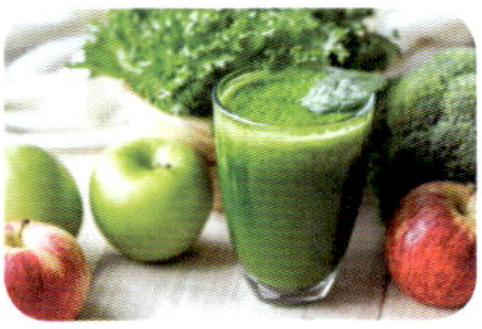

PREFACE

2020년에 들어서면서 전 세계적으로 많은 분야에서 코로나19에 따른 큰 변화가 일어났고, 앞으로도 계속 변화할 전망이다. 경제전문 블로거 '인터비즈'에서는 "코로나 발 경제 충격은 대공황 수준이며 IMF보다 심각하다."라고 발표하였다. 이 내용에 반박할 사람은 아마도 거의 없을 듯하다.

심각한 바이러스 피해를 겪으면서 많은 사람이 사망하고 격리되며 치료받고 있다. 이러한 중에 의학의 한계를 드러내면서, 대체의학에 관한 관심도 높아지는 계기가 되었다.

디톡스는 오래 전부터 대체의학으로서의 역할을 꾸준히 해오고 있지만, 한시적으로 트랜드적 요소로만 여겨져 왔다. 저자들은 디톡스가 이러한 유행에 따른 트랜드적 요소가 되면 안 된다는 것을 강력히 주장한다.

디톡스를 할 수 있는 방법들은 많지만, 그중에 하루에 최소한 한 번이라도 섭취해야 하는 식품, 즉 음식 디톡스가 생활에 밀접해 있고 꼭 해야 하는 행위이므로, 가장 유용한 디톡스로 활용될 것으로 생각한다. 앞서, 언급한 디톡스는 유행을 타고 사라지는 것이 아닌, 일상생활에 습관적으로 행해지는 생활화가 되어야 한다는 것이다.

먼저 의학의 힘을 빌리기 전에 해독을 할 수 있는 음식을 섭취함으로써 신체적 · 정신적으로 건강해지고 삶의 질이 높아질 수 있지 않을까 생각한다.

예로부터, '좋은 약은 입에 쓰다'라는 양약고구(良藥苦口)란 말이 있지만, 반대로 '좋은 약이 맛도 좋다'라고 바뀔 수도 있다. 디톡스가 생활의 일부가 되기 위해서는 매일 먹는 밥처럼 질리지 않고 맛있게 만들면 되는 것이다.

지금까지 말한 이야기들에 대해, 저자들은 몸에도 좋고 맛도 있으며 간단한 조리법을 이용한 내용들을 이론부터 조리법까지 총 4장에 걸쳐 수록하였다.

이 책을 통해 디톡스가 삶의 질을 높이고, 건강한 생활을 영위하는 데에 도움이 되었으면 하는 바람이다.

공저자

CONTENTS

CHAPTER ❶ 치유와 회복을 위한 디톡스요리 ······ 9

디톡스란? ······ 11

몸의 독소를 빼주는 야채수프란 무엇인가? ······ 19

야채수프 만들기 ······ 21

야채수프의 효능과 효과 ······ 24

CHAPTER ❷ 현대인의 건강을 위협하는 성인병과 예방법 ······ 27

만성피로와 집중력 약화(간 디톡스) ······ 29

배에 가스가 찰 때(장 디톡스) ······ 31

피부가 트러블 날 때(피부 디톡스) ······ 33

소변을 보는 횟수가 줄 때(신장 디톡스) ······ 36

늘어난 허리둘레만큼 당신의 병도 늘어난다(비만) ······ 38

인슐린 저항을 관리해야 합병증이 없다(당뇨) ······ 41

소리 없이 당신을 파괴한다(고혈압) ······ 43

성인병 예방관리는 어떻게 하나요? ······ 45

CHAPTER ❸ 우리 몸의 독소 배출을 돕는 식품들 ······ 47

유기농 야채의 식사요법 ······ 49

독소 배출을 돕는 식품들 ······ 51

CHAPTER 4 **우리 몸을 건강하게 회복시키는 요법은?** ······ 75
생활 습관 개선하기 ······ 77
숙성과 발효로 몸을 회복시키는 음식 ······ 84
단백질 섭취 ······ 91
전신 디톡스 ······ 94
디톡스요리법 ······ 96

부 록
레시피카드 ······ 221
식단구성표 ······ 234

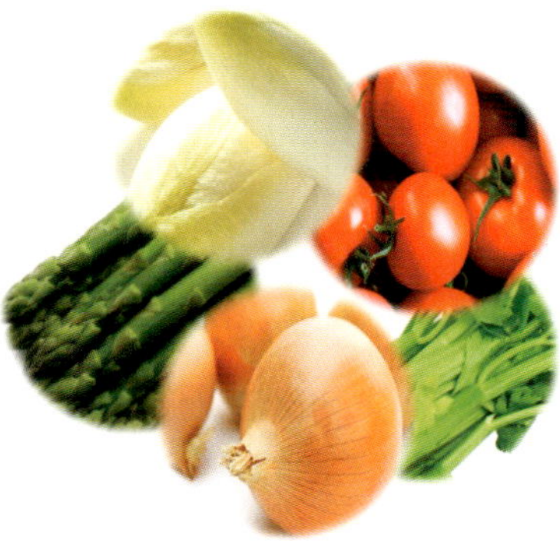

누구나 쉽게 따라하는

디톡스 Detox 요리

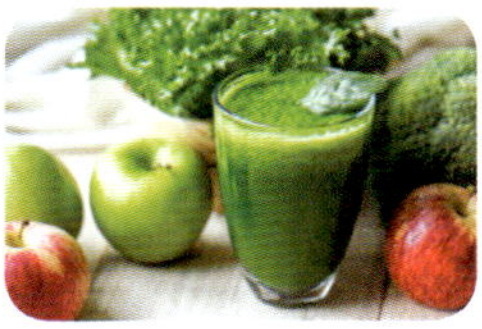

CHAPTER ❶

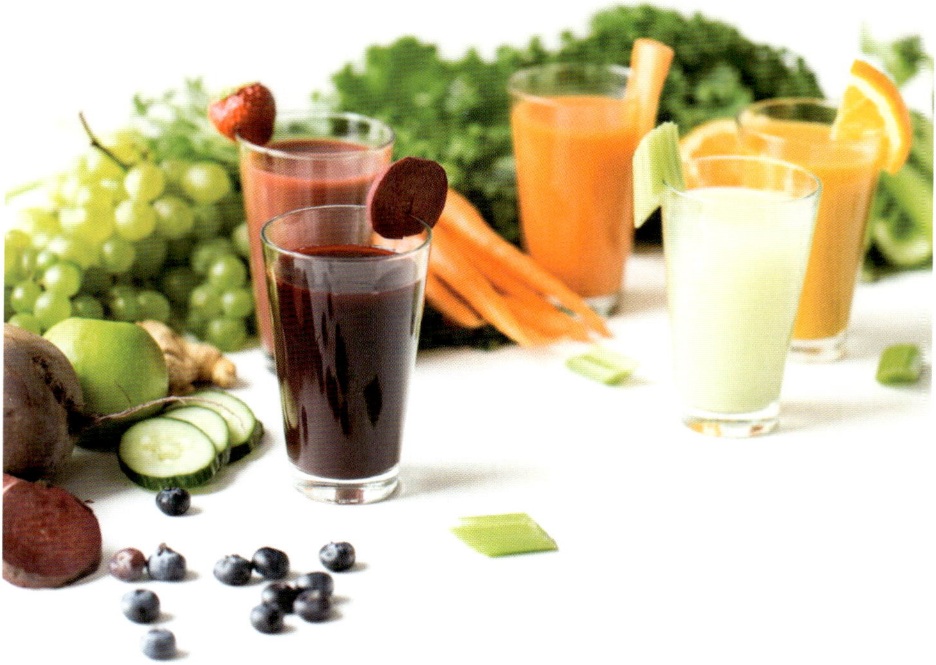

치유와 회복을 위한 디톡스요리

누구나 쉽게 따라하는

디톡스 Detox 요리

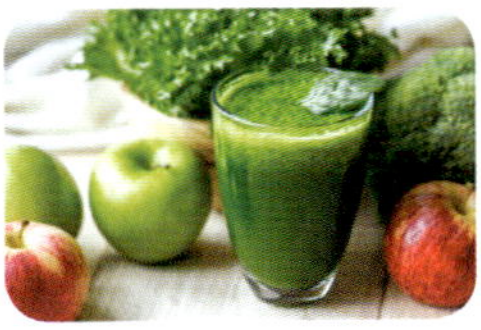

디톡스란?

디톡스Detoxification, Detox는 힐링Healing과 함께 '몸과 마음을 치유하고 재생한다.'는 의미가 있다. 디톡스는 대체의학적 관점의 해독(解毒) 작용으로 인체 내에 축적된 독소를 뺀다는 개념, 즉 '독소를 제거한다.'라는 것을 의미한다.

힐링은 상처를 치유하는 본래 의미로 접근하기에, 디톡스보다는 더 넓은 의미의 마음에 대한 치유에 무게감이 더 실린다고 할 수 있다. 이들과 비슷한 의미로 '재생하다'라는 의미의 리제네레이션Regeneration 또한 디톡스와 힐링과 마찬가지로 일련의 과정을 통해 몸과 마음이 '새롭게 태어남'을 뜻한다고 할 수 있다. 이 디톡스는 무엇보다 신체의 독을 제거하는 목적을 두고 있다.

디톡스는 식품이나 외부 환경으로부터의 유해물질이 몸속으로 과다 유입되는 것을 방지하고 장이나 신장, 폐, 피부 등을 통한 노폐물의 배출을 촉진하는 기능을 한다. 서양에서는 음료로 마시는 레몬 디톡스법이 많이 알려져 있고, 국내에서는 장 청소와 단식이 대표적으로 시행되고 있다.

건강한 농산물과 제철 재료를 주로 사용하여 만들고, 비타민과 미네랄의 함량이 많은 식재료를 섭취해야 함과 동시에 가공식품, 육류,

소금, 설탕 등을 멀리하는 것이 원칙이다. 음식뿐만 아니라 유해물질이 많은 주거 환경을 친환경으로 바꾸고, 마음속의 스트레스를 다스리는 명상 등도 넓은 의미의 디톡스라 할 수 있다.

대표적으로 디톡스는 세 가지 방법으로 구분한다.

첫 번째로, '단식법'을 말할 수 있다. 단식법은 음식을 전혀 섭취하지 않고 몸속의 장기들을 쉬게 하면서 자연스럽게 해독할 수 있도록 도와주는 방법이다. 이 방법은 가장 단순하면서도 비용이 들지 않지만, 3일 이상 지속하면 면역 기능이 현저하게 떨어질 수 있으므로 주의해야 한다. 이로 인해, 요요현상이 나타날 수 있어 단식 디톡스는 3일 이상 지속하지 말고 사후 지속적인 관리를 해주는 것이 중요하다.

두 번째 방법은 '절식법'이다. 대표적으로 절식법에는 레몬 디톡스와 효소 디톡스가 있다. 이것은 음식을 전혀 섭취하지 않는 단식법과는 달리, 소량이지만 양분을 섭취하기 때문에 단식법보다는 좀 더 안전하다고 할 수 있다. 하지만, 절식법도 6대 필수영양소인 탄수화물, 지방, 단백질, 무기질, 비타민, 물 중 1~2가지 영양분만 섭취하는 것이기 때문에 절식법과 마찬가지로 3일 이상 지속하지 않는 것이 좋다.

마지막으로 '소식법'이다. '소식법'은 장기적으로 소식을 하면서 장기간 체내에 있는 독소를 제거하는 방법으로 가장 안전한 방법이다. 하지만, 장기적으로 해야 하므로 이 방법을 선택하는 사람은 굳은 마음가짐과 철저한 계획이 필요하다.

체내의 독소는 종류에 따라서 간, 장, 신장, 혈액, 피부에서 주로 해독된다. 여기서 해독이 제대로 안 되면 독소가 쌓였다가 우리 몸에 다양한 증상을 일으킨다.

●●●

우리 신체는 외부로부터 영향을 미치는 것들이 정말 많다. 과식이나 운동 부족을 비롯하여 주말에 술을 마시는 것, 부정적인 생각을 하는 것 등 살아가는 동안 모든 것들이 신체에 영향을 준다.

몸을 아프게 만드는 요인을 제거하려면 몸을 정화하거나 디톡스 식단으로 식사하는 것이 가장 좋다. 디톡스(정화) 식단은 말 그대로 몸을 정화하기 위한 식단으로 '오랜 시간 몸에 쌓인 독소를 배출시킨다.'는 뜻이다.

'독소증상'에 따른 치유와 회복을 위한 식단과 체험한 것들을 요리 방법과 몸을 정화하는 디톡스 방법을 소개한다.

●●●

평소 디톡스를 위해 꼭 실천해야 할 생활 습관에는 어떤 것들이 있을까?

첫째, 아침식사는 무슨 일이 있어도 거르지 않도록 한다. 하루 중 활동량이 많을 것으로 예상되는 시간에는 식사를 충분히 하는 것이 좋기 때문이다.

둘째, 생선, 콩 등 단백질이 풍부한 식품을 골고루 먹어야 한다.

셋째, 과다한 음주는 피하되 술 생각이 간절한 날엔 와인을 적당량만 마시고 커피와 흡연은 가능한 하지 않는 것이 좋다.

넷째, 규칙적인 운동을 통해 호흡량을 늘리고, 땀이 날 정도의 반신욕과 규칙적인 배변 습관을 통해 독소 배출을 원활하게 한다.

이외에도 섬유질 위주의 식단으로 소식을 생활화하고, 평소에 물을 많이 마시면 일상생활에서도 디톡스 다이어트 효과를 기대할 수 있다. 또한 명상을 통해 스트레스를 조절하면 몸의 해독 기능이 점차 되살아나고 강화된다.

●●●

몸에 불필요한 독소를 배출시키는 데에 필요한 성분을 정화 식단으로 섭취하면 된다. 이 천연 성분들이 몸에 불필요한 독소를 배출시켜 주는데, 이 독소가 소변이나 대변으로 배출된다. 또한 섬유질과 칼륨이 신체의 해독 과정을 촉진하기 때문에 많은 사람이 생각하는 것만큼 정화 식단이 그렇게 제한적이지는 않다. 정화 식단은 수분저류현상(水分貯留現象)*을 제거하고 질병을 예방해 주며, 속이 더부룩한 증상도 감소시켜준다. 정화 식단의 다양한 이점 중에서 대표적인 것을 소개한다.

***수분저류현상(水分貯留現象)**

수분저류현상(水分貯留現象)은 체액저류현상으로도 알려져 있는데, 신체의 순환계나 조직, 흉강이나 복강 등의 신체의 구멍에 수분이 비정상적으로 축적되어 신체기관이 붓는 현상을 말한다.

물은 신체 세포의 안팎에서 찾을 수 있다. 수분은 혈액의 구성 성분인데, 몸속에서 적혈구를 운반하는 것을 돕고 산소와 중요 영양소가 혈액에 잘 녹을 수 있도록 유지해서 뼈와 근육, 각종 샘(腺)에서 잘 흡수할 수 있도록 한다. 게다가 각종 생체조직과 근육도 대부분 물로 이루어져 있다.

인체는 체내에 일정한 체액의 양을 유지하기 위해서 호르몬과 프로스타글란딘이라고 불리는 호르몬의 유사물질을 이용한다. 어느 날 과도한 양의 액체를 섭취한다고 하더라도 그것은 장기적으로는 영향을 미치지 않는다. 왜냐하면, 신장이 초과 수분을 소변으로 배출하기 때문이다. 같은 원리로 만약 충분한 양의 물을 섭취하지 않으면 신체는 수분을 잡아두려 하고 평소보다 덜 소변을 보게 된다.

출처 | 위키백과

아래의 식품은 디톡스 효과가 있는 식품으로, 챙겨 먹으면 효과가 좋은 식품들이다.

○ 과일(파인애플, 딸기, 포도, 키위, 오렌지, 사과, 배)

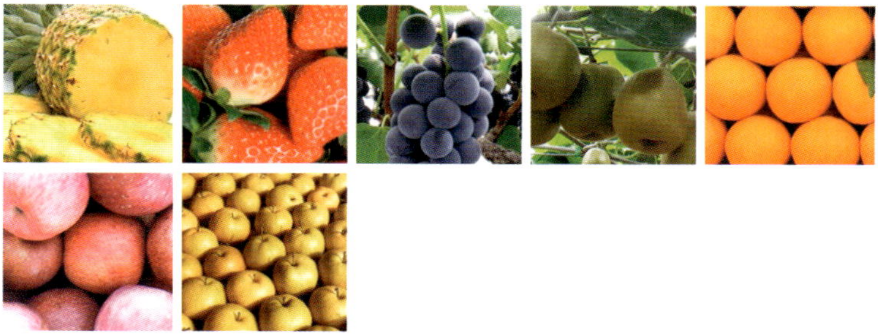

∘ 야채(셀러리, 아스파라거스, 양파, 토마토, 엔다이브)

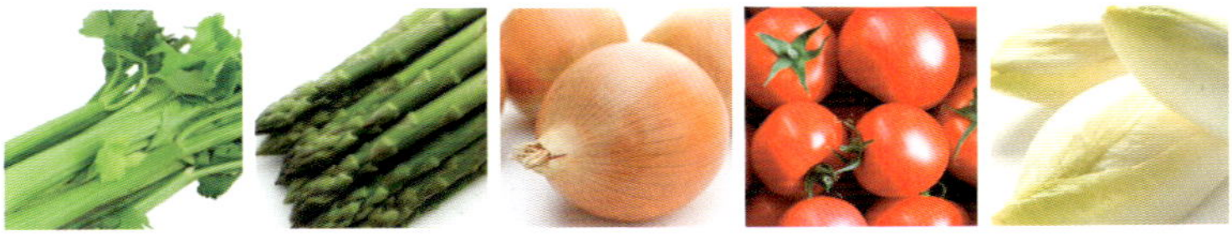

∘ 콩류(콩나물, 알팔파, 콩)

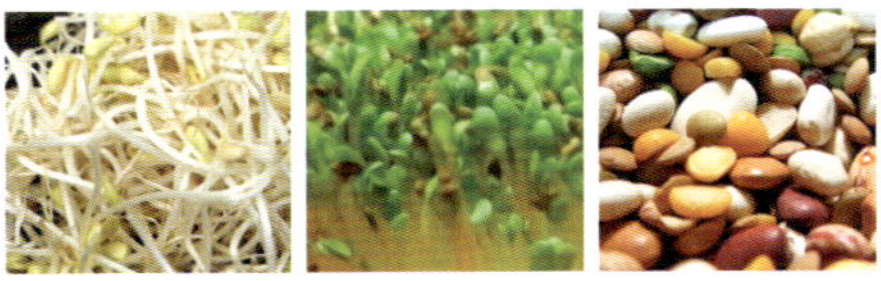

∘ 통곡물 ∘ 살코기 ∘ 기름진 생선 ∘ 요거트

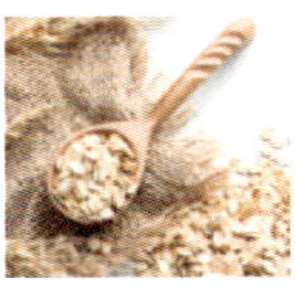
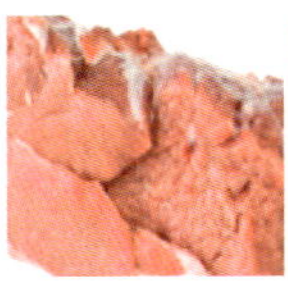
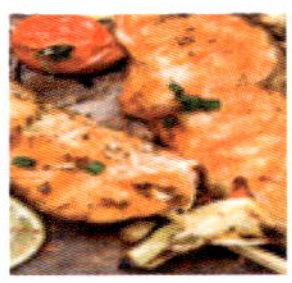
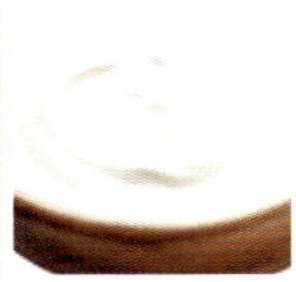

디톡스 후에는 어떻게 될까? 디톡스 식단 후에는 어떤 일이 일어날까? 많은 사람이 궁금해 하는 질문이다. 디톡스 식단으로 식사한 후에는 폭식하거나 칼로리가 높은 음식을 먹지 말아야 한다. 식사량은 조금씩 늘리고 과일과 야채를 최대한 많이 먹는 것이 최우선이다.

앞서 말했던 디톡스 방법은 종류도 많고 해독의 정도에 따라서 레벨이 구분될 수 있는데, 자신이 생각해도 가공식품 섭취 빈도가 높고, 식습관이 좋지 않거나 심한 부종, 좋지 않은 컨디션이라는 느낌이 든다면, 다음의 두 가지 법칙을 각자의 식생활에 적용하는 것으로도 디톡스 효과를 볼 수 있다.

- 먼저, 채소 섭취를 절대적으로 늘리고 평소보다 긴 공복시간을 가지면 좋다. 이 두 가지가 몸 안에 쌓인 노폐물 배출을 도와줄 것이다. 점심을 과식했다면 저녁을 굶어 공복시간을 늘리면 된다.
- 기상 후 습관적으로 아침식사를 하기보다는 배가 고플 때까지 기다린다면 공복시간은 더 늘어나 디톡스 효과가 높아진다.(지난밤 저녁식사를 한 후 수면시간, 그리고 식사 전까지의 총 시간이 공복시간이 되는 셈이다.)
- 여기에 아침시간 배가 고파질 때 일반적인 식사가 아닌 채소를 갈아 만든 스무디로 식사를 대체한다면, 디톡스 효과는 훨씬 좋아진다. 몸 안의 노폐물이 배출되고 산성화되어 있는 몸이 중성화되면서 신진대사가 원활해진다. 당신을 괴롭히던 부기가 덜해지는 것을 느낄 수 있다.
- 효과가 좋은 것은 약 3일쯤 일반식을 제한하고 당을 끊어 공복을 유지하되 채소를 섭취하는 방법이다. 이것은 즙을 낸 채소 주스만을 일정기간 마시는 '주스 클렌즈' 디톡스 방법의 원리이기도 하다.

- 종일 공복이 힘들다면, 하루 식단 중 섬유질과 비타민, 무기질 등의 미량 영양소가 풍부한 채소를 식단 중에 늘리면 된다. 스무디로 갈아 마시는 것은 샐러드 형태로 먹을 때보다 많은 양을 섭취할 수 있고, 소화 흡수율 또한 높아지기 때문이다.
- 일본의 니시의학*에서는 잎채소와 뿌리채소 다섯 가지를 각 30g씩 총 150g을 갈아 하루 두 번 식전에 마실 것을 권한다. 이 다섯 가지의 채소를 준비하는 것이 힘들다면 한 가지씩의 채소를 매일 다르게 먹어도 괜찮다.

***니시의학**

일본의 니시 가츠조 박사가 창안한 것으로, 숱한 자연의학 중 그 효과가 뛰어나고 체계적이기 때문에 100여 년 전의 의학임에도 수많은 의료인과 일반인들에게서 주목을 받고 있다. 또한 다른 자연의학과 비교하여 니시의학은 실천사항이 매우 간단하고 쉬워 남녀노소 누구나 쉽게 실천할 수 있다.

출처 | 북텔러 유앤미

- 과식 후라면 식사 대신 채소를 물이나 코코넛워터와 함께 갈아 만든 스무디로 대체할 것을 권한다. 오전 공복에 마시는 스무디의 경우에는 사과, 파인애플, 바나나 같은 달콤한 과일을 더해도 괜찮다.

몸의 독소를 빼주는 야채수프란 무엇인가?

우리 몸을 구성하고 있는 세 가지 성분인 체세포, 칼슘, 콜라젠(경단백질)의 균형이 무너지면 병에 걸리게 된다.

야채수프 건강법은 자연에서 얻은 채소를 이용하여 체세포, 칼슘, 콜라젠 성분의 균형을 잡아주어 건강을 지키는 효과를 발휘하게 된다. 건강한 사람도 야채수프를 복용하면 질병을 예방하고 피로를 없애주며 피부 노화 방지에 탁월한 효능을 누릴 수 있다.

『야채수프란 무엇인가?』 일본의 생물학자인 다테이시카즈가 평생에 걸쳐 연구·개발한 저서로, 삶에 대한 희망을 주는 아름다운 실험물이다.

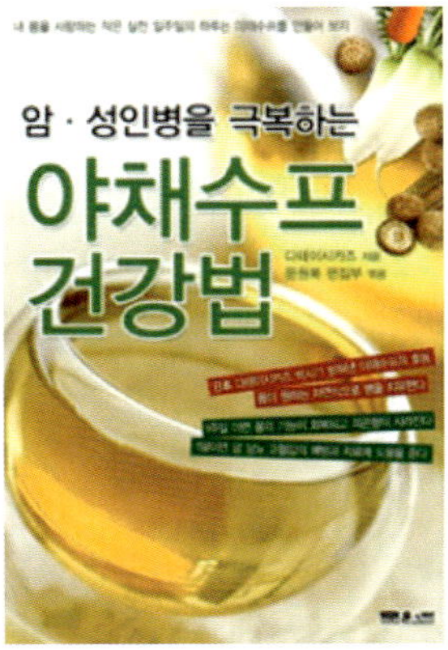

다테이시카즈의 저서

이 책을 발간하게 된 계기로, 보호자는 환자를 위해 원하는 모든 것들을 다 해주었지만, 환자에게서 좋은 결과는 얻어지지 않고 정성만 들어가는 것 같은 안타까운 마음뿐이었다고 한다. 이에 근본적으로 우리가 일상에서 쉽게 치유하며 몸을 회복시킬 수 있는 식단을 통해서 병마를 이겨낼 수 있다는 확실한 믿음을 주는 방법을 만들게 되었고, 이를 세상에 공개하였다.

야채수프 만들기

무청 시래기 1개, 건 표고버섯 6개, 당근 1/2개, 우엉 1대, 무 1/2개

❶ 우엉은 깨끗이 씻습니다. 껍질을 깎지 않기 때문에 아주 꼼꼼하게 닦아야 합니다. 씻은 후 1~1.5cm의 크기로 잘라줍니다.

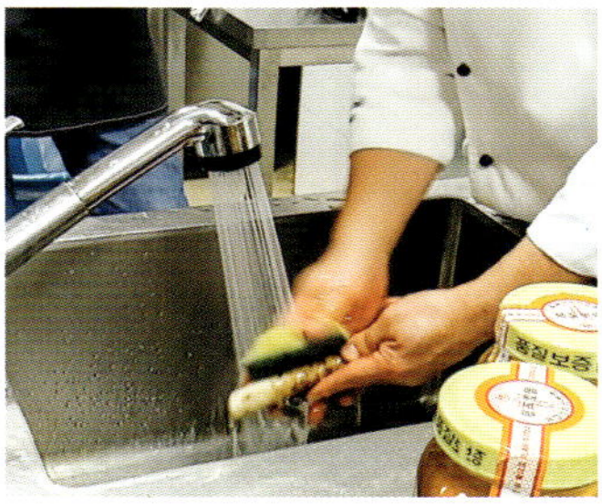

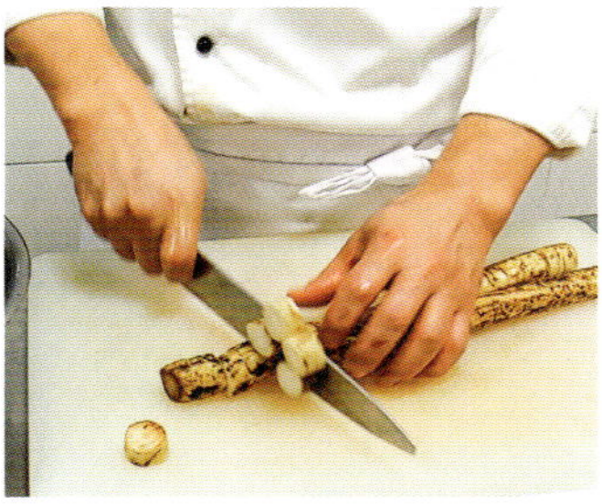

❷ 당근 1/2개도 껍질을 깎지 않고 우엉과 같은 크기로 잘라줍니다.

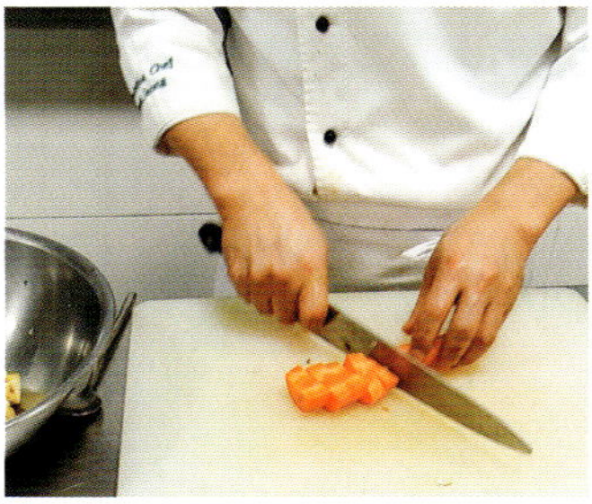

❸ 무 1/2개는 껍질째 토막을 내고, 모든 재료를 냄비에 넣습니다.

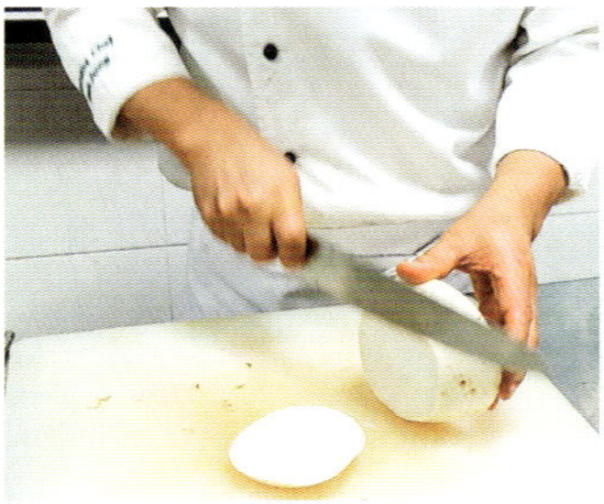

❹ 이제 물을 가득 붓고 끓입니다.

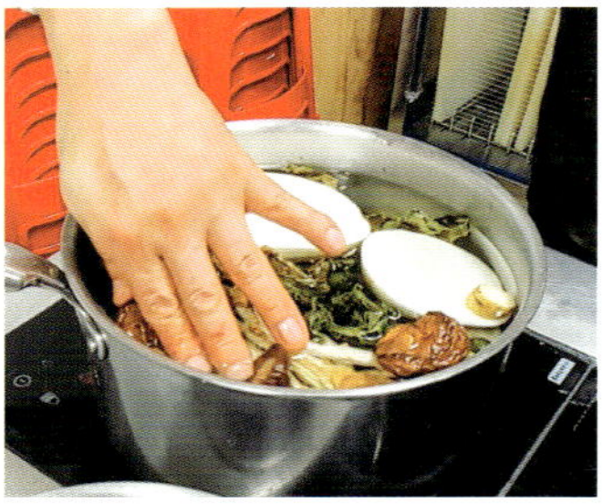

❺ 끓기 시작하면 뚜껑을 덮고, 약 불에서 1시간 정도 기다리면 됩니다.

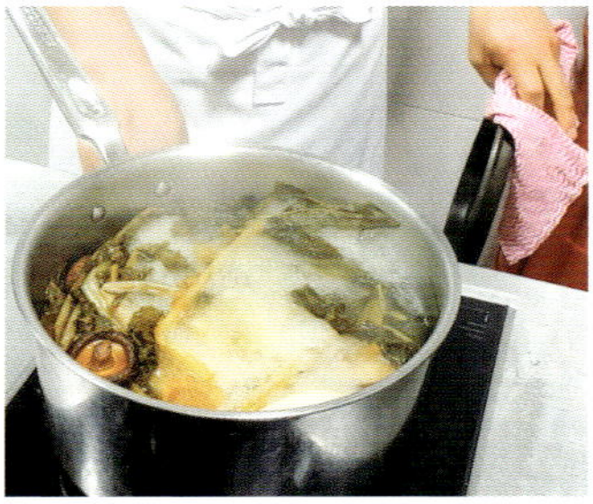

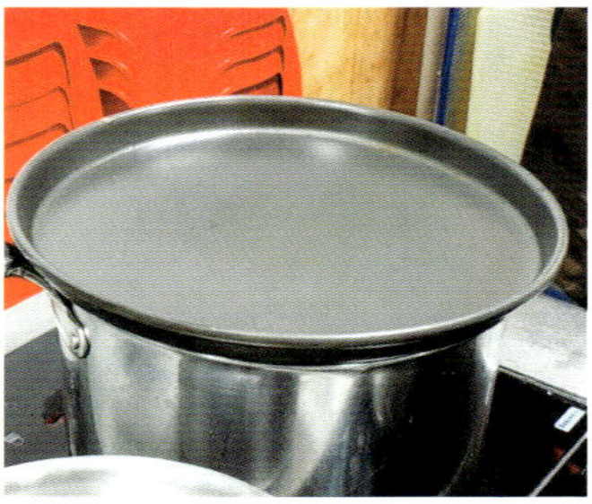

❻ 1시간 푹 삶은 뒤 불을 끄면 채소 수프가 완성됩니다.

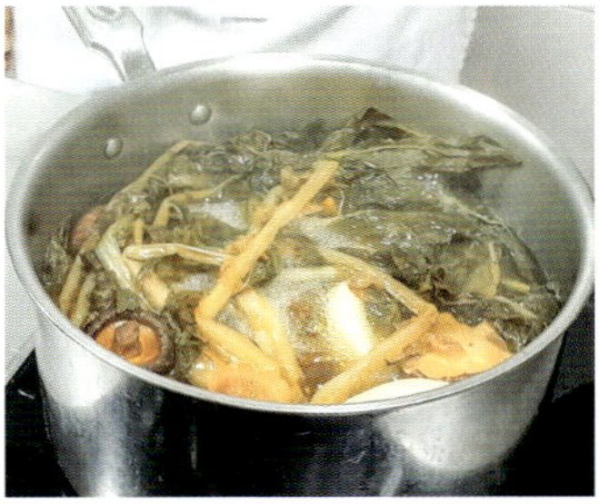

❼ 이제 용기에 넣습니다. 주의할 점은 식혀서 넣지 않고, 불을 끄자마자 유리병에 그대로 넣습니다. 그리고 매일 아침, 점심, 저녁으로 마십니다. 온몸에 염증과 독소가 빠져나갈 것입니다.

- 유리병은 끓는 물에 소독합니다. 냉장고에 오래 보관하려면 소독하세요.
- 뜨거운 수프를 뜨거운 상태에서 넣어야 하니 플라스틱 용기는 안 되고요, 식혀서 플라스틱 용기에 넣으면 유해물질과 더불어 보관 기간이 짧아집니다.
- 뜨거운 상태로 유리병에 넣어 식혀서 냉장 보관하면, 뚜껑을 개봉하지 않은 상태에서 한 달 이상도 보관이 가능합니다.

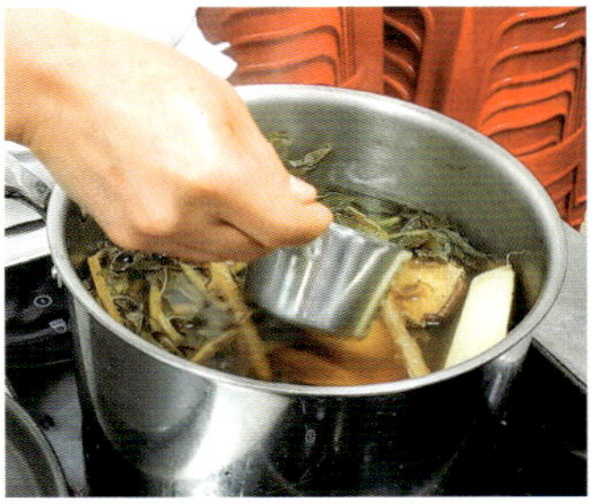

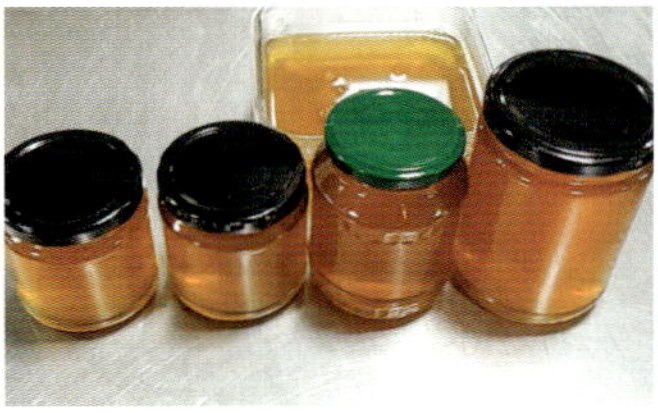

야채수프의 효능과 효과

- 무는 땅의 기운과 소화, 해독에 좋으며, 특히 가을무는 산삼과도 비교된다.
- 우엉은 땅속 보물로 불리며, 사포닌이 풍부하여 항암 작용에 좋다.
- 건 표고버섯은 비타민D가 풍부하고 항암 작용에 좋다.
- 당근은 베타카로틴과 비타민A가 풍부하여 항암 효과에 좋다.
- 무청은 태양빛을 받아 비타민C가 풍부하고 미네랄이 많아 항암 효과에 탁월하다.
- 혈관 세포의 손상을 일으키는 일산화질소 생성 억제에 효과적이다.
- 항산화 작용이 뛰어나고, 뿌리채소에 들어 있는 피토케미컬Phyto-chemical*이 체내의 산화를 막아준다.

*피토케미컬(Phytochemical)

식물성을 의미하는 '파이토(phyto)'와 화학을 의미하는 '케미컬(chemical)'의 합성어로 건강에 도움을 주는 생리활성을 가지고 있는 식물성 화학물질을 의미한다. 생명유지를 위해 반드시 섭취해야 하는 필수영양소는 아니지만, 피토케미컬의 섭취가 지속해서 부족할 경우 건강에 좋지 않은 영향을 미칠 수도 있다. 최근 이에 관한 연구가 활발히 이루어지면서 건강 유지에 필요한 성분으로 더 주목받고 있다. 또한 피토케미컬은 건강에만 중요한 역할을 하는 것이 아니라 식물의 독특한 맛, 향, 색깔을 부여해 각각의 음식 고유의 개성을 나타내기도 한다.

출처 | 삼성서울병원 건강 상식

- 체내 독소의 제거에는 무, 우엉, 당근 속에 있는 다량의 식이섬유가 장 속을 통과하면서 그 안의 독소를 흡착하여 빼내는 역할을 하여 변비를 없애준다.
- 각종 암을 예방하고 개선한다.
- 뼈를 튼튼하게 한다.
- 현미차와 함께 복용하면 그 효과가 더욱 좋다.

●●● 음용시간

- 일어나서 마시고, 오전 10시, 11시, 오후 3시, 4시에 마신다.
- 하루 1.5ℓ 정도의 양을 물 대신에 이렇게 마시면 된다.

●●● 나타나는 현상

- 야채수프와 유기농야채 식단을 복용 시 1주일 정도 지나면 명현현상(호전반응)이 온다.
- 갑자기 혈압 환자는 혈압이 더 오르고, 당뇨 환자는 당 수치가 더 높아지며 여드름과 가려움증이 온다.
- 눈이 침침하고 진물이 나기도 한다. 과거 아팠던 부분들이 그때처럼 아프다.
- 마지막엔 뼈마디가 아프고, 피부의 진물에는 냄새가 많이 난다.
- 이러한 과정은 독소가 빠지는 과정이다.

●●● 주의사항

- 플라스틱 그릇에 주스가 닿으면 과감히 버려야 한다. 화학반응으

로 인해 독소가 생기게 되므로 아깝다고 먹지 말아야 한다. 또한 채소는 데치지 말아야 하며, 많이 넣는다고 좋은 것이 아니므로 꼭 기본량만을 지키는 것이 좋다.

CHAPTER ❷

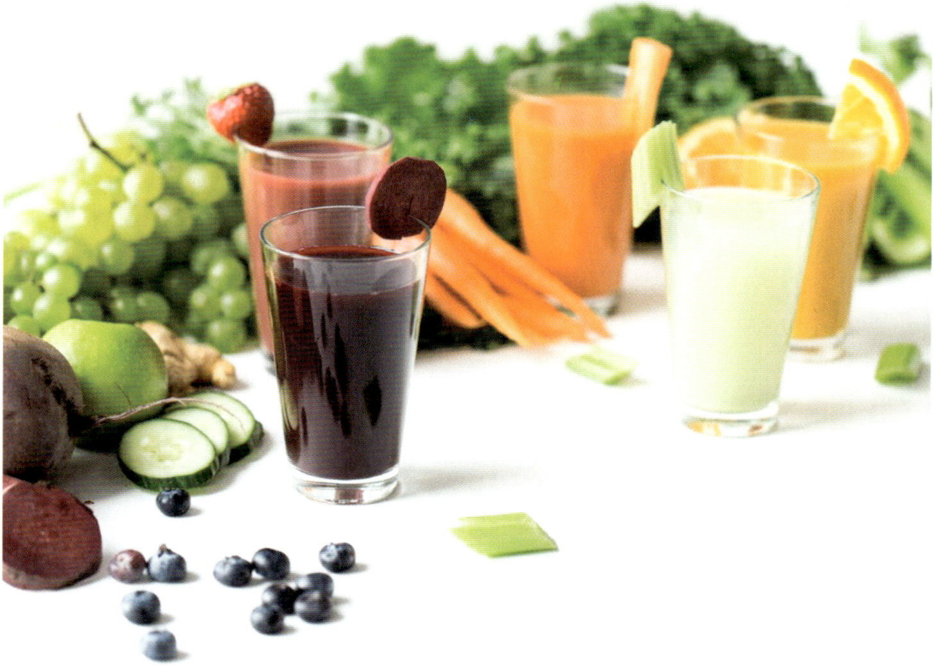

현대인의 건강을 위협하는 성인병과 예방법

누구나 쉽게 따라하는

디톡스 Detox 요리

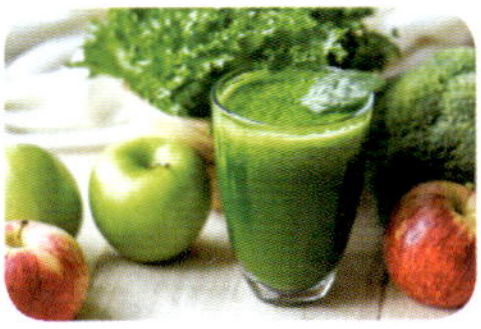

만성피로와 집중력 약화(간 디톡스)

●●●

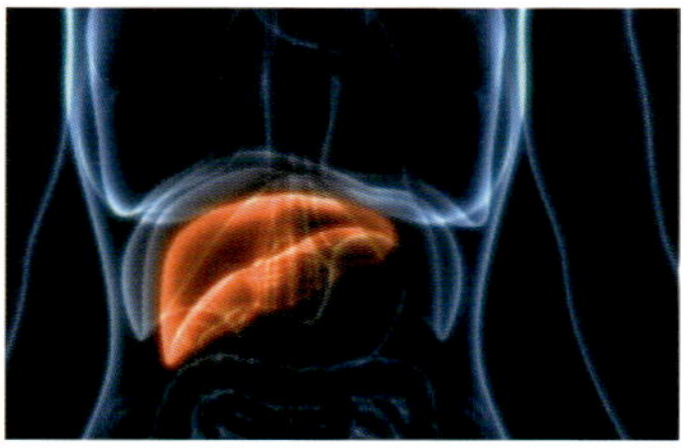

간 기능이 떨어져 중금속 등을 체내에서 제거하지 못하면, 피로가 생기고 집중력이 떨어지며 해독 기능과 대사 기능이상, 혈액응고 생성 저하 등의 이유로 피로감, 입맛 없음, 구토, 소화불량, 하지부종 등의 증상이 나타나는데, 치료하지 않고 방치하면 지방간, 간경화, 간염이 올 수 있고 심하면 간암까지 진행될 수 있다. 같은 양의 술을 마셔도 평소보다 심하게 취한다.

●●●

3개월에 한 번씩 2~3일 정도 밥 대신 버섯, 아스파라거스, 아욱, 시금치 등을 주스로 갈아서 마신다. 여기에는 간의 해독 기능을 돕는 비타민B, 마그네슘, 아미노산 등이 들어있다. 이 기간에 육류와 담배는 삼간다. 육류의 콜레스테롤과 담배의 카드뮴은 디톡스를 방해하기 때문이다.

- 원인 : 식습관의 변화, 기름진 음식, 비위생적인 음식, 가공식품, 인스턴트식품, 육류 위주의 식습관, 불규칙한 생활 습관, 좁은 생활 반경, 운동 부족, 잦은 음주와 흡연으로 인하여 발병할 수

있다.

- 효능 : 마늘, 쑥, 배추, 헛개나무, 결명자, 칡, 양송이버섯, 부추, 모시조개, 레드비트, 백년초, 블루베리, 녹색 채소, 해조류, 두부, 콩, 올리브유와 홍삼의 사포닌 성분은 독소나 콜레스테롤이 쌓이는 것을 억제하고, 간 기능 개선과 손상된 간세포 재생 회복을 돕는 데에 효과적이다.
- 당근 : 베타카로틴 성분이 많아 간과 눈 건강에 좋다. 당근에 있는 알부민은 피를 맑게 해주고, 암 예방과 시력 회복에 좋다. 익히면 비타민A가 만들어진다.
- 딸기 : 피로회복과 간에 좋다.
- 비트 : 혈소판을 높여주고, 콩팥과 간을 맑게 청소해준다.

●●● 주의사항

- 비트 : 너무 많이 먹으면 쇼크가 올 수 있다.(즙 한 잔으로도)
- 마늘 : 아침에 4~5쪽이 적당하다.
- 딸기 : 소금물에 씻어야 한다.(껍질이 단단하지 못해 세제가 속까지 스며들어 맛이나 향을 저해할 수 있다.)

배에 가스가 찰 때(장 디톡스)

●●●

체내 신진대사 과정에서 만들어지는 내독소는 젖산균이 없앤다. 내독소가 해독되지 않으면, 대장으로 내려와 가스를 만들기 때문에 늘 아랫배가 더부룩하다.

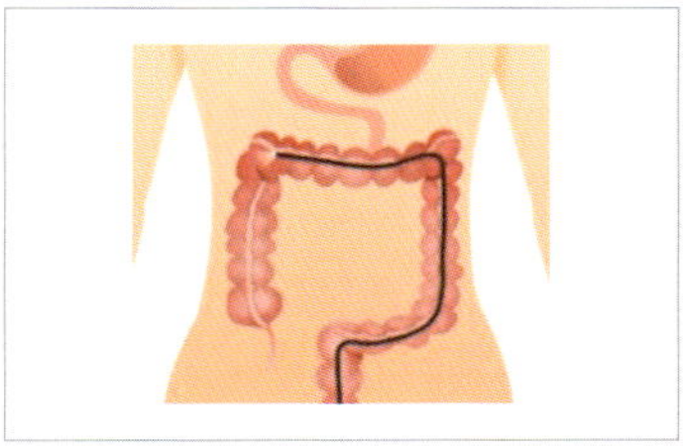

●●●

주말 3일 동안 단식으로 디톡스를 한다. 단식하면 몸에 들어오는 에너지원이 없는 상황에서 신체가 계속 활동하기 때문에, 신진대사가 촉진되어 장 기능이 활발해진다. 금요일 점심·저녁은 죽을 먹고, 토·일요일에는 물만 마신다. 공복감을 참을 수 없으면 식사 시간에 맞춰 과일주스 한 잔을 마신다. 월요일 아침에는 다시 죽을 먹는다. 주말 단식은 기간이 짧아도 몸에 무리를 줄 수 있으므로, 한 달에 한 번만 한다. 단, 갑상샘 항진증, 출혈성 위궤양, 빈혈, 당뇨병 환자는 단식으로 장 디톡스를 하면 안 된다.

●●● 효능이 있는 재료

- 매실 : 살균효과, 변비, 과민성 대장균에 효능이 있다.
- 청국장 : 효소와 고초균으로 강력한 정장효과를 한다.

- 된장 : 몸속의 독소를 제거한다.
- 사과 : 펙틴과 섬유질이 소화흡수를 좋게 하여 변비를 예방한다.
- 당근 : 권위 작용으로 설사에 효험이 있다.
- 군밤 : 장과 위를 튼튼하게 한다.
- 요구르트 : 정장 작용으로 가스가 찰 때 좋다.
- 현미 : 풍부한 식이섬유가 배변을 원활하게 한다.
- 고구마 : 활발한 대장운동을 한다.
- 키위 : 변비 해소에 도움을 준다.

주의사항

- 차가운 물을 마시지 말고 미지근한 물을 마신다.
- 우유는 차가운 것보다는 미지근하게 마신다.
- 자극적인 것과 인스턴트식품은 먹지 않는다.

피부가 트러블 날 때(피부 디톡스)

열심히 운동을 해도 패스트푸드를 즐겨 먹거나, 맵고 짜고 기름진 나쁜 식습관을 가지고 있으면 피부가 좋아지지 않는다는 것은 누구나 아는 사실이다. 나쁜 식습관은 피부의 수분을 빼앗을 뿐만 아니라 여드름 등의 피부 트러블을 유발하는 원인이 되기도 한다.

건강한 식습관은 몸은 물론이고 피부 건강에도 도움이 된다. 다양한 음식 가운데 피부에 특히 좋은 식품과 방법을 선정해 보았다. 평소 피부 관리를 할 시간이 부족하거나 식습관 개선에 문제가 있는 사람은 다음에 소개되는 음식들을 참고하여 몸과 피부 모두를 건강하게 만들어보는 것은 어떨까?

- 셀러리는 비타민K를 공급하여 혈액순환을 돕고 고혈압을 낮추는 역할을 한다. 또한 스트레스 수치를 낮추는 작용도 하므로, 편두통 및 피부 개선에 도움을 준다. 셀러리는 수분과 천연나트륨, 칼륨을 함유하고 있어 피부 건조와 주름살 예방에도 도움이 된다. 100g에 12kcal밖에 되지 않아 다이어트에도 도움이 된다.
- 시금치는 건강에 좋은 수퍼푸드로 유명하며 피부 미용에도 효과가 있다. 엽산, 엽록소, 철분, 마그네슘, 비타민A, 비타민C, 비타

민E, 섬유질, 식물성 단백질 등 다양한 영양소를 우리 몸에 공급해준다. 이 가운데 시금치에 함유된 각종 비타민이 항산화 작용을 하여 피부 건강에 도움을 주며, 시금치의 클로로필 성분은 피부를 노화시키는 활성산소를 제거하는 항산화 작용을 하여 피부 탄력과 윤기를 살려주는 데에 효과적이다.

- 연어의 대표적 효능으로 알려진 것 가운데 하나가 바로 피부미용이다. 이는 연어에 함유된 오메가-3 지방산 때문인데, 이 오메가-3 지방산은 여드름 피부를 개선하는 효과가 있으며, 염증과 주름살이 생기지 않도록 예방하는 데에 도움이 된다. 피부뿐만 아니라 스트레스, 불안감, 우울감에도 도움이 된다.
- 석류에는 천연 에스트로젠 성분이 다량으로 함유되어 있어 섭취 시 주름 예방과 피부 탄력에 도움이 된다. 또한 석류에 함유된 미네랄과 비타민 성분이 피부를 투명하고 생기 있게 만들어 주며, 석류의 AHA 성분이 각질을 녹여 건조한 피부를 한결 촉촉하게 만들어 준다.
- 케일, 토마토, 당근은 피부 노화를 방지한다. 자외선, 활성산소 등의 독소가 피부에 쌓이면 가려움증이 심해지고 각질 · 주름이 늘어난다. 뾰루지 등 피부 트러블도 생긴다.
- 적절한 피부과 치료를 받으면서 냉 · 온욕이나 풍욕을 하면 피부 디톡스에 도움이 된다. 또한 체온이 변하면서 말초기관과 피부세포에 자극을 주어 독소가 빠지는 것을 돕는다. 풍욕은 집에서 창문을 모두 열고, 속옷만 입은 다음 이불로 몸을 감쌌다가 벗는 동작을 2분 간격으로 5번 정도를 반복한다.

- 황사가 심할 때는 냉 · 온욕을 한다. 찬물(섭씨 15~18℃)과 따뜻한 물(41~43℃)에 1분씩 다섯 번 번갈아 가며 몸을 담근다. 풍욕은 하루에 3~4번, 냉 · 온욕은 한 번씩 1주일 간격으로 하면 된다.
- 달걀흰자를 먹는다.
- 고구마는 골다공증을 예방하며 비타민, 항산화 식품, 섬유질 · 구연산이 풍부하다. 장을 좋게 해주며 고지혈증을 없애주고 성장을 좋게 한다.
- 히노키 나무는 나무 자체에서 향이 나오지만, 약성(약 성분)도 있다. 피부에 좋고 향이 정화를 시켜서 세균 감염을 막아준다.

●●● 주의사항

- 호르몬제를 먹지 말라. 대신 돌나물이나 냉이를 먹는 게 좋다.
- 태반 주사는 절대로 맞지 말라. '암'으로 연결된다. 인태반(사람 태반)이 아니고 동물 태반이 많다. 예뻐지겠다는 마음으로 절대 태반 주사는 맞지 않는다.
- 달걀노른자는 간이 나쁜 사람이나 아토피에 좋지 않으므로 피해야 한다.

소변을 보는 횟수가 줄 때(신장 디톡스)

요산Uric acid, 크레아티닌Creatinine 등이 주요 독소이다. 요산이 쌓이면 소변을 보는 횟수가 줄거나 관절 부위에 통증이 생기고, 크레아티닌은 소변이 진하거나 입이 마르는 증상을 유발한다. 한 달간 매일 2ℓ의 미지근한 물을 아침 전, 아침 식사 후, 점심 식사 후 잠들기 전에 나누어 마신다. 한 달에 한 번 단식하는 것도 좋다. 퓨린Purine이 많이 든 멸치, 고등어, 버섯, 홍합은 삼간다.

효능이 있는 재료

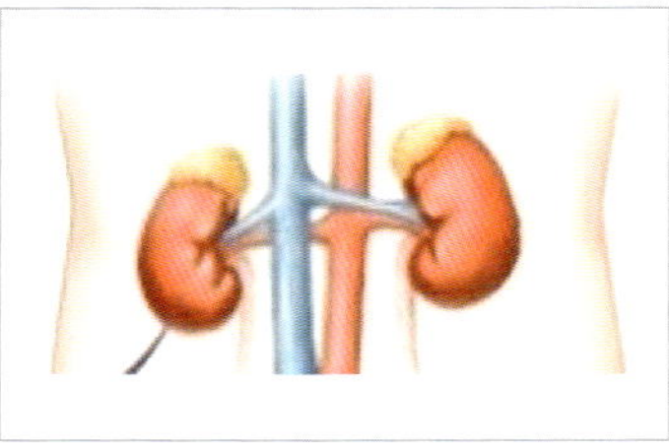

- 밤 : 위장과 신장 기능에 좋다.
- 옥수수수염 차 : 이뇨제를 한다.
- 팥 : 수분 대사기능 향상한다.
- 수박 : 각종 부종을 개선한다.
- 산수유 : 요실금에 효능이 있다.
- 율무 : 신장 질환에 탁월한 기능을 한다.
- 강낭콩 : 신장 기능을 활성화한다.
- 마 : 소화불량을 개선한다.
- 배 : 신장 결석에 도움을 준다.
- 죽염 : 피를 맑게 하는 데에 도움을 준다.

콩팥을 이식하면 10~20년 후 다시 이식수술을 해야 한다. 현재 신장 투석을 하고 있다면 결국은 몇 년씩 투석하다가 목숨을 잃을 수가 있다.(야채수프로 치유가 가능) 즉 간의 해독이 안 된다면 콩팥이 자동적으로 나빠진다.

●●● 주의사항

- 잉어의 쓸개를 먹으면 콩팥이 나빠져 장애가 남을 수 있다. 그러므로 절대 먹으면 안 된다. 이런 점을 악용하여 병역기피를 위해 잉어 쓸개를 먹고 평생 고생하는 사람도 있었다.
- 콜라비가 좋다고 너무 많이 먹으면 콩팥에 좋지 않은 영향을 줄 수 있다. 콩팥이 나빠지면 굶으면(금식을 3일 이상 하면) 좋아진다. 차조기(빨간 깻잎), 질경이는 콩팥 기능을 회복시켜 준다. 콩팥 기능을 좋아지게 하려면 '우리밀'을 먹으면 좋다. 일반 시중에서 판매되는 밀가루에는 표백제, 방부제가 많이 들어있어 매우 해롭다. 우리밀이 맛은 없으나 몸에는 좋다.
- 식용유보다는 유채기름 또는 올리브유를 사용한다. 식용유를 사용하면 매우 고소하다. 백밀가루 또한 고소하다. 그러나 건강에는 좋지 않다.
- 필자의 아침 식단에는 간(짠 것)이 없다. 반찬 12가지를 놓아도 김치 하나가 간(염분)일 뿐이다.

늘어난 허리둘레만큼 당신의 병도 늘어난다(비만)

●●● 비만의 원인

- 불규칙한 식사 습관
- 운동 부족
- 호르몬 이상(인슐린, 성장호르몬)
- 중추신경계 이상(에너지 조절 신경)
- 심리적 장애(사회 부적응, 성적 불량, 애정 결핍)
- 유전적 요인

●●●

생활 습관을 개선하여 식사량을 줄이고 운동량을 증가시키는 것과 더불어 행동요법이 필요하다. 식이요법은 칼로리 섭취를 줄이는 것이 가장 중요한데, 평소에 섭취하던 열량보다 500~1,000kcal 정도를 덜 섭취하도록 권장하고 있으며, 최근에는 식사 중의 영양소 조절에 따라 체중감소 효과에 차이가 있다고 알려졌다.

●●●

운동은 체중이 줄어든 후 다시 증가하지 않도록 하기 위한 것이므로 매우 중요하다. 치료 효과가 나타나기 위해서는 적어도 매일 30분 정도의 운동이 필요하다. 생활 습관을 개선하는 것이 비만 예방에 가장 중요하다. 비만은 개인의 생활 습관 문제뿐만 아니라 사회 환경(패

스트푸드, 대중교통 발달, 좌식생활 증가 등)의 영향도 있으므로, 국가적 차원에서 이에 대한 관심이 필요하다.

탄수화물과 백색 음식(백설탕, 밀가루, 백미, 전분 식품, 파스타 등) 섭취를 줄이고 포만감이 많은 식품의 섭취를 권장한다.

효능이 있는 재료

- 콩 : 단백질과 섬유질 항산화제의 원천이다.
- 견과류 : 단백질과 섬유질이 풍부하여 체중 감소에 도움을 준다.
- 베리 : 풍부한 노화방지 물질을 함유하였다.
- 달걀 : 지방을 태우는 역할인 아미노산을 함유하였다.
- 생선 : 지방 연소나 체중 감소에 작용한다.
- 채소류, 감자, 고구마, 곤약, 과일류 등의 섭취를 권장한다.
- 물 : 수분이 부족하면 복부의 살로 이어질 수 있다.

위의 재료들의 섭취를 늘리는 것과 함께 운동을 병행해야 효과가 있다.

주의사항

- 스트레스를 극복하자.
- 패스트푸드 섭취를 줄이자.
- 야식과 기름진 음식을 피하자.

- 당분이 많이 함유된 음료를 줄이자.
- 심혈관 질환과 성인병을 관리하자.
- 흡연과 음주를 피하자.

인슐린 저항을 관리해야 합병증이 없다(당뇨)

혈액에 있는 포도당이 세포 내로 들어가 사용되기 위해서는 인슐린이라는 호르몬이 필요하다. 당뇨는 인슐린이 부족하거나 제대로 사용되지 못하여 혈액 속의 당이 비정상적으로 높아져 소변으로 포도당이 배설되는 질환이다.

원인

- 스트레스, 비만, 과식, 임신, 운동 부족, 많은 연령순으로 나타나며, 특히 무서운 합병증을 유발하기에 관리가 필수적이다.
- 합병증으로는 당뇨병망막증, 말초신경변증, 투석, 족도병변, 뇌경색, 동맥경화증, 협심증, 심근경색, 성기능장애 등 우리 몸의 중요 부위에 위험한 인자로 위협을 주고 있다.
- 당뇨 관리를 위해서는 생활 습관부터 바꿔야 한다. 규칙적인 운동과 함께 고열량, 고지방의 음식을 피하고, 당뇨에 좋은 음식을 꾸준히 섭취해야 한다.

효능이 있는 재료

- 돼지 내장 : 인슐린이 들어있다.
- 화살나무자 : 항암, 혈당 강하, 당뇨병, 산후 질환에 효험이 있다.
- 두릅, 오갈피, 꿩 등이 있으며, 특히 신 것(예 : 식초)을 많이 먹어

야 좋다.

- 차가버섯 : 당뇨에 좋다. 물을 끓여 80℃ 물에서 차가버섯 50g과 물 6,000㎖를 우린다. 3~4 또는 5~6차를 우린다.
- 노루 고기와 노루 간 : 헤모글로빈, 혈소판 수치를 높인다. 이 노루 간은 갑자기 피가 생성이 안 될 때 암 환자에게 프라이팬에 달걀을 입혀 부쳐주면 좋다.
- 산죽(조릿대) : 한라산에 있는 대나무의 일종으로, 한라산의 생태계를 파괴한다. 이 산죽은 당뇨와 간염에 좋다. 특히 새순이 나오는 4월에 따면 좋으며, 뿌리는 당뇨, 잎은 간염에 좋다.
- 돼지감자 : 당뇨에 아주 좋다.
- 홍삼 : 혈당강하제가 많아 장기간 복용하면 좋다.
- 녹색 채소, 씨, 카카오, 콩, 통곡물, 오트밀, 여주 등은 고섬유질이 많아 당뇨에 효과적이다.

●●● 주의사항

- 솔잎의 송진을 먹으면 좋지 않기 때문에, 흐르는 물에 씻어 하루 정도 물에 담가놓는다. 그때 물을 조금씩 흐르게 해서 씻어나가게 한다. 큰 그릇에 수돗물을 받아 담가놓는데, 송진이 흘러나가게 해야 한다.
- 당뇨 환자는 동충하초, 숯가루는 특히 금물이다. 체내에 침전되면 빼내질 못한다.

소리 없이 당신을 파괴한다(고혈압)

●●●

고혈압은 혈관의 압력이 높아지는 것이다. 혈관이 지속해서 높은 압력에 노출될 경우, 혈관 내막에 손상이 생기게 된다. 이 손상된 부분에 콜레스테롤이 침착되면서 단단하고 두꺼워지는 변화를 동맥경화증이라 하는데, 혈관에 동맥경화증이 발생하면 혈관이 좁아져 혈액이 잘 흐를 수 없게 된다.

●●●

고혈압은 동맥경화증이라는 혈관의 협착을 일으켜 신체의 각 장기에 혈액 공급의 장애를 초래할 수 있는 혈관 질환의 주요 위험인자이다. 심장이나 뇌와 같은 중요한 장기들은 다른 장기들에 비해 혈액 공급의 부족에 매우 민감한 반응을 보이기 때문에, 혈액 공급이 조금만 차단되어도 심각한 장애가 생긴다. 그래서 고혈압은 심장 질환이나 뇌혈관 질환의 발생과 밀접한 관련이 있다.

●●● 원인

혈압상승과 관련이 있을 수 있는 증상으로는 어지러움, 두근거림, 두통, 피로감, 코피, 성기능 장애 등이 있으며, 고혈압으로 인해 심장, 뇌혈관, 신장, 망막혈관 질환이 발생하면 흉통, 가슴 답답함, 호흡곤란, 어지러움, 시야 흐림, 시력 저하, 혈뇨, 손과 발의 감각이상 및 마비 등이 나타날 수 있다.

●●● 효능이 있는 재료

- 아침이나 저녁 중 한 번은 채소와 과일을 8대2 비율로 섞은 샐러드를 식사 대신 먹는다.
- 양파 : 콜레스테롤을 배출하여 촉진 혈압을 낮추어 준다.
- 검은콩 : 콜레스테롤 및 지방을 분해한다.
- 비트 : 안토시안과 베타카로틴이 풍부하여 혈관 찌꺼기를 제거한다.
- 쪽파 : 혈관 확장에 도움을 준다.

●●● 주의사항

- 고혈압 환자들은 동맥경화에 의한 혈관협착증이라는 합병증이 발생하기 전까지는 아무 증상이나 이상이 없는 경우가 많아서 특히 주의해야 한다.
- 콜레스테롤과 젖산 등의 독소가 혈액에 쌓이면 손발이 차가워지면서 쥐가 잘 나고 근육통이 생긴다. 이때는 두 가지 디톡스 방법이 있다. 평소 운동을 안 하던 사람은 한 달간 요가 · 스트레칭 같은 정적인 운동을 한다. 반대로, 운동을 많이 해서 젖산이 많이 쌓인 사람은 3~4일 정도 운동을 쉰다. 자기 전에 누워서 복식호흡을 10분간 하면 몸 안에 들어오는 산소량이 많아져 디톡스에 도움이 된다.

성인병 예방관리는 어떻게 하나요?

●●●

뇌출혈과 뇌경색은 나이가 들수록 발생률이 높으며, 혈압이 높으면 돌연사로 사망하는 경우가 많다. 돌연사를 예방하기 위해서는 우선 동맥경화를 초래하는 생활 습관을 개선해야 한다.

●●●

동맥경화의 위험인자는 고혈압과 당뇨, 고지혈증, 흡연, 가족력, 나이 등인데, 이 가운데 나이와 가족력은 어쩔 수 없지만, 나머지 위험인자는 얼마든지 대처가 가능한 부분이다.

●●●

대사증후군이란, 인슐린이 제대로 만들어지지 않거나 제 기능을 하지 못해 여러 가지 성인병이 복합적으로 나타나는 증상을 말한다. 고지혈증, 고혈압, 당뇨병과 같이 대사이상과 관련된 증상이 함께 나타나는 질환을 대사증후군이라 한다.

●●● 원인

- 우리나라의 성인 절반 이상은 식사 시 10분도 안 되어 끝내는 것으로 조사되었다. 문제는 식사 속도가 빠르면 빠를수록 지방간의 발생 위험이 더 커진다는 사실이다. 식사 시간이 5분 미만이면

지방간 발생이 2배 이상 증가한다고 한다.

- 빨리 식사를 하게 된다면, 식욕 억제 호르몬이 작동하기도 전에 많은 양의 칼로리가 몸에 들어오게 되고, 더불어 인슐린 효과를 떨어뜨려 지방간을 유발할 수 있다.

●●● 예방관리

- 대사증후군을 예방하거나 극복하려면 흰쌀밥, 밀가루, 백설탕의 섭취를 자제하는 것이 좋은 방법이다.
- 쌀눈에는 가바, 옥타코사놀, 식이섬유, 아미노산, 비타민C, 비타민B_1, B_2, B_6, 미네랄 군 등 풍부한 영양소가 있는데, 이것들을 섭취해야 대사증후군을 극복하고 예방할 수 있다.
- 복부비만 해소가 대사증후군 예방법 중 중요한 부분에 해당하기 때문에, 적당한 운동으로 허리둘레를 줄이는 것이 필요하다.
- 적절한 운동과 야채, 과일, 인스턴트식품을 줄이는 것, 라면 등을 적게 먹고 먹은 후에는 우유를 마셔서 중화시키면 좋다.
- 나트륨 배출을 위해서는 풍부한 파, 양파, 홍삼, 오메가3, 뽕잎, 누에 그리고 매일 30분 이상의 운동과, 백색 식품의 섭취를 줄이며 스트레스 덜 받기 등의 관리를 필요로 한다.
- 식사 시 15분 이상동안 천천히 꼭꼭 씹어서 먹는 습관을 갖는 것이 지방간을 비롯한 성인병 예방에 도움이 된다.

CHAPTER ❸

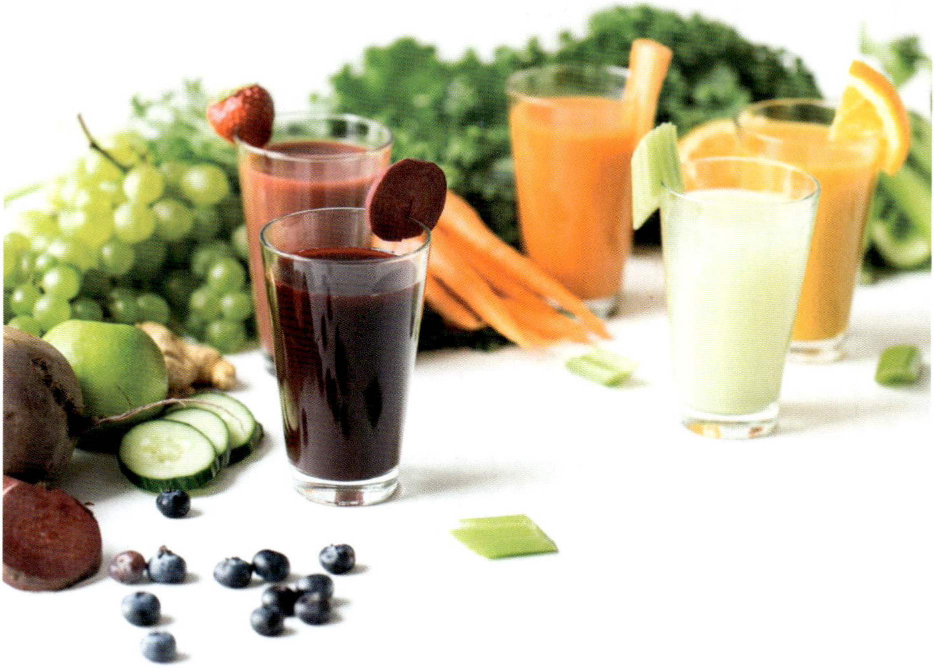

우리 몸의 독소 배출을 돕는 식품들

누구나 쉽게 따라하는

디톡스 Detox 요리

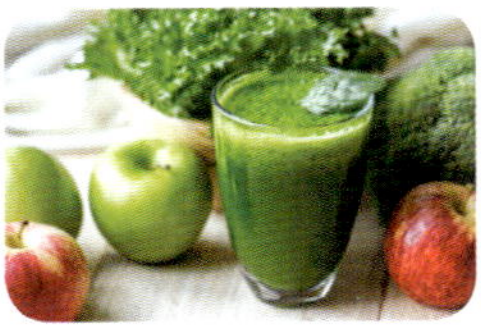

유기농 야채의 식사요법

미국 USDA에 의하면 합성농약, 합성비료, GMO를 사용하지 않아야 하는 것이 '유기농법'이라고 한다. 유기농 고기는 항생제나 호르몬제를 맞지 않고 100% 유기농의 먹이를 먹고 자연스러운 환경에서 자란 동물의 고기이다.

이러한 일반적인 정의에 의하면, 지구에 더 친화적이어야 하고 인간이 건강에 위협이 더 적어야 한다. 유기농 마크로비오틱이라는 건강 식단 레시피는 유기농 제철농산물을 구입하여 뿌리부터 껍질까지 하나도 버릴 것이 없는 것을 사용한다. 로컬 음식만 먹기는 쉽지 않지만, 특히 유기농 섭취는 어린 아이, 임신한 여성, 면역체계가 약한 사람에게는 매우 중요하다.

달걀과 우유, 과일이나 채소를 껍질째 먹을 거라면 유기농 축산물 먹기를 권한다. 한 달에 한 주는 고기 먹기, 통곡물 비율 늘리기, 샐러드 드레싱 만들어 먹기, 발사믹 식초, 힐링 푸드를 언제나 곁에 두기, 맛있게 감사하는 마음으로 먹기 등이다. 또한 수경재배와 무농약도 차선이지만, 독자가 유기농을 원한다면 직접 재배하는 것이 최상이다.

●●●

암 환자는 디톡스를 3~6개월간 해야 한다. 암 유발에 직·간접적 영향을 준 스트레스, 산화물질 등을 없애는 것에 초점을 맞춘다. 암 환자는 체력을 유지해야 하므로 단식은 절대로 안 된다. 다만, 식단에 채소를 늘려서 산화물질을 제거해야 한다. 스트레칭이나 체조로 독소를 빼내는 신진대사 능력을 키우고, 잠은 하루에 7~8시간 정도를 푹 자야 도움이 된다.

●●●

디톡스를 할 때는 올바른 식생활을 반드시 병행해야 한다. 고려대 안암병원 통합의학센터 이왕림 교수는 "식단을 조절하지 않고 다른 요법만으로 디톡스에 성공할 수는 없다."라고 말한다.

●●●

디톡스 요법을 시행하기 위해서는 운동과 음식 조절을 함께 조절해야 한다. 즉 독소를 배출하는데 있어 도움을 줄 수 있는 식품으로 식단을 짜야 좋은 효과를 볼 수가 있다.

독소 배출을 돕는 식품들

●●● 녹차

○ 효능

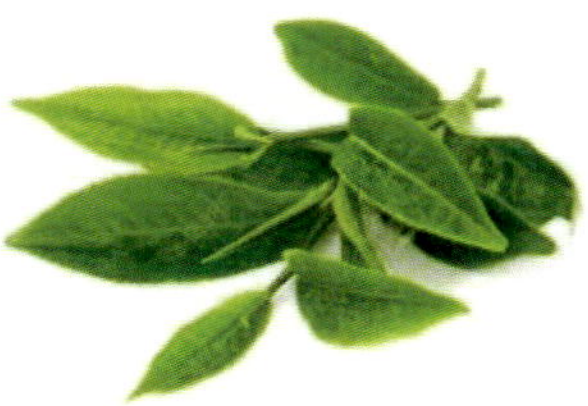

특유의 쌉싸름한 맛은 카테킨Catechin이라는 탄닌 성분으로, 녹차에 10~15% 함유하고 있다. 찻잎에는 N-나이트로소 화합물의 합성을 억제하여 항암 효과가 크다. 녹차의 항암 효과는 홍차 억제율의 43%에 비해 85%로 크다. 위암과 폐암 등을 예방한다.

○ 노화 억제

유기물이 풍부하며 레몬 5배가 되는 비타민C는 피부가 거칠어지는 것을 억제한다.

○ 성인병 예방

고혈압의 원인은 소금인데, 칼륨이 이것을 체외로 배출시켜주는 역할을 한다. 또한 변비 예방과 비만 방지, 다이어트 등에 좋다.

○ 주의사항

녹차는 몸을 차갑게 해주는 성질이 있다. 그렇기에 몸이 차가운 사람이 섭취하면 설사나 다른 부작용이 일어날 수도 있다. 자신의 체질에 맞게 섭취하는 것이 좋다.

●●● 청국장

○ 효능

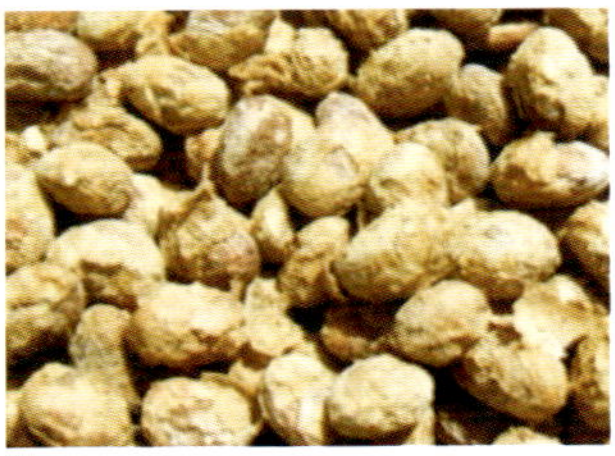

비타민E는 토코페롤 지방 산화를 방지(노화 방지)하며, 심장병이나 뇌졸중의 원인이 되는 혈전을 녹여주는 효소들이 많다. 혈관에 붙은 콜레스테롤을 씻어주어 혈액순환을 돕고 영양소가 우리 몸에 신속히 운반되도록 돕는다. 달걀과 청국장을 함께 섭취하면 노른자에 있는 콜레스테롤을 막아준다.

○ 당뇨

췌장에서 분비되는 인슐린이라는 호르몬의 분비량이 충분치 못하여 혈당치가 올라가는 현상이다. 당뇨에 걸리면 비타민B_2의 흡수율이 저하되는데, 비타민B_2를 보급하면 합병증 예방과 치료에 효과가 있다.

○ 항암 효과

콩을 씻을 때 거품이 생기는 것은 콩의 사포닌으로 발암물질을 억제하고 혈중 콜레스테롤 수치를 낮게 해준다.

○ 주의사항

청국장은 혈전 용해기능이 뛰어난 식품이지만, 용해한 이상으로 배출하는 것이 아니기 때문에 너무 과하게 섭취했을 경우 고지혈증 등의 질환을 일으킬 수 있어 적당량을 복용하는 것이 매우 중요하다.(생 청국장 기준 1일 1숟가락 정도)

●●● 마늘

○ 효능

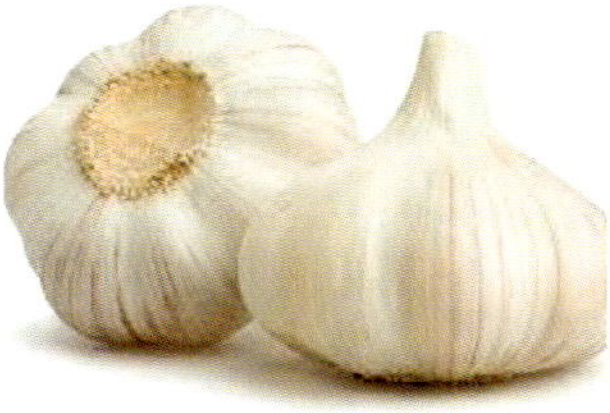

알리신이 강력한 살균 및 항균 작용을 하며, 칼륨이 나트륨을 체외로 배출시킨다. 고혈압 개선과 체력증강 및 강장 피로회복에 좋고, 항균, 항암, 심혈관 예방, 체력증진 효과에 좋다.

○ 당뇨 개선

알리신이 췌장 세포를 자극해 인슐린 분비를 촉진한다.

○ 해독 작용

신경 안정 및 진정효과가 있다. 세계 10대 건강식품으로, 한의학에서는 일해백리(一害百利)라 하여 '강한 냄새만 빼고 100가지 이로움이 있다.'고 말한다.

○ 주의사항

하루 2~3쪽이 적당하고, 위가 약한 사람은 섭취를 피하는 것이 좋다. 위벽에 자극을 주기 때문이다. 또한 알리신은 항혈전 작용으로 지혈을 방해하므로 수술을 앞둔 사람은 섭취를 피하는 것이 좋다.

●●● 레몬밤

○ 효능

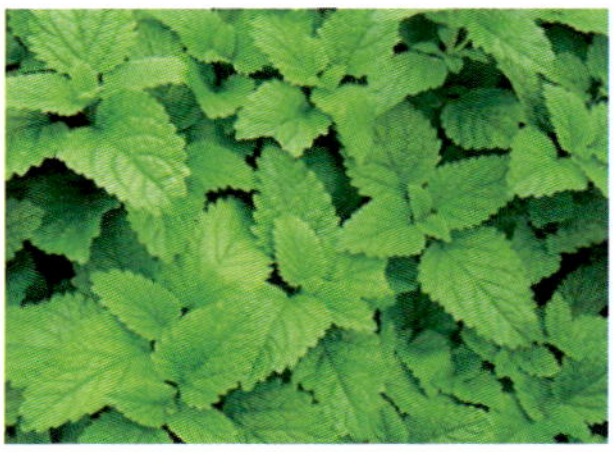

지중해 연안 유럽에서 재배되는 다년초 식물인 레몬밤은 중성지방 합성을 억제하고 내장지방 생성을 막아줘 다이어트 식품으로 주목받고 있다. 당뇨병, 고혈압 등의 원인이 되는 뱃살을 효과적으로 제거한다고 알려져 있다. 특히 운동만으로 쉽게 제거할 수 없는 내장지방을 섭취하는 것만으로도 없애 줘 '지방 킬러'라는 별명을 가지고 있다.

허브과 식물인 레몬밤은 유럽 지역에서 2000년 전부터 식용으로 사용해 왔다. 레몬밤에 함유된 폴리페놀 일종인 로즈마린산은 내장지방 생성을 억제하고 여성호르몬 조절, 혈압과 혈당 조절, 뇌신경 보호 등의 효능을 보인다. 로즈마린산은 항산화 물질인 폴리페놀의 일종으로 항바이러스, 항균 작용을 한다. 특히 우리가 먹는 탄수화물이 중성지방으로 전환되는 것을 막아 내장지방 생성을 억제한다.

비만 여성의 경우, 여성호르몬이 과다 분비되어 셀룰라이트와 복부 비만의 원인이 된다. 여성호르몬과 중성지방이 합성되면 유방암,

난소암 같은 여성질환 발병 위험도 증가한다. 이때 레몬밤 추출물 분말을 섭취하면 내장지방은 물론 여성호르몬 조절에도 도움을 준다.

○ 주의사항

허브의 일종인 레몬밤은 허브 알레르기가 있는 사람이나 임산부, 노약자의 경우 섭취를 자제하는 것이 좋다. 민감한 사람은 어지러움이나 졸음을 유발할 수 있어 섭취 전 의사와 상담하는 것이 필요하다. 과다섭취 시 탈수 반응을 유발할 수 있으므로 적정량을 지키는 것이 중요하다.

●●● 알로에

○ 효능

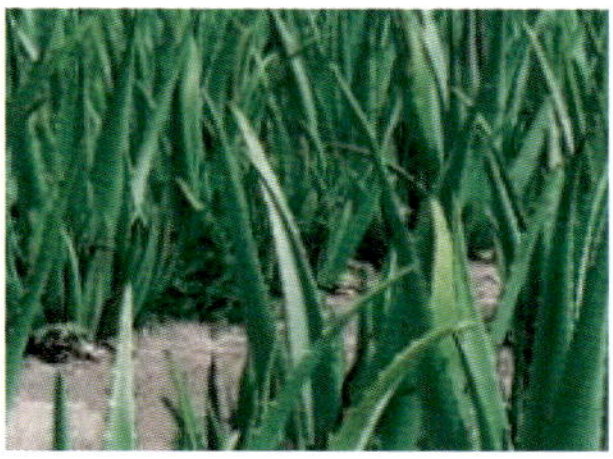

알로에는 아프리카 열대지방과 지중해 연안이 원산지로, 백합과에 들어가는 여러해살이풀이며 고대로부터 '신비의 물질', '하늘의 축복'이라 불리던 인류 최초의 약초라 할 수 있다.

약해진 소장과 대장의 기능을 알로에에모딘 및 알로에인 성분이 장의 점막을 자극, 장의 운동을 원활하게 하여 변비는 물론 치질 예방에도 탁월한 효과가 있다.(변비는 복용 후 5~6일 후부터 즉각적인 효과가 나타난다.)

알로에의 알로인 성분은 티로시미아제의 활성화를 억제하여 기미, 주근깨의 원인인 멜라닌 색소의 성장을 막고, 그 침착을 방지하며 피부조직의 결손 부위를 생성시켜 여드름 자국이 남는 것을 방지한다. 또한 알로 화이트 성분은 신진대사를 촉진하여 피지 분비를 정상화하여 피부를 건강하게 하므로 피부 미백에 탁월한 효과가 있어 피부미용에 매우 좋다.

알로에의 알로에친 성분은 바이러스의 활동을 억제하고 바이러스의 독성을 중화시켜 감기에 대한 저항력을 높여준다. 특히 체질 개선 효과로 천식 발작을 사전에 억제하고 예방하며, 외부의 자극을 완화하여 만성적인 천식을 가볍게 만든다.

위장병, 위궤양, 십이지장 궤양에 알로에의 주성분인 알로인, 에모딘, 알로에닌 성분이 위와 장을 자극해 위액 분비를 촉진해 소화흡수를 도와주며, 알로에 울신 성분은 조직의 결손 부위를 주위로부터 생성하여 상처 부위를 치료하는 항궤양 작용을 하고, 위벽과 장벽을 보호한다.

알로에는 화상과 절상, 염증을 진정시켜 새로운 조직을 만들며 흉터를 남기지 않고 치유를 도와준다. 알로에 알로인, 알로에 에모딘의 쓴맛 성분이 알코올 해독 작용을 하며 알로에 울신은 위점막의 염증 치료와 진정 작용으로 불쾌감을 둔화시켜 준다. 특히 알로에의 젤라틴 질인 아크로틴A는 항암 작용을 하므로 암 예방이 가능하다.

가장 오래전부터 사용되어온 효능으로 상처가 치유되는 과정은 상처 주변 세포, 세포 주변의 기질, 그리고 세포와 기질을 연결하는 매개 물질이 관여하는 매우 복잡한 반응으로 알려져 있다.

○ 주의사항

깊은 상처나 중증 화상에 알로에가 닿지 않게 하고 마늘, 양파에 알레르기가 있는 사람은 피하는 것이 좋다.

●●● 사포나리아 알로에

○ 효능

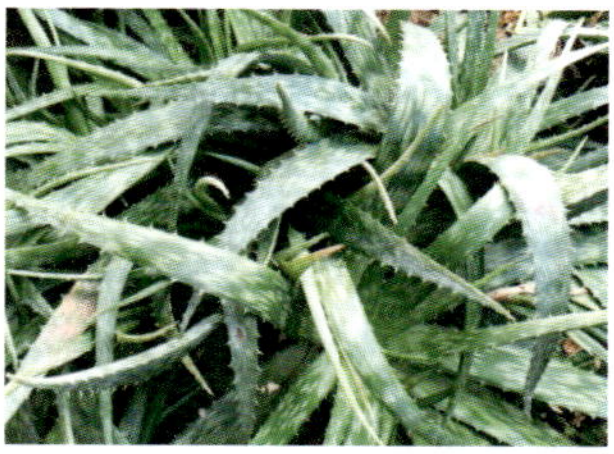

사포나리아 알로에는 으깨보면 인삼 냄새가 나는데, 껍질과 젤리를 모두 섭취할 수 있고 사포닌 성분을 100% 얻을 수 있다. 인삼에 들어 있는 사포닌 성분과 마찬가지로 암을 억제하거나 죽인다는 성분이 많다.

껍질에는 엽록소와 섬유질이 많아 살균 작용, 무좀, 화상 등에 효과가 있다. 장기복용 시에는 머리가 맑아지고 눈이 밝아지며, 노화 방지와 기억력 유지에 좋다. 노인의 치매를 억제하고 혈액순환과 몸이 유연해지며 손발이 저리고 거동이 불편한 사람에게 좋다.

항궤양과 항암 작용으로 위염, 십이지장 궤양, 위궤양에 좋고 이상세포 파괴, 노화 방지, 인슐린 분비 정상화, 당뇨 효과가 있다.

○ 주의사항

깊은 상처나 중증 화상에 알로에가 닿지 않게 하고 마늘, 양파에 알레르기가 있는 사람은 피하는 것이 좋다.

●●● 토마토

○ 효능

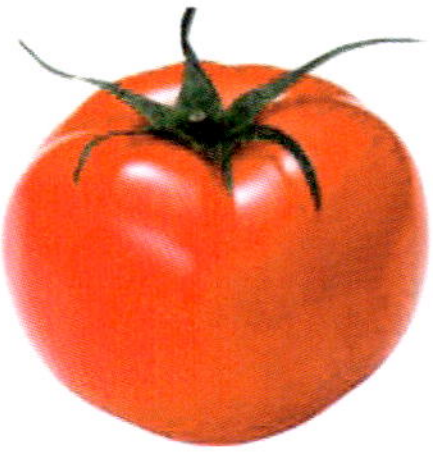

서양 속담에 "토마토가 빨갛게 익어갈 때면, 의사들의 얼굴은 하얗게 된다."라는 말이 있듯이, 토마토의 리코펜 성분은 항암 작용을 한다. 강력한 항암 물질인 P 쿠마린산, 클로로젠산을 함유한 토마토를 1주일에 일곱 번 먹는 사람이 먹지 않는 사람에 비해 암에 걸릴 위험이 절반에 불과하다는 연구 결과가 있다.

토마토는 예전부터 고혈압 치료제로 쓰였으며, 지금도 고혈압, 당뇨병 예방과 골다공증, 노인성치매 예방, 노화 방지에 효과가 있다. 그러므로 우리 몸에 꼭 필요한 비타민이나 미네랄은 토마토에서 풍부하게 섭취할 수 있으므로, 토마토 섭취는 가장 효과적인 고혈압 예방과 전립선암 예방 방법이다.

과일과 채소의 빨간색에는 동맥경화나 심장병을 예방하고 체내에 암 유발물질을 제거하는 폴리페놀 성분이 함유되어 있으며, 토마토의 리코펜은 베타카로틴보다 10배가 강한 항암 성분을 함유하고 있다.

○ 주의사항

토마토는 몸을 차게 하는 성질로 위장이나 냉증이 있는 사람은 주의하고, 토마토의 리코펜은 체질에 따라 알레르기를 발생시킨다. 또한 가려움증을 유발할 수 있어 알레르기, 아토피, 천식 환자는 섭취에 주의해야 한다.

덜 익은 토마토에는 솔라닌이라는 독성 성분이 포함되어 과다섭취 시 복통이나 설사가 심한 경우 전신마비가 올 수 있도 있다. 또한 역류성 식도염을 앓고 있는 사람은 강한 산성이 식도의 점막을 자극해서 역류성 식도염을 악화시킨다. 그러나 흠집 난 토마토는 600만 마리가 넘는 많은 세균이 서식하므로 날로 먹지 않아야 한다.

●●● 사과

○ 효능

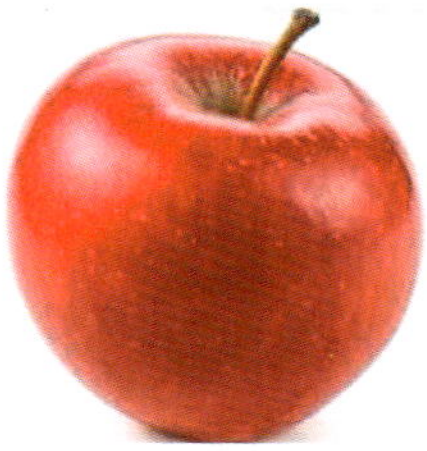

사과의 식물성 섬유소인 펙틴은 사과 효능의 핵이라 할 수 있다. 이 펙틴이 대장암 예방과 배변 촉진, 혈당량 조절, 콜레스테롤을 감소시키므로 비만, 당뇨, 대장암, 동맥경화, 고혈압 환자는 매일 사과를 섭취하는 것이 좋다.

사과는 호르몬 기능을 좋게 하고 마음을 안정시키며 숙면과 피부미용에 좋다. 또한 뇌세포 활동도 높이며 떨어지는 학습 능력과 기억력도 올릴 수 있다. 알츠하이머형 치매, 파킨슨병 등 뇌 질환 예방에 좋다.

사과는 당뇨병 개선 및 혈관질환 개선을 하는데, 껍질을 벗기지 않은 사과 1개는 항암력이 커지고 세포 파괴를 막는데 효과가 있다. 특히 사과는 '아침에 먹으면 금, 밤에 먹으면 독'이라 하였다. 아침 사과는 심신을 상쾌하게 하고 소화 · 흡수를 돕는다.

에너지원인 사과는 성질이 차고 섬유질이 많아 장을 자극하여 배변과 위액 분비를 촉진한다.

○ 주의사항

밤에 먹으면 사과의 식이섬유 성분이 위의 운동을 촉진시켜, 잠자리에 들게 되면 위장 운동을 하므로 숙면을 방해한다. 그리고 위산을 과도하게 분비하여 역류성 식도염을 일으킬 수 있다. 또한 쓰리거나 뱃속이 불편하여 잠을 설치기도 한다.

●●● 달걀

○ 효능

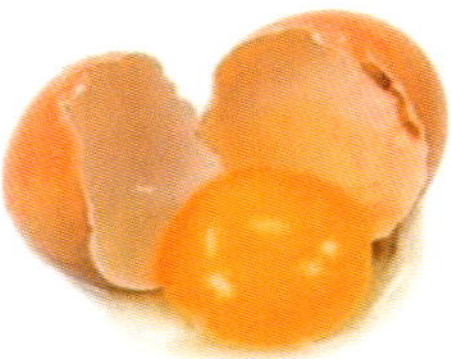

개인적인 병명에 따라 노른자와 흰자를 구분하여 섭취해야 한다. 달걀은 완전단백질 100%이므로, 기력이 쇠한 환자나 어린이에 좋다.

달걀흰자는 성인병, 고혈압, 당뇨 환자나 근육운동을 하는 선수들의 열량 식품이다.

○ 주의사항

달걀을 섭취한 후 차는 마시지 않는 것이 좋다. 차를 마시는 것은 입 안을 개운하게 하는데, 찻잎에 대량의 탄닌산이 달걀의 단백질과 만나 수렴성을 가진 단백질을 형성해 변비가 쉽게 생기게 할 뿐 아니라 유독물질과 발암물질의 체내 흡수를 높인다. 또한 염증이 발생했을 때 달걀을 먹은 후 약을 복용하는 것은 좋지 않다.

●●● 고구마

○ 효능

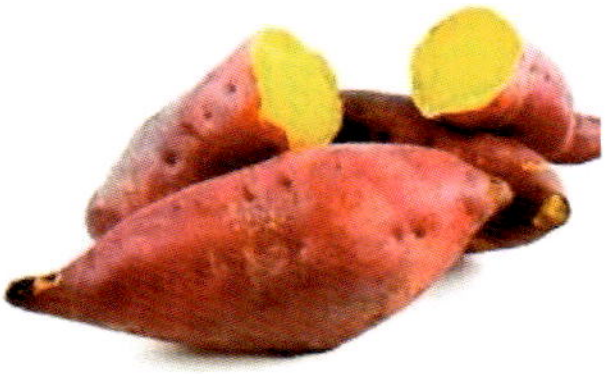

탄수화물, 칼슘, 인, 비타민A의 전구체인 베타카로틴이 들어있고, 대표적인 알칼리성 식품 중 하나이며 배변에 도움을 주는 하얀 진액인 수지배당체(樹脂配糖體)*가 들어있다.

고구마는 폐암을 예방하는 3대 적황색 채소(고구마, 호박, 당근)로, 이 3가지를 야채즙으로 복용하면 폐암 가능성을 반으로 줄일 수 있다.

고구마 성분 중 항암 작용을 나타내는 성분은 항산화비타민 베타카로틴과 강한 항산화 작용을 나타내는 폴리페놀계 화합물인 클로로젠산이 들어있다.

내장과 위를 튼튼하게 하고, 이질과 음주 후 설사, 영양부족과 만성 소화불량에 좋다. 골다공증을 예방하며 비타민과 섬유질, 구연산이 풍부한 항산화 식품이다. 또한 장운동을 원활하게 해주며 고지혈증을 없애주고 성장을 좋게 한다.

○ 주의사항

고구마는 주성분이 당분이기 때문에 비만, 고혈압, 당뇨, 심장병을 앓은 환자는 피하는 것이 좋다.

싹이 난 고구마는 당도가 줄어 막이 떨어진다. 검은 반점이 생긴 고구마는 섭취하지 않는 것이 좋은데, 검은 부분을 도려내 익혀도 이포메아메론ipomeamerone 독소에 감염된 것이므로, 고열, 복통, 설사 등을 유발할 수 있다.

***수지배당체(樹脂配糖體)**
옥시지방산에 여러 개의 당이 결합하고, 당의 수산기에 저급 지방산이 에스테르 결합을 하는 물질로 사하 작용을 나타내는 얄라핀 성분이다.

●●● 감자

○ 효능

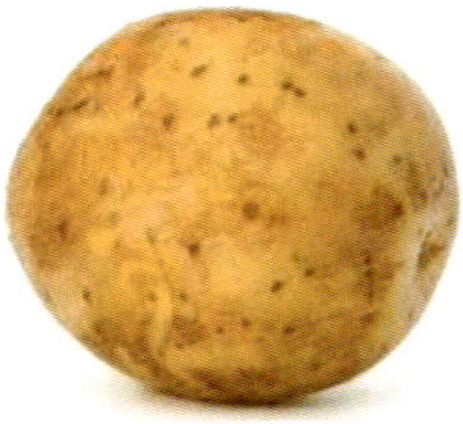

식물성 단백질과 달리 필수아미노산인 라이신과 긴장을 억제해 주는 칼륨을 특히 많이 함유하고 있다.

감자의 마그네슘은 우유와 함께 먹으면 우유의 칼슘과 아미노산인 메티오닌이 보강되어 높은 영양가를 얻을 수 있다.

위에도 좋은 영향을 미치는데, 민간요법에서는 위염, 위 · 십이지장 궤양으로 고생하는 사람이나 어린이 소화불량에 감자를 사용한다. 위염, 위 · 십이지장 궤양에는 감자를 잘 씻어 껍질째 으깨어 즙을 만들어 1일 공복에 Tsp 1~2개 정도를 복용한다.

천식, 피부염, 알레르기 체질 개선에 많이 사용되고, 열량을 줄이기 위해 감자 수프를 만들어 먹으면 소화기 질환, 고혈압, 알레르기 체질 개선, 설사, 심장병, 어린이 영양부족에 좋다.

민간요법에서는 염증을 가라앉히는데 사용되며, 화상으로 붓고 열이 날 때, 편도선이나 기관지의 폐렴, 목이 아플 때 감자를 갈아서 탈지면에 흡수시켜 목에 대고 있으면 열과 통증이 사라진다.

서양인들은 주식인 고기와 함께 감자를 먹어 부족하기 쉬운 아미노산을 보충한다. 이처럼 감자는 주식으로 이용되지만, 고구마는 주식으로 이용되질 않는다. 감자는 영양가가 높은 식품이어서 이 감자를 주식으로 하는 곳은 장수하는 곳이 많으며 영양 결핍자가 드물다.

○ 주의사항

감자 눈에는 솔라닌이라는 독성 물질이 있는데, 아린 맛이 있고 많이 먹으면 식중독을 일으킬 수 있다. 또한 혈당과 인슐린 수치를 상승시킬 수 있기에 굽거나 튀기는 조리법을 피하고, 평소에 열이 많거나 만성 신장염 등으로 칼륨을 적게 섭취할 때도 다량 섭취는 자제하는 것이 좋다.

●●● 브로콜리

○ 효능

위장병에 좋은 식품으로 양배추를 꼽는데, 양배추 속에 많이 함유한 비타민U가 위장을 튼튼하게 해주어 만성위염, 위궤양 등을 예방하고 치료하는 효과가 탁월하다.

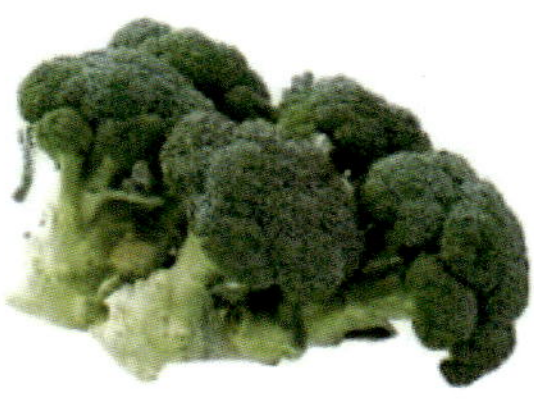

브로콜리 속에는 양배추보다 더 많은 비타민U가 들어있다. 또한 위암과 위궤양을 일으키는 헬리코박터 파

일로리균을 줄이는 설포라페인Sulforaphane이라는 성분이 들어있어 위염과 위궤양에 효과가 있다. 브로콜리 싹에는 설포라페인 성분이 20배나 더 들어있다. 브로콜리 속에 풍부하게 들어 있는 셀레늄은 노화를 촉진하는 활성산소를 중화시키는 작용을 하고 항암 작용 또한 탁월하다.

현대인들은 암 중에서도 전립선, 대장, 췌장, 간암, 폐암, 유방암 특히 스트레스나 환경오염에 지속해서 노출될 경우 45세 이상부터는 셀레늄을 많이 섭취해야 한다. 셀레늄은 면역체계를 강화하여 질병 예방, 어린이 성장발육 촉진, 고혈압과 심장병, 성인병 예방에 효과적이다.

브로콜리에 들어 있는 비타민A는 면역력을 키워준다. 그리고 비타민C는 레몬의 2배, 감자의 7배, 그리고 철분도 야채 중에서 으뜸이다. 또한 활성산소를 억제하여 노화를 막아주는데, 활성산소는 음식이 소화되고 흡수되는 과정에서 발생하며 활성산소가 쌓이면 노화를 촉진한다.

○ 주의사항

십자화과 채소는 완전하다고 보아도 무방하지만, 영양소 흡수를 방해하는 항 영양소인 옥살산Oxalic acid이 많이 들어 있어서 우리 몸의 내분비계 질환을 일으키고 신장에 옥살산염 결석을 일으켜 신장 결석을 유발하고 혈액에서 증가하게 되면 혈액 속의 칼슘 이온과 결합해 근력 저하와 근육통을 유발하게 된다. 작게는 손목터널증후군 같은 질환부터 시작해 크게는 뇌에 문제를 초래할 수도 있다.

●●● 양배추

○ 효능

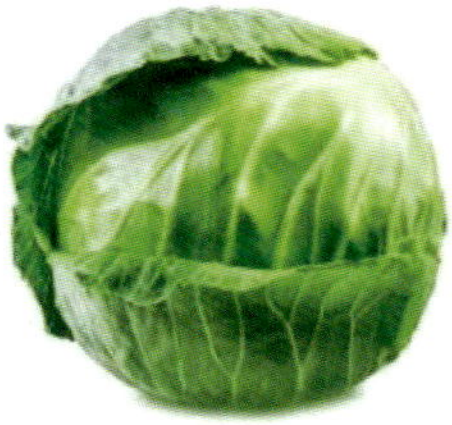

양배추는 원기를 보충하고 기분을 침착하게 만들어 주는 채소로, 비타민V는 위궤양에 효과가 있는 항 궤양성 물질로서, 위에 흡수되면 위 적막이 강해지고 궤양으로 손상된 부분도 빨리 회복되어 예방과 치료에 도움을 준다.

가슴이 쓰리고 트림이 나며 식욕이 없을 때 효과가 있다. 지혈 작용을 하는 비타민K가 다량으로 함유되어 있어 출혈성 궤양과 혈뇨, 치질에 의한 혈변 등에 효과가 크다. 또한 나트륨 배출 촉진과 양질의 식이섬유 섭취, 비피두스균이 장내의 청소를 하고, 칼륨은 신장의 세뇨관을 작용시켜 여분의 나트륨을 뇨와 함께 체외로 배출한다. 이때 칼륨은 물에 녹기 쉬우므로 익히는 것보다 날것이 좋다.

고혈압이 염려되는 사람은 소금을 넣지 않고 섭취하는 것이 좋다. 양배추는 강한 암 억제 효과를 지닌 식품이며, 이는 풍부한 식이섬유가 유해산소의 산화 발암성분의 활성을 억제한다.

양배추의 고유 성분인 비타민U와 설포라페인은 위염 유발인자인 헬리코박터균 퇴치에도 효과를 보인다. 한국식품영양학회지 논문에 따르면, 급성 위염을 유도한 쥐에 양배추 추출물을 투여하자 염증인자의 발현이 유의미하게 감소하는 것으로 나타났음을 알 수 있었다.

○ 주의사항

아무리 몸에 좋은 양배추라도 너무 많이 먹으면 부작용이 생길 수 있다. 특히, 갑작스럽게 양배추를 많이 섭취할 경우 섬유소 과다로 인한 복통, 설사, 복부팽만이 올 수 있다. 배탈이 잦은 사람이라면 소화가 빨라져서 설사가 더욱 심해질 수 있다.

●●● 비트

○ 효능

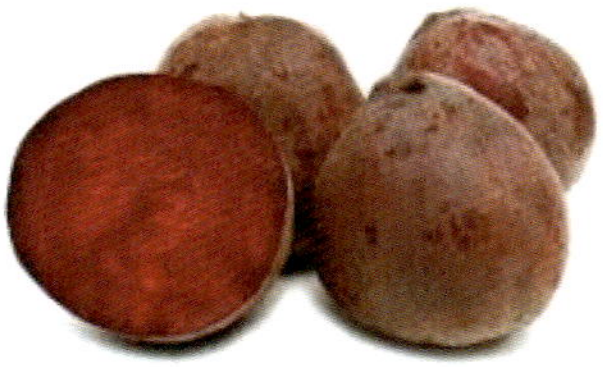

비트에는 비타민B_1, 비타민B_2, 비타민C, 칼륨, 칼슘, 염소 성분이 함유되어 있고 생리적 효능(장의 정화 작용, 혈액 정화 작용, 결석 예방 제거 작용)에 좋다.

비트를 즙으로 마실 경우는 간장을 깨끗이 씻어주는 정화 작용의 효과가 있으며, 월경 장애도 매우 좋다. 월경 기간 중 한 번에 양주잔으로 한 잔 정도 하루 2~3회를 마시면 된다. 폐경기에도 비트즙이 다른 약이나 합성 호르몬제의 변성적인 결과보다 훨씬 항구적인 효과가 있다.

적혈구에 대해서도 아주 좋은 영향을 줄 수 있는 성질을 가지고 있는데, 당근과 비트는 인과 황을 공급해 주며, 적혈구의 자연적 형성을 위한 최고의 배합 또는 처방된다. 간염, 월경 장애, 빈혈, 신장 결석, 저혈압, 담석, 고혈압, 암, 신장, 변비, 담석, 발진에 좋다.

○ 주의사항

비트는 미량의 독성을 가지고 있어 설사를 자주하는 사람이나 소화가 약한 사람은 되도록 소량만 섭취하는 것이 안전하다. 그리고 면역력이 너무 저하된 사람에게는 오히려 좋지가 않다.

●●● 키위

○ 효능

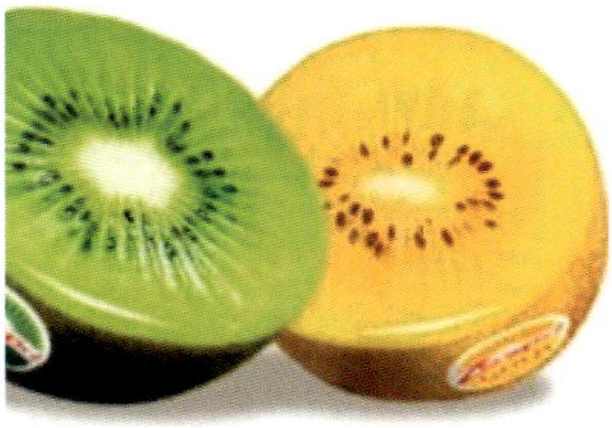

맛이 좋을 뿐만 아니라 몸에도 좋은 과일로, 하루 필요한 영양소의 밀도가 가장 높다.

두 개의 키위만으로 비타민C, 비타민E, 엽산, 마그네슘, 칼륨, 식이섬유질이 풍부하여 다이어트에도 효과적이다.

키위에는 레몬 1.2개, 귤 2.7개, 사과 11.1개 정도의 비타민C 성분이 들어있고, 콜라젠의 형성을 돕고, 철분 흡수, 항산화 작용으로 질병 예방, 발암물질 생성억제의 효과가 있다.

키위 1개는 바나나 2개, 귤 4.1개, 사과 3.3개의 항산화 작용으로 심장병, 암 질환 예방에 이바지한다. 고혈압을 예방하고, 심장 활동과 작용조절, 나트륨과 함께 체액조절을 유지하며, 태아의 척수생산을 막고, 신경관 손상을 예방한다. 또한 임산부의 빈혈, 암, 심장병 유발을 방지한다.

루테인은 노란 옥수수를 제외한 과일, 야채 중 가장 많이 들어있다. 구리와 미네랄은 적혈구를 만드는데 관련되어 있으며 정상적인 뼈 형성에 필요하다. 구리는 항산화효소 구성 물질, 콜라젠 형성, 헤모글로빈 합성에너지 생성 등에서도 중요한 역할을 한다.

정상적인 심장 박동과 뼈 형성에 필요한 미네랄이 마그네슘인데,

키위 1개에 근육 이완과 신경계 작용에 활발하게 작용하는 마그네슘이 9mg이 들어있다.

키위는 하루 2개 이상 꾸준히 먹으면 좋다. 비타민C가 오렌지의 두 배, 비타민E가 사과의 6배로 면역력을 증진시켜 암 발생을 억제하는 강력한 항산화물질인 폴리페놀과 다당체를 포함하고 있다. 또한 키위는 암을 유발하는 DNA의 손상을 막는데도 효과가 있다.

임산부에게 키위가 좋다는 것은 엽산이 들어있어 신경세포를 만들어 내는 중요한 역할을 한다. 임신 초기 한 달 내에 태아의 뇌신경과 척수신경이 완성되는데, 이 기간 엽산이 결핍되면 뇌가 기형인 아이가 태어날 수 있다. 임신 중 엽산을 충분히 섭취하면 기형이 출산 위험을 79~84% 줄일 수 있다. 엽산은 시금치, 오렌지, 양배추, 콩, 브로콜리, 달걀노른자, 소의 간 등에 많이 들어있다. 엽산은 열이나 식품 조리과정에서 50~90% 손실되기 때문에 주의해야 한다.

키위는 우리가 막연히 상상하는 영양덩어리의 차원을 뛰어넘어 건강을 유지하는 데에 매우 큰 역할을 하고 있다. 키위 속에 든 피토케미컬Phytochemical, 폴리페놀, 아스코르브산 등은 심장병과 동맥경화를 예방하고, 각종 만성질병에 저항할 힘을 길러준다.

○ 주의사항

몸이 차서 설사를 자주하는 사람은 섭취 시 주의해야 하고, 소화기가 약한 사람은 많이 섭취할 경우 복통과 설사를 일으킬 수 있으니 주의해야 한다.

●●● 쑥

○ 효능

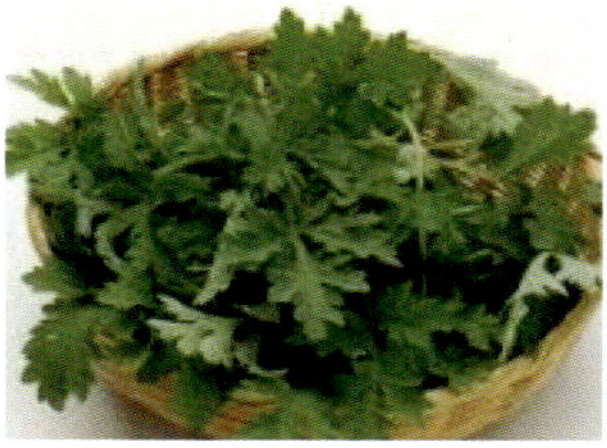

쑥은 비타민A, 비타민B_1, 비타민B_2, 비타민C, 철분, 칼슘, 인, 미네랄이 풍부한 알칼리성 식품으로 산성화된 현대인의 체질 개선에 좋다. 또한 항암 작용을 하는 엽록소가 많아 꾸준히 먹으면 암을 예방할 수 있다. 특히, 피부건조와 호흡기질환, 알레르기성 증상의 예방치료 등 환절기 식품으로 으뜸이다. 민간요법, 약쑥 작용, 간염, 고혈압, 중풍, 두통, 습진, 신경통, 편도선염, 피를 맑게 하는 효과가 있으며 살균, 진통, 소염 작용은 현대과학에서도 확인된 효능이다.

쑥은 냉 · 대하, 생리통 등 부인병에 탁월하고, 위장이 튼튼해지고 강력한 해독 작용이 있어 공해나 독으로 가득한 몸을 깨끗이 해준다. 고혈압과 동맥경화 예방, 성인병 예방 효과가 있고 간 기능을 개선하고 면역력 기능 향상과 더불어 좋지 않은 냄새를 탈취하는 효과도 있다.

○ 주의사항

쑥차나 쑥즙을 너무 과하게 마시거나 쑥을 너무 진하게 우려내서 마시게 되면 구토나 설사 등의 부작용이 일어날 수 있다.

쑥을 우려낼 때는 물이 탁해질 때까지 우려내면 안 되고, 은은하게 우려내야 한다. 그리고 쑥차는 하루 3잔, 쑥즙은 하루 1잔 정도가 적당하다.

●●● 무

○ 효능

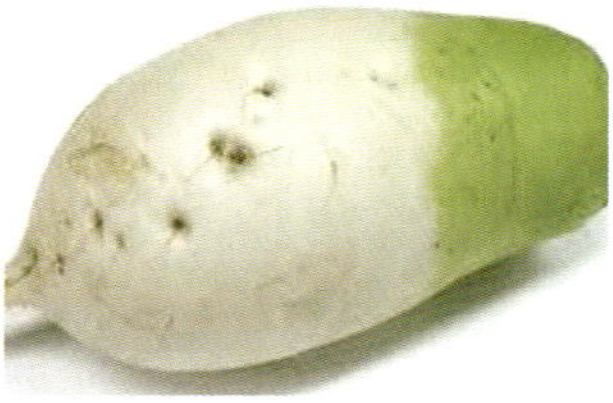

무의 생즙은 소화를 촉진하고 독을 푸는 효과가 있으며 오장을 이롭게 하여 몸을 가볍게 하면서 살결을 곱게 한다. 무즙은 담을 제거하고 기침을 그치게 하는가 하면, 각혈을 다스리고 속을 따뜻하게 하며 빈혈을 보한다고 했다.

생즙을 마시면 설사를 다스리고, 날것으로 먹으면 갈증이 멎고 음식이 잘 소화된다. 삶아서 물을 마시면 기침과 인후통에 효과적이며, 아이들에게 감기, 기침, 목이 아플 때 무 조청을 먹이면 약효도 좋고 맛도 좋다. 또한 니코틴 배출과 숙취 해소, 성인병 예방, 항암 효과가 있다.

무를 믹서기에 갈아 즙을 낸 후 가재 수건에 적신 후 관절염이나 아프고 결리는 부위에 발라주면 시원해진다.

○ 주의사항

무는 매운맛이 있어 위궤양 질환이 있는 사람은 속이 쓰릴 수 있으니 주의해야 한다.

●●● 볶은 깨

참깨가 함유한 세사민Sesamine은 체내에 활성 산소가 증가하는 것을 막아주고, 세사미놀 배당체는 혈중 콜레스테롤이 쌓이는 것을 억제한다.

'하루에 한 숟가락의 볶은 깨를 먹어라' 이는, 볶은 깨가 독소 배출에 효능이 좋아서 나온 말이다. 단, 깨는 조리한 상태에서 공기에 노출되면 산화물로 변하기 때문에 볶자마자 밀폐용기에 보관하는 것이 좋다.

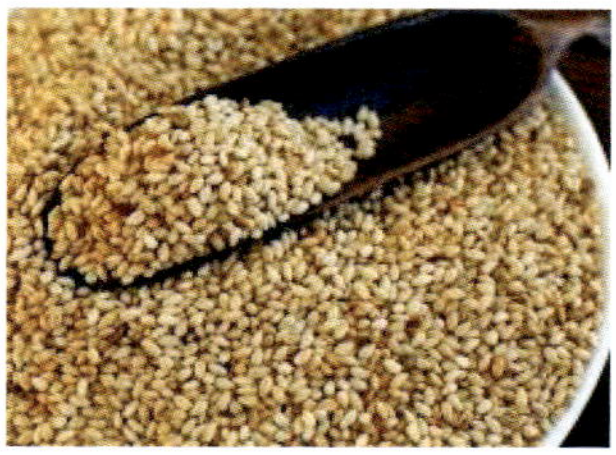

●●● 망고 & 파인애플

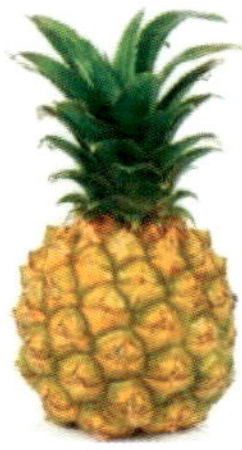

망고와 파인애플처럼 수분, 당분, 섬유질이 많은 열대과일은 독소를 흡착하여 배출시킨다. 또 이들은 GI 지수(당이 혈액으로 들어가는 속도의 양)가 중간 이하(69 이하)에 해당하여 몇몇 과일처럼 혈당을 급격히 올리지 않는다.

●●● 미역국 & 두부

식단에 비타민과 미네랄이 많은 잡곡밥과 미역국에 김, 아미노산과 글루타치온Glutathione*이 많이 든 두부나 삶은 달걀, 닭가슴살 위주로 반찬을 구성하여 상을 차리면 활성산소 생성을 억제하는 디톡스 식단이 된다.

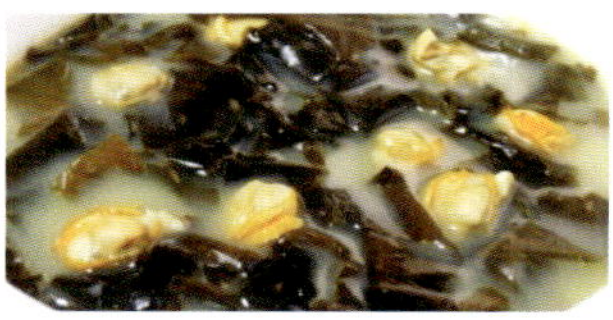

식후에는 항산화 물질인 카로티노이드가 풍부한 토마토, 당근, 파프리카를 섭취하면 효과가 좋다.

*글루타치온(Glutathione)

생체 내의 산화환원 반응에 중요한 역할을 하는 항산화 물질이다. 의약품으로는 약물중독, 알코올중독, 간염치료 보조제, 시스플라틴과 같은 일부 항암 화학요법 시 신경성 질환 예방에 사용한다.

출처 ‖ 약학용어사전_약학정보원(http://www.health.kr/)

●●● 마늘 & 양파

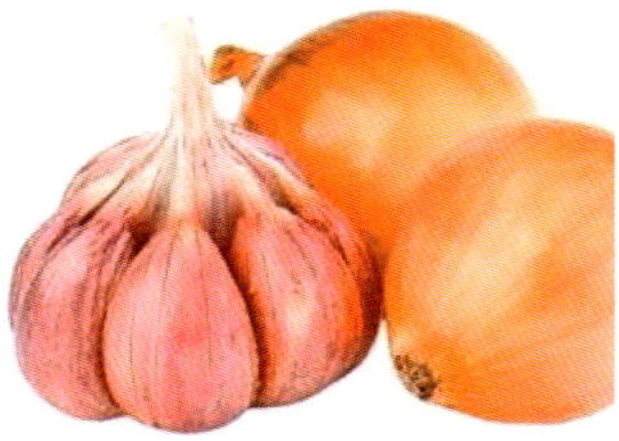

마늘에 들어 있는 유황Sulfur과 알리신Allicin은 체내 독소 해독 과정에서 활성 산소가 덜 생기게 해준다. 마늘은 구워 먹으면 유황과 알리신이 없어지므로, 날것으로 먹거나 마늘장아찌를 담가서 먹는다.

양파의 퀴세틴Quercetin 성분은 항산화 효과가 뛰어나고, 체내에서 중금속과 니코틴 등을 흡착해 밖으로 배출시킨다. 단, 끼니마다 꾸준히 먹고, 섭취량이 많아야 효과가 있다.

●●● 관장

- 처음 1주일은 매일 한다.
- 그다음에 1달에 2번씩 한다.(간에 독소를 빼줌)

●●● 독소 배출을 방해하는 식품들

- 식용유 : 식용유로 튀긴 음식은 삼가야 한다. 불포화지방산인 식용유를 가열하면 활성산소, 산화지방, 산화질소 등 독소가 만들어진다. 식용유는 가열 후 공기에 오래도록 노출되면 독소의 양이 증가하고 여러 번 재사용할 때는 더 나쁘다.
- 오래된 사과 : 사과를 깎아서 오래 두면 산화 현상으로 노출된 속살이 갈색으로 변하는데, 이를 먹으면 활성산소가 생긴다. 그러나 변색된 부분을 칼로 잘라내고 먹으면 상관없다.
- 참치회 & 연어회 : 생선에는 미량의 수은이 들어있다. 참치나 연어 등 큰 생선일수록 수은이 많다. 수은은 소화기관과 폐에 흡수가 잘되는데, 중추신경계에 쌓이면 독소가 된다. 디톡스 할 때는 생선회를 1주일에 한 번 이상 먹지 않아야 한다. 수은은 가열하면 일부 증발하므로, 생선은 되도록 찜이나 매운탕으로 먹어야 독소 축적을 막는 데에 도움이 된다.
- 빵 & 국수 : 베이킹파우더에는 미량의 알루미늄이 들어있다. 빵을 간식으로 조금씩 먹으면 아무런 문제가 없지만, 하루에 두 끼 이상 한 번에 4~5개씩 오래도록 먹으면 알루미늄이 체내에 쌓여서 불면증, 손발 저림, 관절통을 가져오는 독소로 작용한다. 가공된 밀가루에도 알루미늄 성분이 들어있으므로 디톡스 하는 사람은 국수나 부침개 등의 밀가루 음식은 조금만 먹는다.

누구나 쉽게 따라하는

디톡스 Detox 요리

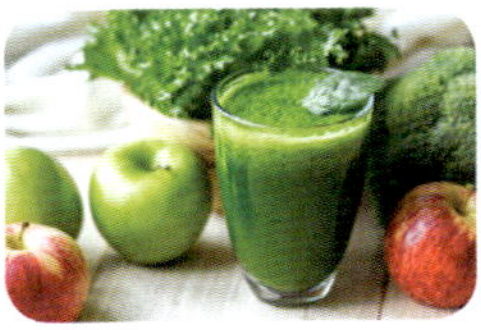

CHAPTER ❹

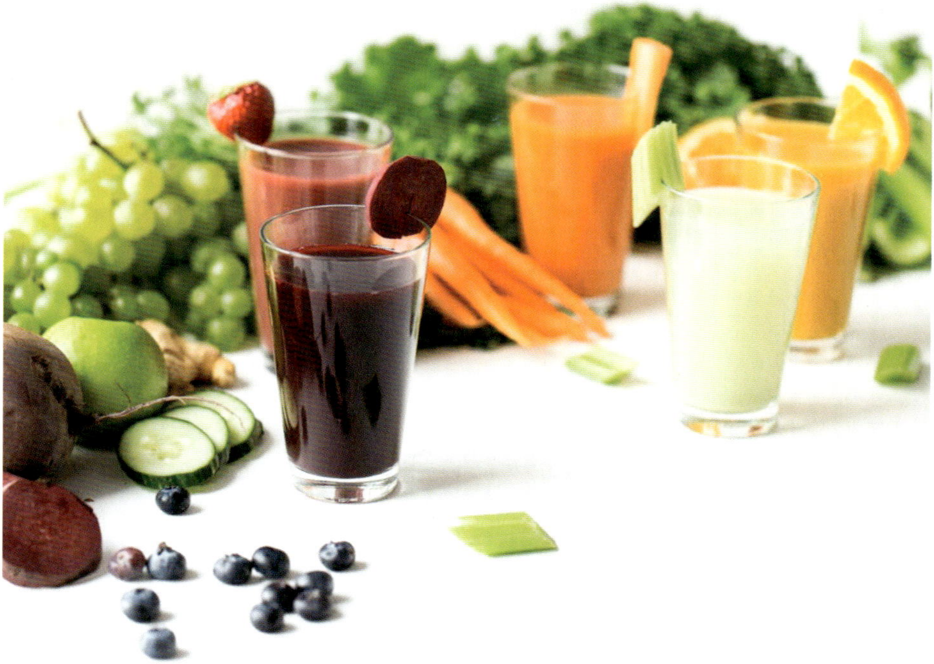

우리 몸을 건강하게 회복시키는 요법은?

누구나 쉽게 따라하는

디톡스 Detox 요리

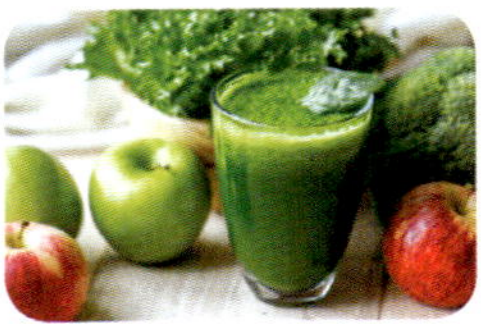

생활 습관 개선하기

●●● 숨 천천히, 깊게 쉬기

숨을 들이마실 때는 신선한 공기로 폐를 채우고, 내쉴 때는 오염된 공기와 독소를 배출해야 한다. 천천히, 깊이 숨을 쉬면 한 번에 배출하는 독소의 양이 훨씬 많아진다. 숨을 내쉴 때 배 안쪽을 압박하면 위를 마사지하는 효과가 있어 소화 작용에도 도움을 준다.

폐활량은 올바른 호흡법으로 연습하여 늘릴 수 있다. 몸을 바로 세우고, 숨을 들이마실 때 가슴을 위와 바깥으로 늘린다. 숨으로 폐가 가득 차면 가슴은 내리지 않은 상태에서 천천히 숨을 내보낸다. 배 안쪽을 등쪽으로 잡아당겨 마지막 숨까지 내보내는 것이 좋다.

●●● 몸 문지르기

마른 수건이나 보디 브러시로 온몸을 빗질하듯 문지르면, 피부 표면의 혈관과 림프절이 자극되어 노폐물 배설 기능이 좋아진다. 심장에서 먼쪽에서 심장쪽으로, 몸의 바깥쪽에서 안쪽으로 원을 그리면서 피부가 따뜻해질 때까지 문지른다. 5분이면 충분하다.

●●● 물 많이 마시기

우리 몸도 노폐물을 버릴 때는 물이 필요하다. 물이 노폐물을 운반하기 때문이다. 수분이 부족하면 몸 안에 있는 수분을 잡아두고 배설하지 않으려 하므로 물을 많이 자주 마셔야 한다.

우리 몸은 하루에 3ℓ 정도의 수분을 배출한다. 호흡과 땀, 피부로 0.5ℓ씩, 그리고 대변과 소변으로 1.5ℓ를 배출한다. 대사 반응으로 생기는 물과 음식으로 섭취되는 수분을 고려해도 하루에 1.5ℓ 이상은 마셔야 함을 꼭 기억해야 한다.

●●● 하루 10분이라도 햇볕 쬐기

외부 활동이 줄어들수록 운동량은 줄어든다. 대장 운동도 둔해져 변비가 생긴다. 변비에 걸리면 아랫배에 가스가 차고 몸이 무겁다. 장내 독소가 많이 쌓이거나 염증이 생기면 세로토닌 분비가 줄어 기분에도 영향을 미친다. 하루 10분이라도 햇볕을 쬐면서 산책하면, 부족한 활동량을 늘리고 세로토닌 분비를 촉진할 수 있다.

●●● 체온 높이는 목욕법으로 독소 내보내기

목욕은 효과적인 디톡스 방법이다. 냉탕과 온탕에 번갈아가며 몸을 담그는 냉·온 욕법이 대표적인데, 혈액과 림프순환이 활발해져 몸속 노폐물을 제거하는 데에 효과적이다.

●●● 잠에서 깨면 5분 동안 스트레칭 하기

간단한 스트레칭을 한다. 혈액과 림프순환으로 밤새 굳어있던 근육이 풀어져 활력 있는 아침을 맞이할 수 있다.

●●● 자기 전 10분 동안 배 마사지 하기

배를 어루만지는 복부 마사지는 배 속 장기에 물리적 자극을 주고,

혈액순환을 좋게 하는 효과가 있어 장기 안의 독소를 말끔하게 배출시키는 데에 도움을 준다.

●●● 디톡스 차 마시기

차는 몸에 쌓인 수분과 노폐물을 내보낸다. 녹차는 해독 작용이 뛰어나고 지방 대사를 활성화하며, 긴장을 완화시키는 효과가 있다. 매실차는 장내 나쁜 균이 번식하는 것을 막고 살균력을 높인다. 꿀차는 뇌의 에너지원인 당분을 공급하여 세로토닌 생산을 촉진시킨다.

●●● 하루 30분 제자리 걷기

운동은 혈액과 림프순환을 좋게 하고, 체온을 올려 피부로 독소를 배출시킨다. 움직임에 따라 내장기관이 자극되어 배설이 원활해진다.

●●● 명상으로 마음 디톡스 하기

몸과 마음은 연결되어 있어 스트레스를 심하게 받으면 마음뿐 아니라 몸도 상한다. 분노나 짜증 등 나쁜 감정으로 마음이 어지럽다면 잠시 눈을 감고 명상을 한다. 호흡에 집중하면 머릿속을 어지럽히는 생각을 잠시 내려놓을 수 있다. 스트레스의 원인인 생각을 내려놓으면 마음이 편안해지면서 신체 기능이 저절로 되살아나는 것을 느낄 수 있다.

●●● 지방

지방은 몸에서 힘을 내고 체온을 유지해 준다. 뇌의 65%를 구성하므로 어린이들에게 아주 중요하다. 기름, 땅콩, 호두 등에 많이 들어 있다.

●●● 칼슘

칼슘은 뼈와 이를 튼튼하게 해준다. 적게 먹으면 뼈가 약해져 잘 자라지 못하고 산만해진다. 우유, 치즈, 요구르트 등에 많이 들어있다.

●●● 단백질

단백질은 피와 살을 만들어 준다. 또한 병을 이겨내는 힘을 길러준다. 그래서 단백질이 부족하면 잘 자랄 수가 없다. 고기, 생선, 콩, 달걀, 두부 등에 많이 들어있다.

●●● 비타민과 무기질

비타민과 무기질은 몸의 각 부분이 일을 잘하게 도와준다. 부족하면 쉽게 피곤하고 병에 잘 걸리게 된다. 채소, 과일, 버섯 등에 많이 들어있다.

●●● 탄수화물

탄수화물은 우리 몸이 움직이는 필요한 힘을 내게 해준다. 부족하면 몸무게가 줄고 몸이 약해질 수 있다. 밥, 빵, 고구마, 감자, 떡, 국수 등에 많이 들어있다.

사찰음식의 대가 선재 스님이 말하는 건강한 식사법!

"소화효소 없는 쌀, 발효식과 함께 드셔야 독소가 빠진답니다."

사찰음식으로 유명한 선재(善財) 스님은 "나는 의사가 아니다. 치료해줄 수는 없다. 음식으로 마음을 맑게 하고, 몸속의 독소를 배출해 병고를 녹이는 방법을 일러줄 수는 있다."라고 말했다.

사찰음식의 대명사로 통하는 선재(善財) 스님은 7~10년씩 묵은 간장을 떠다가, 미국 최고의 요리학교로 불리는 뉴욕의 CIA(Culinary Institute of America)에서 간장 맛을 선보였다. 7년 묵은 간장이었다. 외국인 교수와 학생들은 하나같이 놀라운 맛이라고 감탄을 했다.

"선재 스님의 이야기로 버무린 사찰음식"의 일부 발췌 내용

▸ 40세에 시한부 선고를 받았다가, 음식 때문에 살았다고 들었다.

"아버지와 오빠, 두 분이 간경화로 돌아가셨다. 마흔 살 때 내게도 간경화가 왔다. 의사는 1년 밖에 못산다고 말했다. 그냥 죽음을 받아들이려 했다. 그런데 속가(俗家)의 어머니 가슴이 너무 아플 것 같았다."

▸ 그래서 어찌했나?

"몸도 제대로 가누지 못했다. 걸어서 10분 거리를 서너 번씩 쉬면서 갔다. 일단 절집에서 맡은 소임을 그만두었다. 그때만 해도 음식을 아무거나 먹었다. 조미료도 넣고, 아이스크림도 먹고, 빵도 먹고 라면도 먹었다. 일단 그걸 다 끊었다. 그랬더니 몸에서 조금씩 면역력이 생겼다."

▸ 식사는 어떤 식으로 했나?

"시골에서 장을 담그고 그걸 먹었다. 아침은 가볍게, 점심은 나물을 기름에 무쳐 먹기도 했다. 저녁은 아침보다 많게, 점심보다 적게 먹었다. 밤에는 안 먹었다. 그렇게 6개월이 지났다. 병원에 갔더니 앓았던 자리에 흔적은 있는데 항체가 생겼다. 이런 경우는 1,000명 중에서 1명도 안 된다고 하더라."

▸ 무엇이 병을 치유했나?

"간장, 된장 등의 장류와 김치, 제철음식만을 먹었을 뿐이다. 그리고 충분히 쉬었다. 그랬더니 우리 몸의 치유력이 작동하더라. 그때 알았다. 발효음식이 중요한 걸 말이다."

▸ 왜 중요한가?

"음식은 약도 되고 독도 된다. 음식이 소화되고 난 뒤엔 장에 변이 남는다. 그건 독소를 내뿜는다. 그래서 배설이 중요하다. 발효음식은 그걸 도와준다."

▸ 구체적으로 말해 달라.

"서양의 주식은 빵이다. 빵은 발효음식이다. 그들은 와인도 곁들여 먹는다. 와인은 발효음식이다. 고기를 와인에 절이는 것도 같은 이치다. 고기의 독성을 와인이 중화시키기 때문이다. 그럼 우리의 주식은 뭔가? 쌀이다. 쌀에는 소화효소가 없다. 그래서 김치와 장류, 장아찌 등을 함께 먹는 거다. 그런 발효음식이 소화를 돕고 배설을 돕는다. 거기에는 수천 년의 지혜가 녹아있다."

▸ 제철음식은 왜 중요한가?

"제철음식은 치료약이자 예방약이다. 계절에 따라서 병이 오고, 계절에 따라서 치료제가 온다. 그래서 계절에 따른 음식을 먹으면 병도 치료된다. 가령 오이는 차가운 기운이 있다. 소금에 절인 오이를 여름에 먹으면 약이 된다. 그러나 겨울에는 독이 될 수도 있다. 그걸 중화시키려면 오이를 매운 고춧가루에 묻히거나 고추장에 찍어서 먹으면 된다. 고추에 열이 있기 때문이다. 별것 아닌 것 같지만, 우리 몸 안의 면역력이 달라진다."

▸ 식견이 대단하다. 사찰음식 때문인가?

"스님들은 산에서 산다. 산나물은 산사에서 가장 쉽게 접할 수 있는 식재료다. 바다 근처에 사는 사람이 미역이나 다시마를 자주 먹는 것과 마찬가지다. 산에 살다 보면 자연스레 산짐승과 친해진다. 산짐승이 먹을 것과 먹지 말아야 할 것을 일러준다."

▸ 어떤 식으로 일러주나?

"예를 들어, 뱀이 피부에 뭐가 났다. 그런데 소리쟁이라는 들나물에 자기 몸을 비빈다. 그랬더니 뱀의 피부가 낫더라. 또 덫에 걸려서 다친 토끼가 있다. 그런데 톱풀을 씹어서 자기 몸에 바르더라. 그랬더니 낫는다. 그걸 지켜보면서 아는 거다. 소리쟁이와 톱풀을 먹으면 독소가 빠지는구나! 실제 그걸 먹으면 장운동을 촉진하고, 우리 몸의 독소를 품고서 배설하는 역할을 한다."

▸ 산짐승도 자연의 일부다. 결국, 자연이 일러주는 건가?

"그렇다. 자연이 우리에게 지혜를 주는 거다. 약은 독이란 말과 통한다. 우리 몸을 치료하는 약도 실은 독이다. 약초가 강하다는 말은 독이 강하다는 말이다. 그래서 데치거나 삶아서 독소를 중화한다. 음식을 먹을 때도 간장이나 고추장이 그런 역할을 한다. 발효음식이 독을 중화시키기 때문이다."

▸ 요리와 수행, 둘은 통하나?

"그렇다. 가령 3,000원짜리 배추를 샀다. 그 배추가 내 손에 오기까지를 보라. 배추는 햇빛과 물과 흙과 바람의 기운을 받고 자랐다. 그런 기운이 배추와 함께 내게 오는 거다. 거기에 양념하는 것이다. 그게 배추의 수행이다. 양념을 통해 부족한 건 채우고, 넘치는 건 뺀다. 그런 과정을 통해 배추가 익는다. 그럼 김치가 된다. 그게 배추의 성불(成佛)이다. 수행도 같은 맥락이다."

▸ 현대인은 온갖 음식에 노출되어 있다. 어떻게 먹어야 하나?

"부처님께선 소식(小食)하라고 하셨다. 육식보다 안 좋은 게 과식이다. 소화가 잘 안 돼 몸에 독소가 쌓인다. 밥 먹을 때는 꼭 발효음식을 함께 먹어야 한다. 모든 음식의 소화와 배설을 돕게 된다. 수행도 그렇다. 마음의 소화, 마음의 배설이 잘되는 게 수행이다."

발췌 ‖ 중앙일보 2011.05.19 / 수정 2011.05.19

숙성과 발효로 몸을 회복시키는 음식

●●● 된장

○ 효능

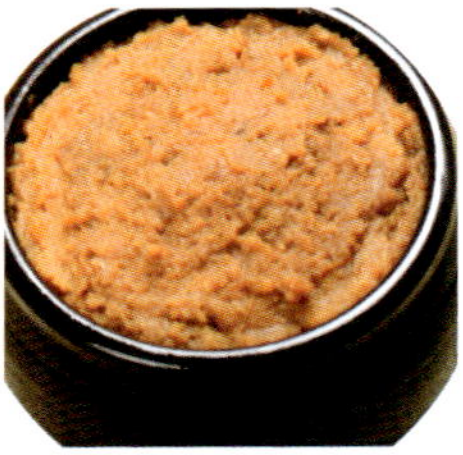

된장은 콩으로 만든 발효음식이다. 발효는 효모나 박테리아 같은 미생물의 작용으로 유기물이 분해되는 현상을 말한다.

된장에는 단백질, 지방, 칼슘, 비타민 등이 풍부하고, 콩이 발효되면서 만들어진 성분이 암이 생기는 것을 막아준다. 또한 항암 효과, 면역력 증강, 변비 예방, 피부미용 효과, 성인병 예방, 두뇌 건강, 해독 작용, 골다공증 예방, 소화 촉진의 효과를 볼 수 있다. 특히, 청국장은 하루 만에 만들 수 있고 우리 몸에 좋은 균이 많아서 약처럼 만들어 먹기도 한다.

○ 주의사항

짜기 때문에 싱겁게 요리하는 것이 좋고, 염분이 많아 과하게 섭취하지 않는 것이 좋다.

●●● 김치

○ 효능

우리나라를 대표하는 음식 중 하나인 김치는 비타민, 무기질뿐만 아니라 섬유질도 많아서 변비를 없애주는 좋은 음식이다. 잘 익은 김치에 많은 젖산균은 장을 튼튼하게 하고, 병에 잘 걸리지 않게 하는 면역력도 길러준다.

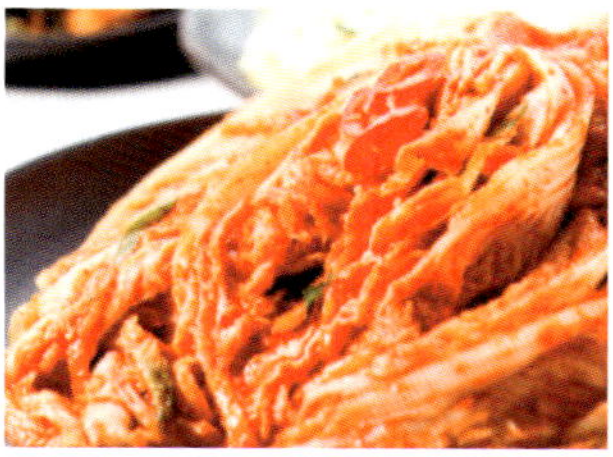

김치의 주재료인 배추는 베타카로틴 성분이 함유되어 있어서 암세포 증식을 억제하고 발효될수록 베타카로틴은 증가한다. 또한 식이섬유를 함유하고 있어서 변비 완화와 변비 예방에 도움을 주고 소화를 촉진시킨다.

김치에는 각종 다양한 야채가 들어감으로써 비타민C, A, E가 풍부해 면역력 강화에 도움을 주며, 캡사이신 성분이 니코틴을 제거하는 데에 도움을 준다. 혈중 콜레스테롤 수치를 낮추고 성인병 예방과 노화 방지 및 피부염에도 도움을 준다.

○ 주의사항

김치에는 젓갈이나 소금으로 간을 하므로 다량의 염분이 함유되어 있다. 과다섭취 시 고혈압 등 심혈관 질환에 영향을 줄 수 있으므로, 짜지 않게 먹어야 한다.

●●● 두부

○ 효능

두부는 '밭에서 나는 소고기'라 불리는 콩을 갈아서 만든다. 불린 콩을 갈아 자루에 넣고 짠물을 끓인 후, 여기에 간수를 쳐 엉긴 것을 보자기에 싸고 눌러 물기를 뺀 것이 두부다. 단백질과 식물성지방이

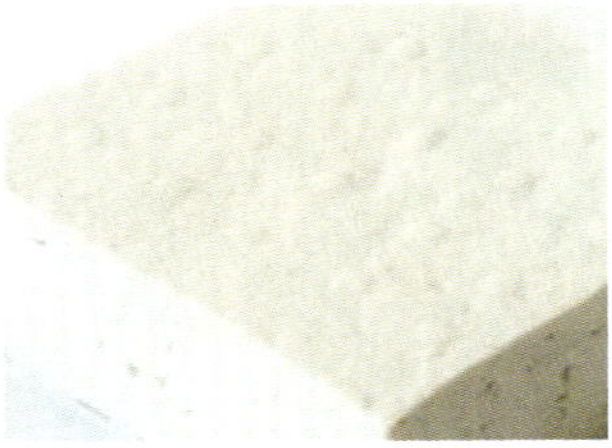

많아 성장기 어린이에게 좋고 암을 예방하는 효과가 있다.

다이어트, 성장 발육, 두뇌 발달, 심혈관 질환 예방, 장 건강, 노화 방지, 골다공증 예방에 도움을 준다.

100g당 79kcal의 고단백 저 칼로리 식품으로 여성들의 다이어트 식품에 아주 좋다. 두부를 꾸준히 섭취하면 체지방을 분해하고 지방이 쌓이는 것을 막아주며, 식이섬유가 풍부하여 조금만 먹어도 쉽게 포만감을 느껴 체중 감량에 효과적이다.

단백질과 칼슘이 풍부하게 함유되어 있어 자라나는 아이들의 성장 발육에 도움이 되고, 두부의 주원료인 콩의 40%를 차지하는 단백질과 필수지방산이 뇌에 에너지를 공급하고 신경세포 성장에 도움을 주어 학습능력 및 기억력 향상에 효과적이다. 노년층의 치매 예방에도 도움이 된다.

두부에 함유된 이소플라본Isoflavon은 에스트로젠Estrogen*이 부족할 때 에스트로젠을 생산하지만, 체내에 에스트로젠이 많으면 그것을 억제하는 성질이 있다. 따라서 에스트로젠 과다로 생기기 쉬운 유방암과 난소암을 예방해 주고, 우울증, 안면홍조 등 갱년기 증상 완화에도 도움이 된다.

***에스트로젠(Estrogen)**

에스트로젠은 스테로이드 호르몬의 하나로 모든 척추동물에서 생합성되며, 특히 여성에게 매우 중요한 호르몬으로 알려져 있다. 이 호르몬은 여성의 성적 발달과 성장에 꼭 필요한 대표적인 성호르몬이다. 특히 사춘기에 접어든 여성의 2차 성장을 유도하는 데에 큰 영향을 미친다.

출처 ‖ 생화학분자생물학회 생화학백과

남성 호르몬인 안드로겐의 지나친 증대를 억제해 전립선이 비대해지는 것을 막아주기도 한다.

리놀레산 등의 필수지방산과 레시틴, 이소플라본, 피토스테롤 등의 생리활성 물질이 풍부하게 함유되어 있어 혈중 콜레스테롤 수치를 낮춰주고 피의 흐름을 원활하게 도와주어 고혈압, 동맥경화, 뇌졸중 등과 같은 심혈관 질환 예방에 효과적이다. 식이섬유인 올리고당이 함유되어 있어 장운동을 촉진해 배변 활동을 돕고 변통이 부드러워져 변비 예방에 도움이 된다. 콩의 사포닌 성분은 유해 성분을 흡착시켜 몸 밖으로 배출시킴으로써 장을 깨끗하게 만들어 장 건강에 효과적이다.

두부의 주원료인 콩에는 식물성 단백질이 풍부하여 동물성 단백질보다 혈중 콜레스테롤을 낮추고 체내에서 칼슘이 빠져나가는 것을 막아 골다공증 예방에 도움이 된다. 이 두부에 함유된 이소플라본은 뼈의 손상을 억제하고 뼈 조직을 새롭게 형성하는 작용을 하여 뼈 건강에 효과적이다.

○ 주의사항

두부의 사포닌은 이로운 점도 있지만, 지나치게 과다섭취 시 몸속의 요오드가 빠져나가는 문제가 발생하므로, 요오드를 충분히 함유한 미역, 김과 같은 해조류와 함께 먹으면 좋다.

두부에는 푸린Purine이라는 성분이 다량으로 함유되어 있어 통풍 환자는 주의가 필요하다. 시금치에 함유된 초산과 두부의 칼슘과 시금치의 초산이 상호작용하면 초산칼슘이 생성되어 철분과 단백질 흡수를 방해하므로 시금치와는 함께 섭취하지 않는 것이 좋다.

●●● 결명자차

○ 효능

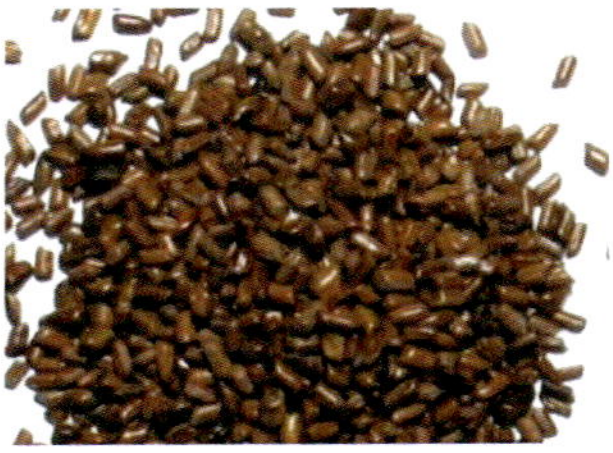

결명자의 씨를 볶아 차로 끓여 마시면 눈을 밝게 하고 변비를 없애준다. 옛날에는 결명자를 집 주위에 있는 밭에 많이 심었다. 그 까닭은 결명자와 뱀이 상극이라 뱀이 접근을 하지 못하기 때문이라고 했다.

결명자차를 많이 마셨을 때는 눈에 좋은 효과를 준다. 야맹증에 좋고, 콜레스테롤을 낮추며, 성인병 예방과 변비에 좋다.

○ 주의사항

결명자차의 단점은 차가운 성질이라 몸에 찬 기운이 많은 사람은 피하는 것이 좋다. 평소 변이 묽게 나오거나 복통, 설사가 있는 사람에게도 좋지 않다. 결명자가 탈모를 유발한다는 속설이 있으나, 결명자와 탈모는 상관관계가 없다.

○ 결명자차를 활용하는 Tip

국화는 결명자와 비슷하게 눈의 열을 식혀주는 작용이 있다. 박하는 면역력을 더해줘 병균을 잘 이겨내도록 도와준다. 결명자를 30분 정도 끓인 후 국화와 박하를 넣어 10분 정도 더 끓여 준다. 눈의 열을 꺼주는 결명자의 작용은 책을 오래 보거나 컴퓨터 작업을 많이 해서 생기는 눈의 피로에 도움이 된다.

●●● 오미자차

○ 효능

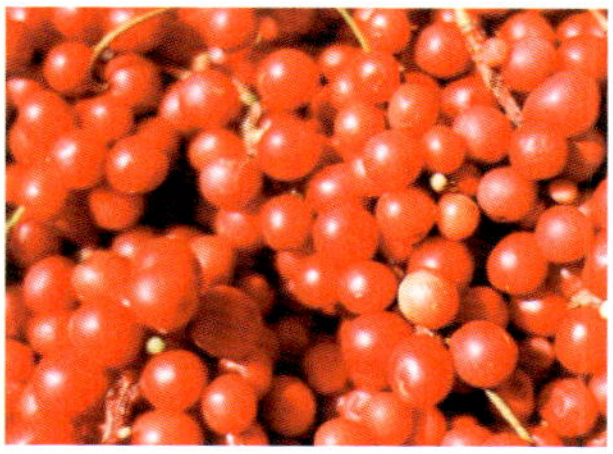

오미자나무의 열매로 만드는 오미자차는 붉은빛이 나는데, 그 맛을 천천히 느껴보면 다섯 가지 맛을 낸다고 한다. 즉 한 가지 열매에서 짠맛, 신맛, 쓴맛, 단맛, 매운맛이 나기 때문에 '오미자(五味子)'라고 하는 것이다.

오미자차 효능은 비타민C로 인한 기미나 주근깨를 엷게 해주는 미백효과가 있다. 특히, 강한 햇빛에 자주 노출된다면 레몬의 약 80배 가까운 비타민C가 함유된 오미자차를 마시는 게 좋다. 자양강장과 피로회복, 혈액을 원활하게 하는 효능과 스트레스 완화 등에도 탁월하다.

이밖에 정신을 맑게 하고 폐, 심장 등 내장기관을 강하게 만들며, 기침을 치료하는 데에 도움을 주는 등 여러모로 활용된다.

◦ 주의사항

맛에 따른 증상들로는

쓴맛 : 심장 기능이 저하되어 있으며 빈혈기가 있다.

단맛 : 췌장 기능이 저하되어 있으며 노폐물이 쌓여 있다.

신맛 : 스트레스가 많이 쌓여 있다.

짠맛 : 하체에 냉기가 있다.

매운맛 : 기관지가 약해졌으며, 몸의 활력이 떨어져 있다.

오미자차를 마셨을 때 위와 같은 증상들을 느꼈다면, 해당 신체 부위가 허약해졌다는 뜻이기 때문에 몸 관리나 컨디션 조절에 신경을 써야 한다. 또한 열이 있을 때 기침을 완화할 목적으로 복용하면 오미자차 부작용이 나올 수 있으므로 복용하지 않는 것이 좋다.

단백질 섭취

디톡스에서 단백질 섭취는 꼭 필요하다.

파워와 근력의 세계에서 단백질보다 인기 있는 영양소가 있을까? 물론 그렇지 않다. 단백질은 근력운동을 하는 사람들에게 가장 인기 있는 영양소이고, 그럴만한 이유도 있다.

무엇이 이토록 사람들이 더 많은 단백질을 섭취하도록 만드는가? 누워서 뒹구는 사람에서부터 전문 운동선수에 이르기까지 단백질은 우리의 건강뿐만 아니라 운동 수행능력에 아주 큰 역할을 한다.

단백질은 무엇인가?

단백질은 탄소, 수소, 산소와 질소로 이루어진 유기화합물이다. 단백질의 주된 기능 중의 하나는 근육과 같은 신체 조직을 형성하는 단백질을 합성하는 것이다. 인슐린 성장호르몬, 인슐린(유사) 성장인자와 같은 구조를 형성하는 호르몬들을 합성한다. 이것들은 근육 성장, 회복, 근력과 근육 세포에 영양소를 흡수하도록 하는 동화 호르몬들이다. 신체는 근육의 수축, 심장 기능, 질병으로부터의 면역 등에 필요한 구조적 생화학적 반응을 위해 단백질을 사용한다.

●●● 단백질은 무엇으로 구성되는가?

단백질은 생물의 벽돌로 알려진 22가지의 아미노산으로 구성되어 있다. 단백질 분자가 만들어지는 것은 이런 벽돌로부터이다.

아미노산은 두 가지 중요한 형태가 있다. 필수와 비필수가 그것이다. 9가지 필수아미노산은 신체가 생성할 수 없으므로 음식으로부터 섭취해야 한다.

●●● 특정 음식의 단백질량

음식	용량	단백질	음식	용량	단백질
우유	224g	8g	칠면조	112g	39g
체더치즈	28g	7g	연어	224g	51g
코티지치즈	200g	31g	참치통조림	50g	20g
햄버거	224g	40g	달걀	1개	6g
로스트비프	224g	33.5g	달걀흰자	1개	3.5g
등심스테이크	196g	31g	달걀노른자	1개	2.8g
닭고기	112g	23.5g	강낭콩	1컵	14.5g

힘들게 훈련하거나 다이어트를 할 때 더욱 많은 단백질이 필요하다. 심한 훈련을 하는 선수들에게는 체중의 파운드당 1.5g에서 2g의 단백질을 섭취할 것을 추천한다. 다소 많아 보이지만, 이 충고를 따르고 변화된 모습을 확인하자. 단백질에 인색했다면 지금이 그 수준을 높일 시기이다. 그러면 당신은 근육 크기의 증가와 체지방 감소, 근력 향상을 경험하게 될 것이다.

이렇게 많은 단백질을 섭취할 때 명심할 것은 충분한 수분을 섭취하는 것이다. 이 단백질을 소화하기 위해서는 더 많은 물이 필요하기 때문이며, 하루에 최소한 3.8ℓ의 물을 마셔야 한다.

많은 운동선수가 묻는 말 중에 한 끼의 단백질 섭취량이다. 체중, 식사시간, 그리고 하루에 몇 끼의 식사를 하는가에 따라 상대적이다. 혈당을 안정시키고 근육의 동화 상태를 유지시켜 주기 위해서는 하루 식단을 줄이는 것이 좋다.

단백질을 섭취하지 않고 몇 시간이 지나면 근육은 이완되는데, 신체의 기능을 유지하기 위해 근육에서 신체에 아미노산을 계속 공급하고 있다는 것을 말한다. 90kg의 몸무게라면, 하루에 단백질을 다섯 끼로 나누어 섭취해야 한다. 세 시간의 여유를 두고 끼니마다 최소 40g의 단백질을 섭취해야 한다.

전신 디톡스

전신 디톡스로 우리 몸을 회복시키는 방법을 알아보자.

현재 우리의 식생활은 3다(多 : 당분, 염분, 칼슘)의 과다한 섭취로 인하여 몸의 면역체계가 파괴되어가고 있다. 여러 가지 스트레스와 유전적인 것, 환경적인 요인으로 면역체계에 이상이 생겨 악성으로 나타나는 것이다.

해안지방 사람들이 암 발생의 빈도가 높은 것은 과다한 생선을 섭취하여, 그 칼슘이 비축되어 균형Balance을 깨뜨리기 때문이다. 여기서 소개한 식단은 암 환자들이 일상으로 먹는 식단이다. 우리 몸의 면역체계를 회복시키며 우리 몸의 신진대사를 원활하게 하는 식이요법이다.

하나님이 천지를 창조하실 때 아담과 하와보다는 대자연의 생물들을 먼저 창조하셨는데, 인류의 구성체 중 인간이 먹는 식물을 만드셨다. 원어로는 'Herb' 약초라 하여 몸에 이로운 생물을 우리에게 일용

할 양식으로 주어 해결하게 하셨다.

암이라는 인자는 우리 몸에 면역체계가 파괴되어 가장 약한 부분에 발생하여, 백혈구 수치를 떨어트려 우리 몸을 파괴하는 악성종양이다.

가정에서의 디톡스 식사는 잃어버린 입맛을 회복시켜 파괴된 면역세포를 활성화해 주고 암을 이겨낼 수 있는 저항력을 만들어 내기 위해 우리 몸에 꼭 필요한 영양분을 자연식에 맞춘 유기농 식단으로 구성한다. 환자에게 꼭 필요한 에너지를 공급하기 위해 다년간 연구와 실험을 한 결과물로 병마로 고통 받는 많은 분들께 삶의 희망과 비전을 줌과 동시에, 체계적인 방법을 통해 직접 보고, 듣고 배우는 체험하는 방식으로 삶의 파괴자인 암을 이겨내고 극복하는 과정들을 조식 · 중식 · 석식의 음식들로 병을 이겨내는 식단이다.

암을 이겨낼 수 있는 체력을 키우기 위해서 건강한 고단백질 음식을 섭취하고 유산소 운동과 스트레칭, 자기 확신을 통해 즐거운 마음으로 일상생활을 한다면, 병은 마음에서 온다고 했으니 당연히 이겨낼 것이라 믿는다. 긍정은 자신에게 가장 큰 힘이 된다.

미나리 해독 주스

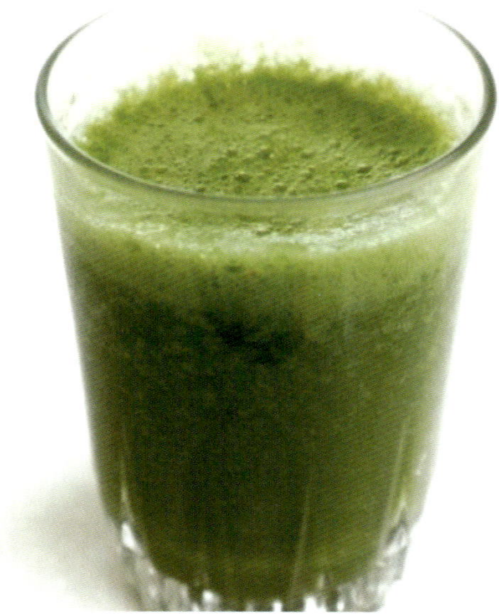

미나리 150g, 사과 1/2개, 바나나 1개, 청고추 1개, 레몬 1/2큰술, 요구르트 150㎖, 꿀 1큰술, 생강청 2큰술

❶ 미나리는 깨끗이 씻어 잘게 썰고, 고추는 반으로 갈라 씨를 털어내고 송송 썹니다.

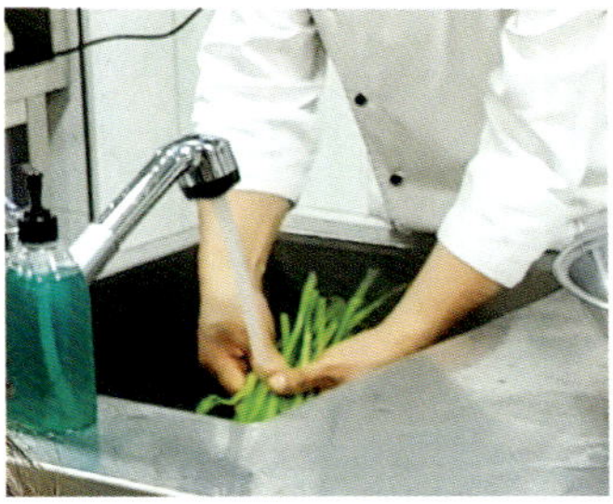

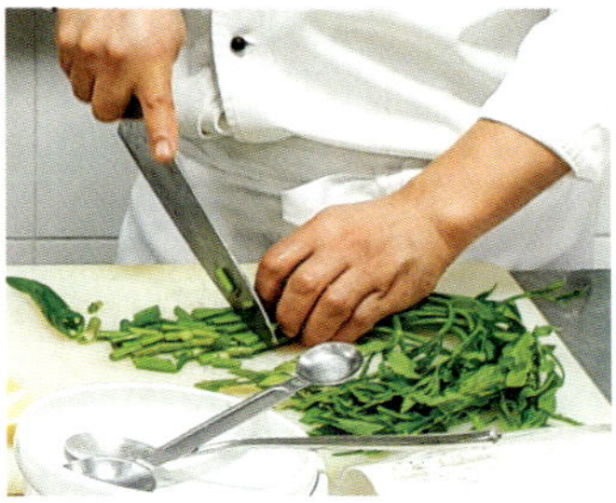

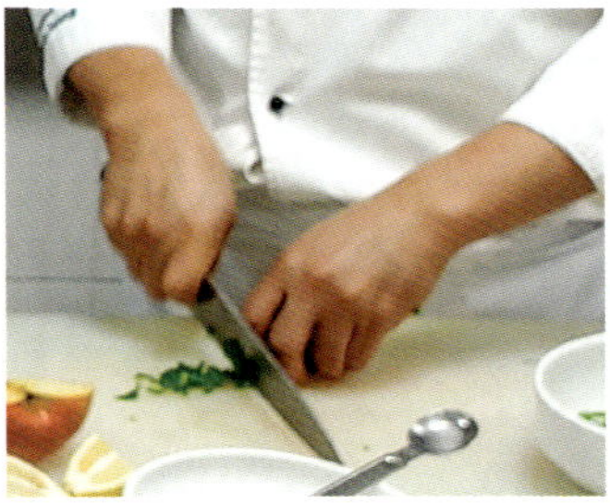

※매운맛을 즐긴다면, 청양고추를 약간 썰어 넣어도 좋아요.

❷ 레몬은 즙 용도로 준비합니다.

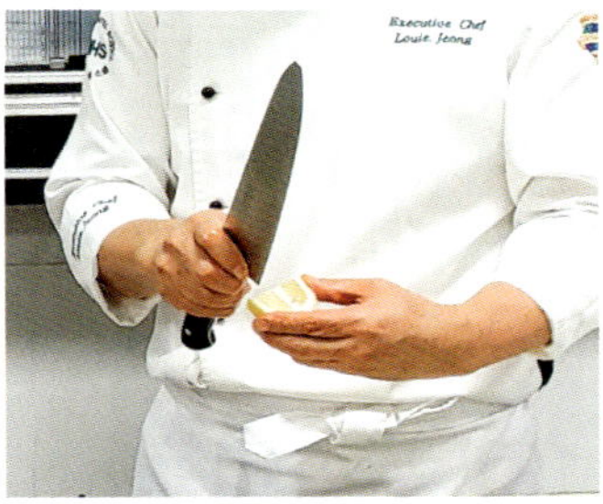

❸ 사과 1/2개 잘게 깍둑 썰고, 바나나도 잘라 넣습니다.

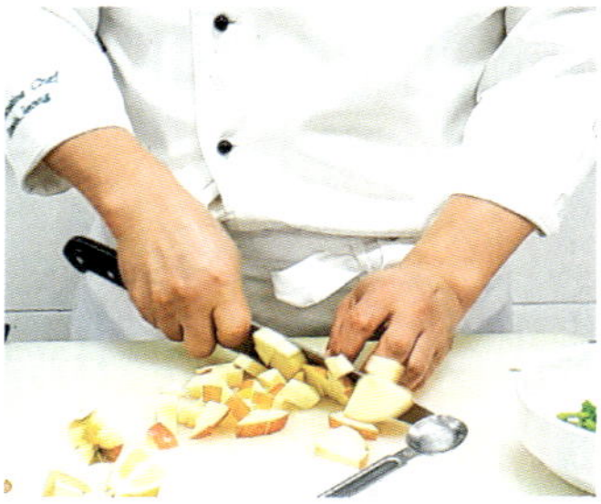

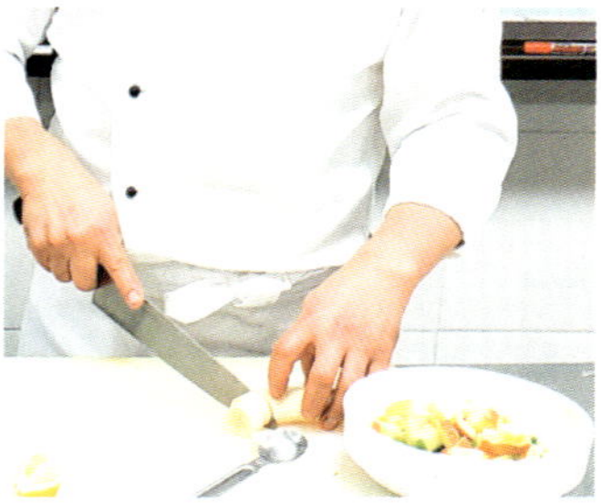

❹ 이제 준비한 재료들을 믹서기에 넣겠습니다.

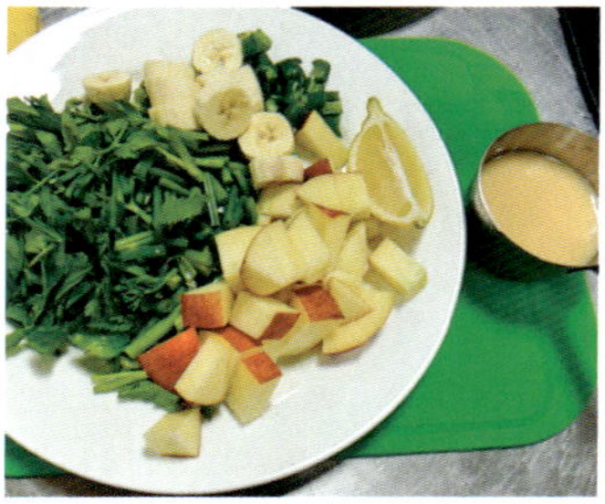

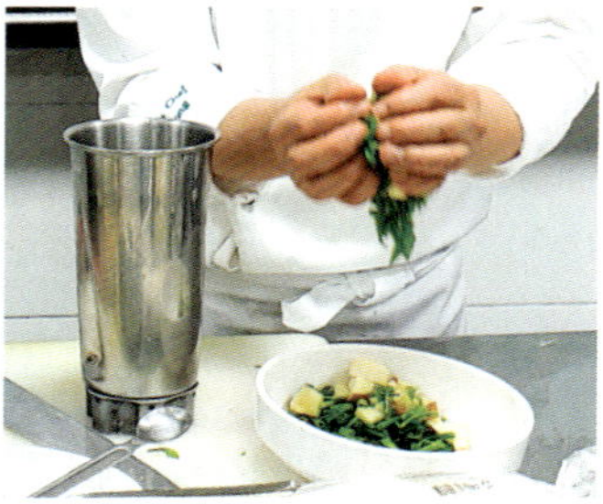

❺ 요구르트 150㎖를 넣고요, 꿀도 1큰술, 생강청 2큰술, 레몬즙까지…….

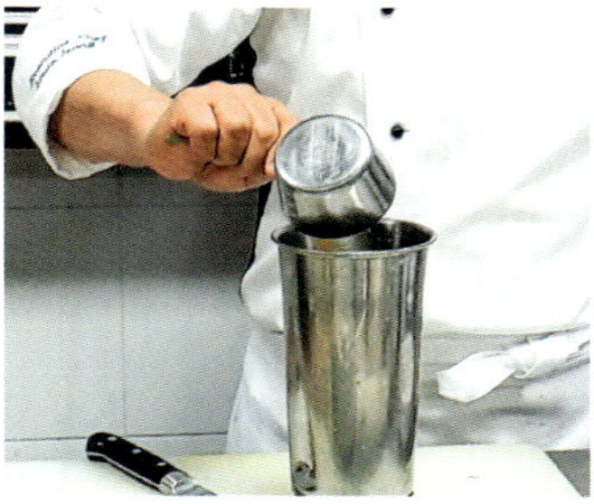
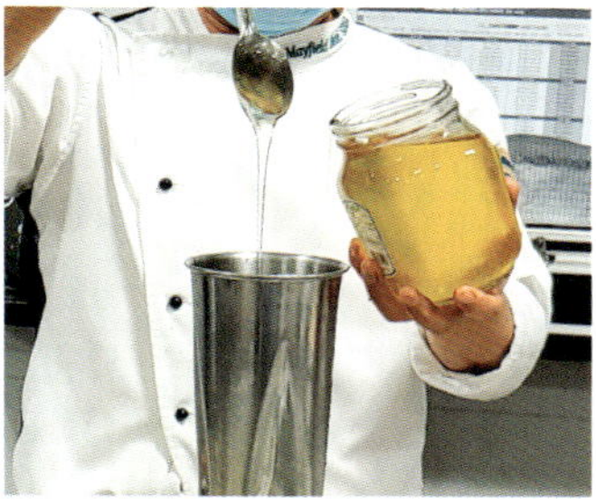
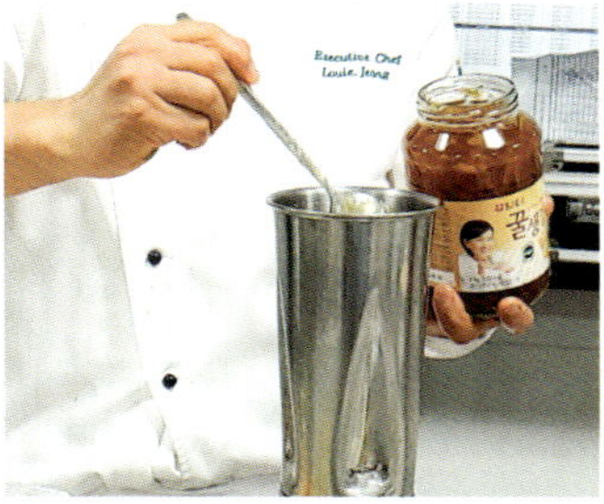
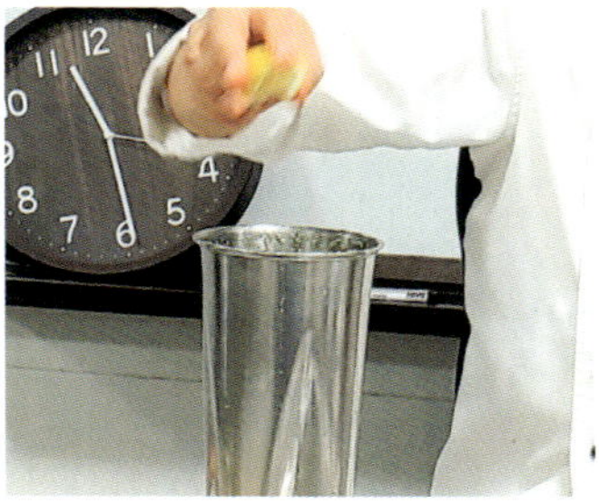

❻ 그리고 곱게 갈았습니다. 미나리 해독 주스 완성~~!

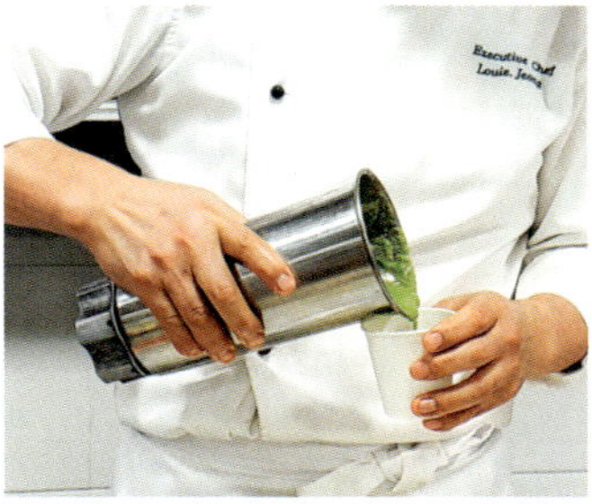
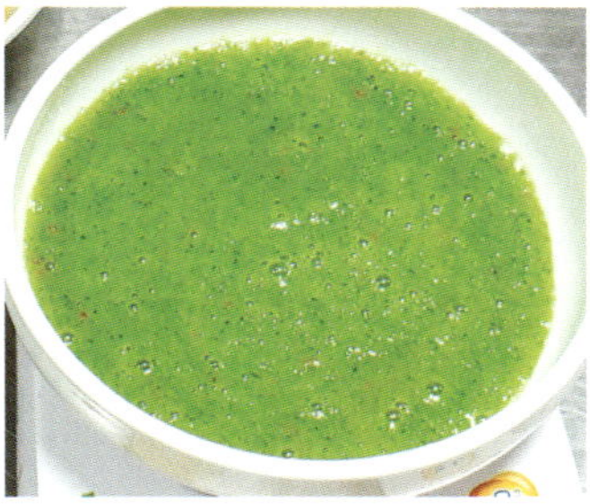

귀리 / 사과 주스

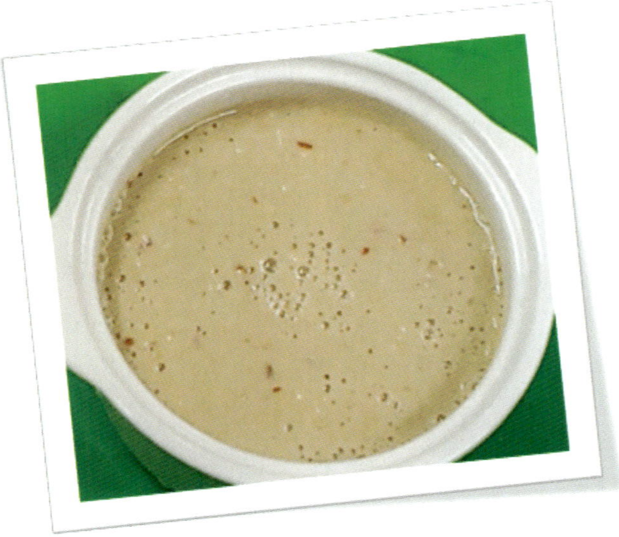

귀리(오트밀) 50g, 사과 1개, 바나나 1개, 우유 150㎖, 꿀 1큰술
※귀리는 우유에 살짝 볶아 우유에 12시간 이상 불립니다.

❶ 불려놓은 귀리와 우유 150㎖를 믹서에 넣습니다.

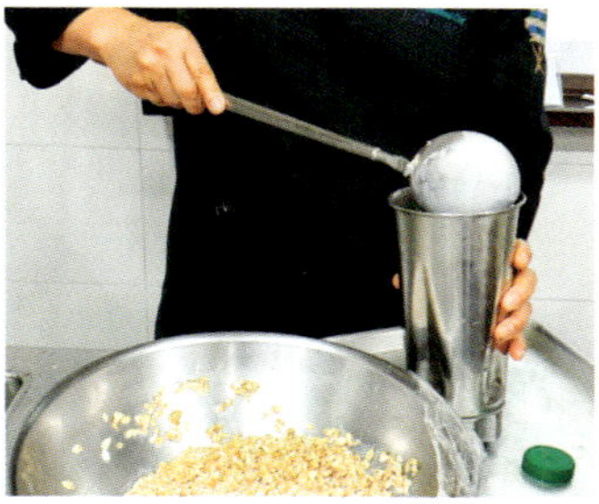

❷ 바나나와 사과(껍질 벗기지 않기)는 깍둑썰기 합니다.

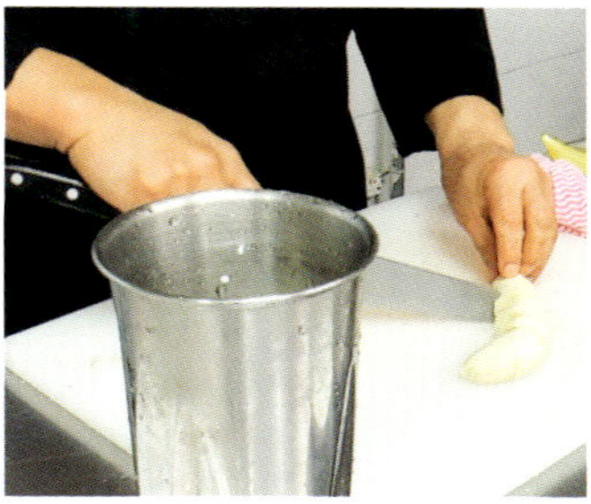

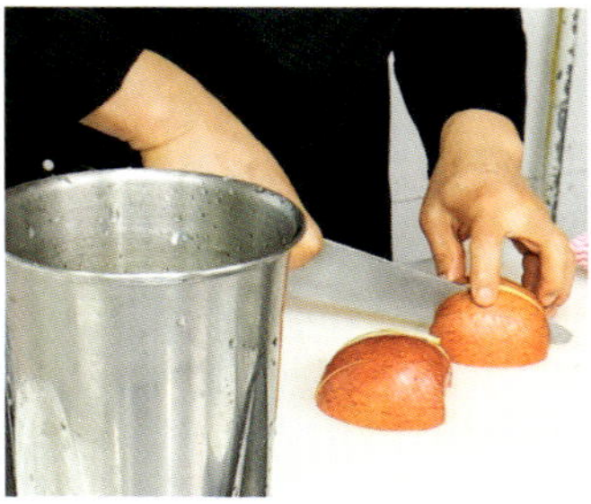

❸ 벌꿀 1큰술에 준비한 재료를 믹서기에 넣고 갈아줍니다.

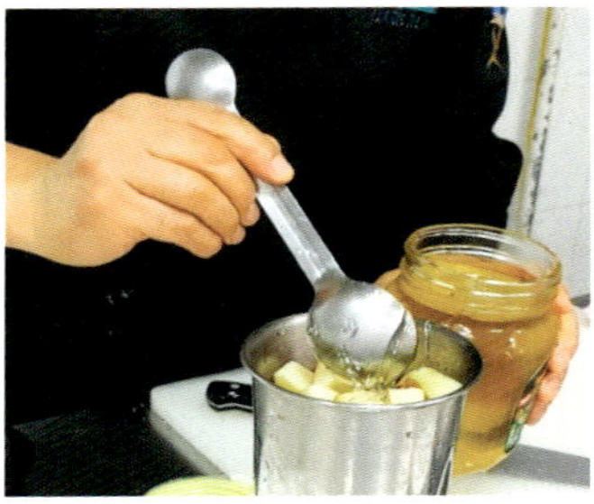

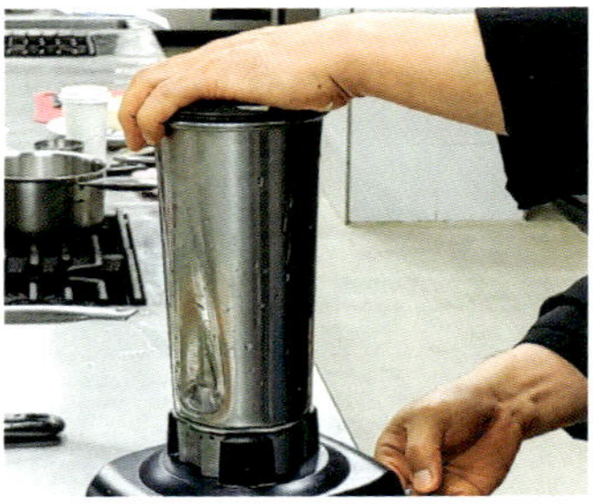

※사과와 바나나가 상큼하면서 달달합니다. 그리고 꿀의 달콤함이 입 안에서 느껴지며, 오트밀의 고소함까지 한 끼 식사로도 충분합니다.

양파 주스(토마토, 양배추, 파프리카)

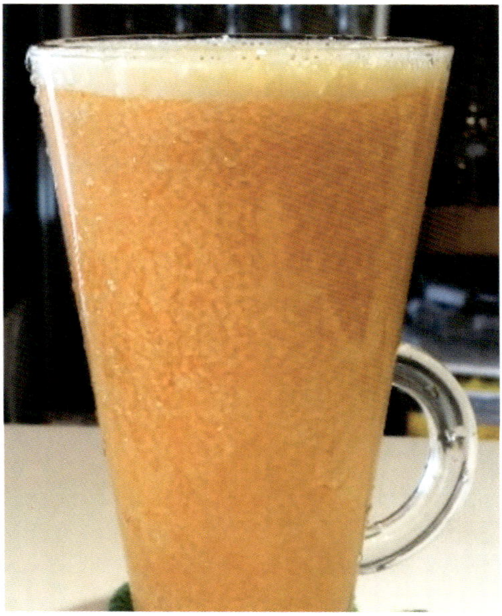

토마토 1개, 양배추 150g, 빨간 파프리카 1/2개, 오이 1/2개, 레몬 1/2개, 타바스코 약간, 생수 100ml

❶ 파프리카는 불에 태워 흐르는 물에서 껍질을 제거합니다.

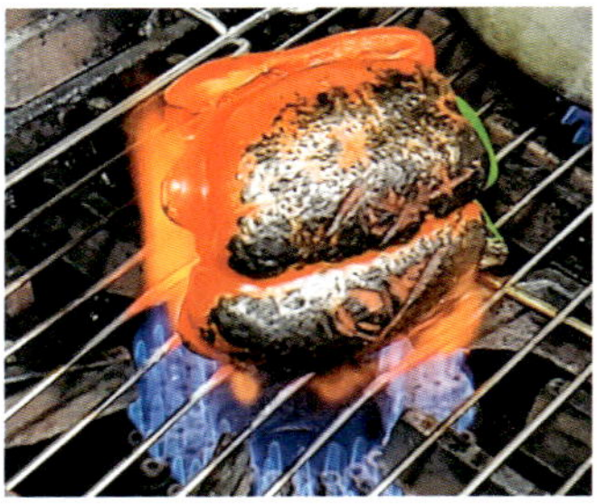
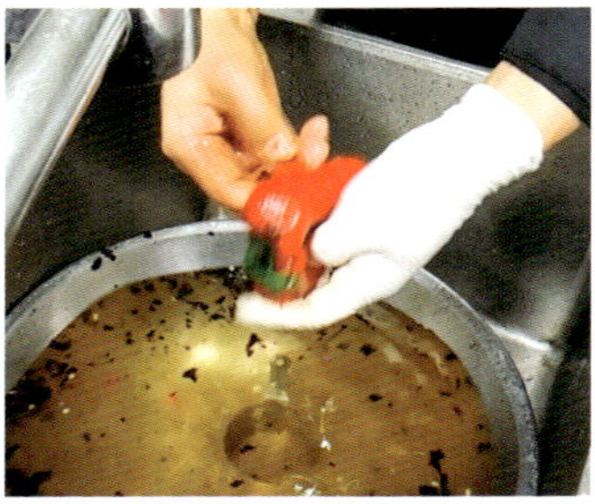

❷ 토마토는 십자로 칼집을 넣고, 끓는 물에 살짝 데친 후 껍질을 벗겨냅니다.

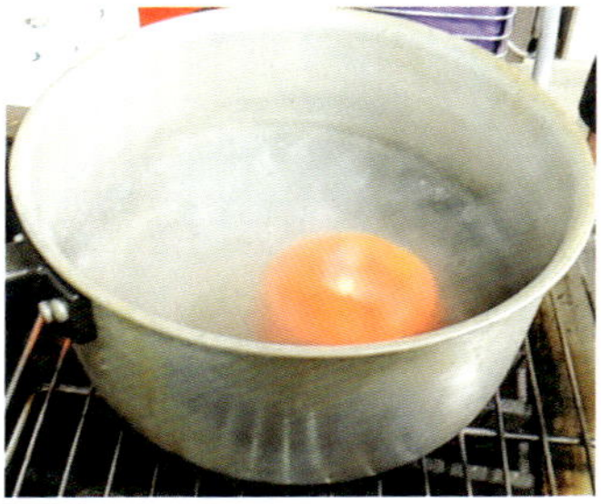
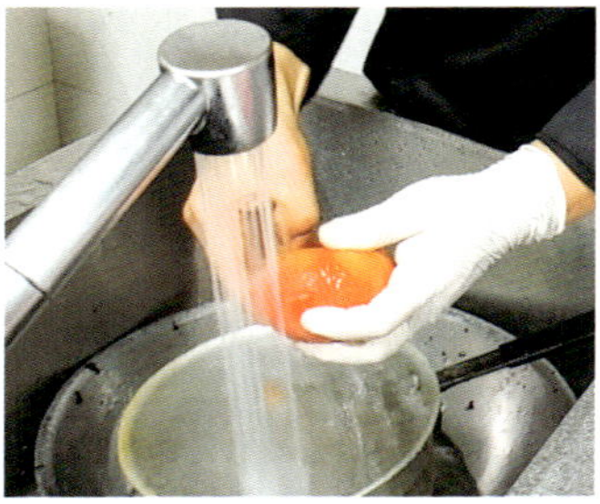

❸ 끓는 물에 양배추도 데친 후 잘게 썰어줍니다.

④ 블렌더에 생수 100㎖와 파프리카, 토마토, 양배추, 오이(껍질 제거)를 넣고 갈아줍니다.

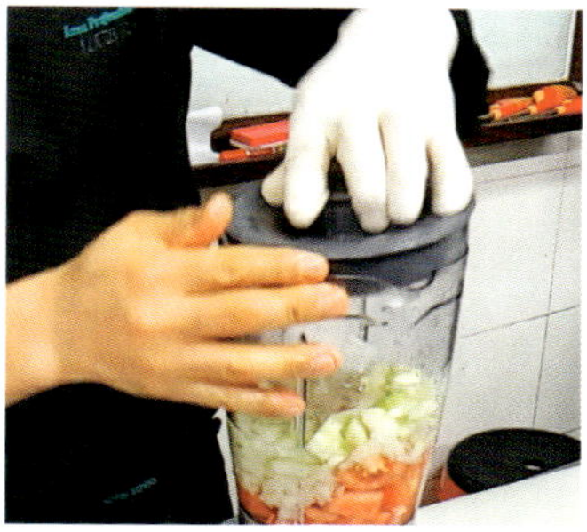
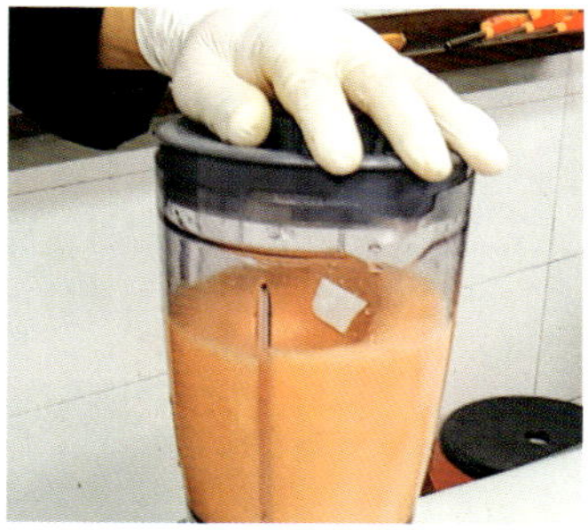

⑤ 레몬즙과 타바스코를 넣고 한 번 더 갈아 완성합니다.

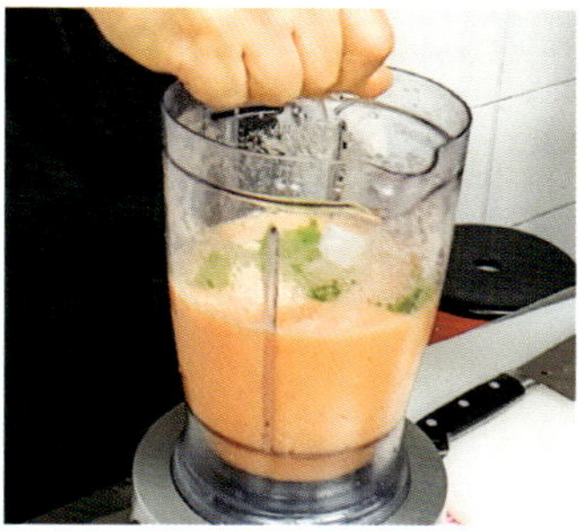
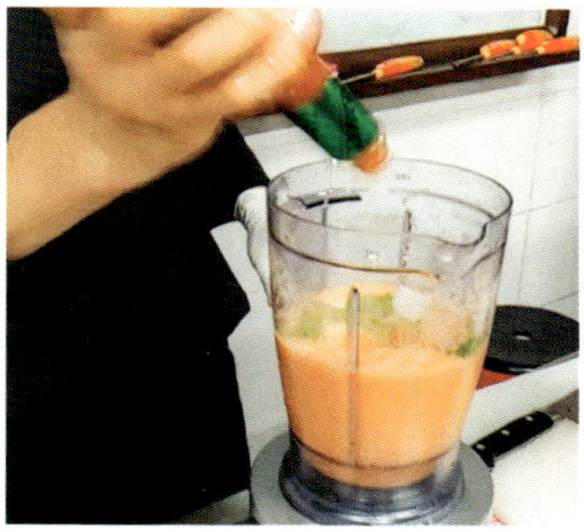
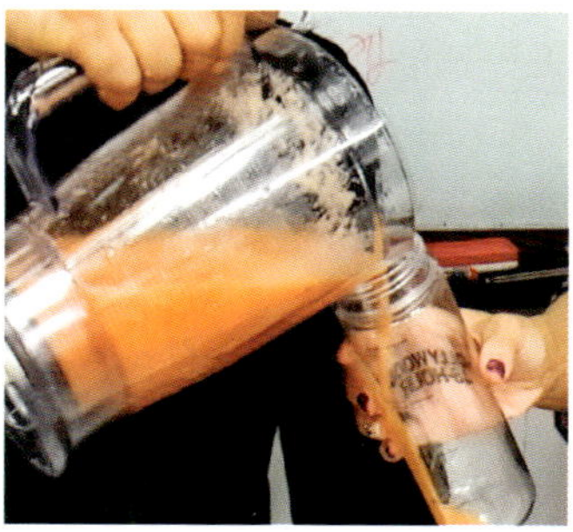
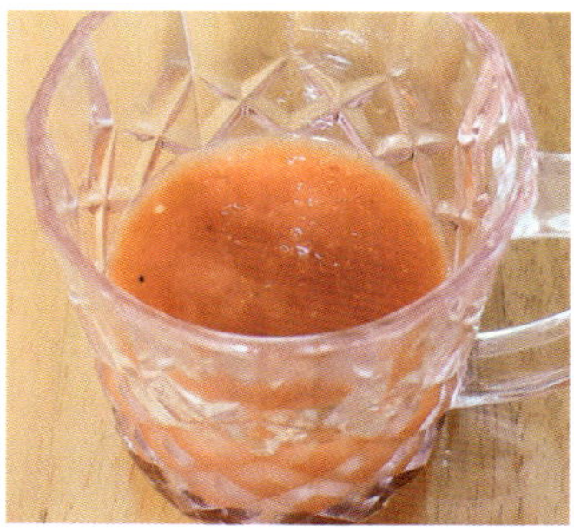

토마토 & 양배추 해독 주스

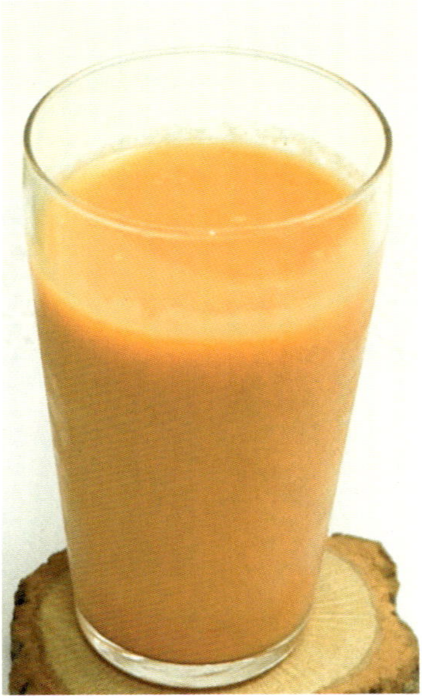

토마토 1개(150g), 양배추 150g, 바나나 1개, 요구르트 3개, 물 150㎖

❶ 토마토와 양배추는 큼직큼직하게 썰어 끓입니다.

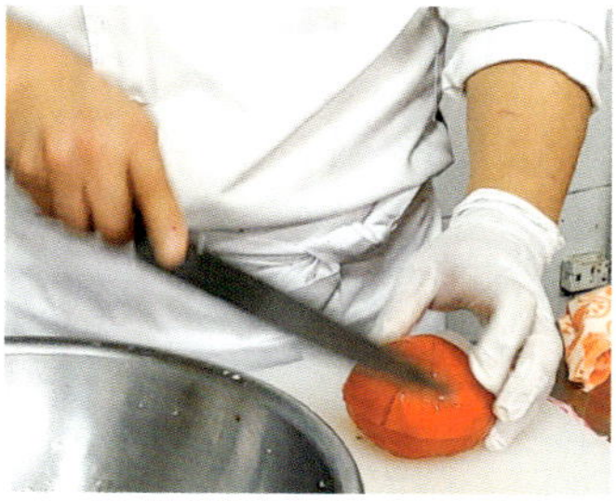

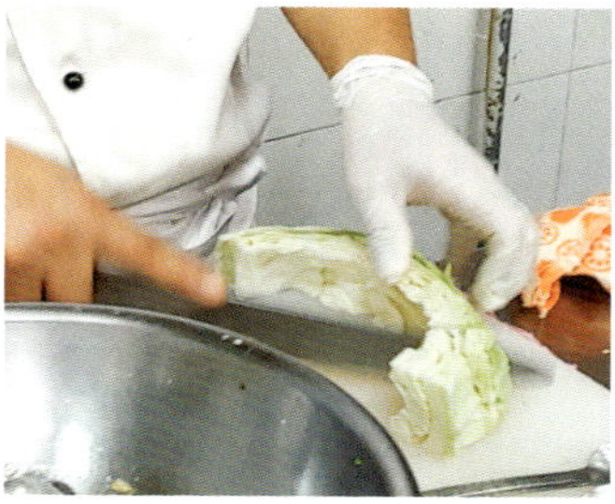

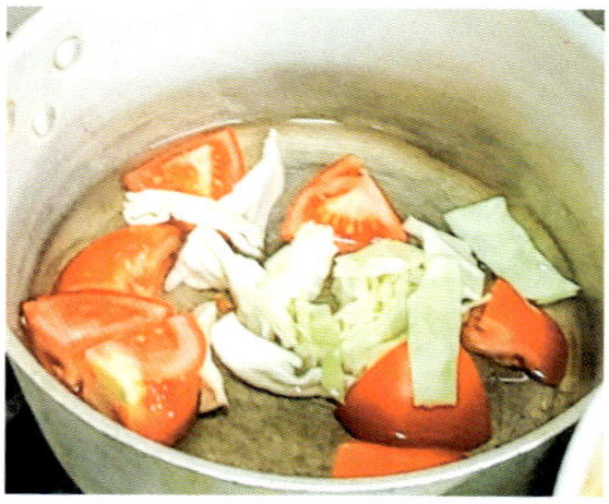

❷ 팔팔 끓으면 토마토의 껍질을 제거합니다.

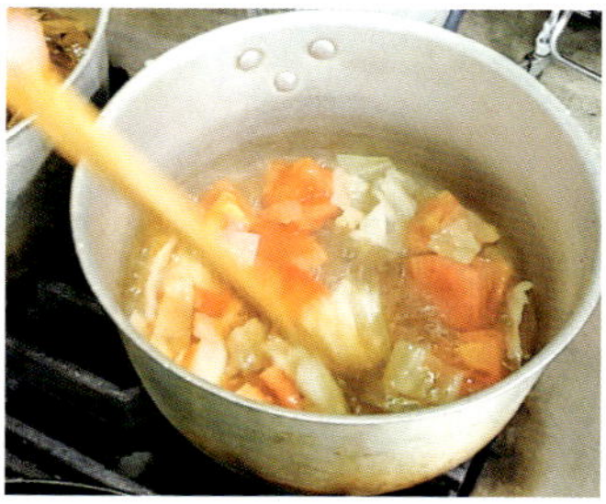

③ 바나나는 껍질을 벗겨 깍둑썰기 합니다.

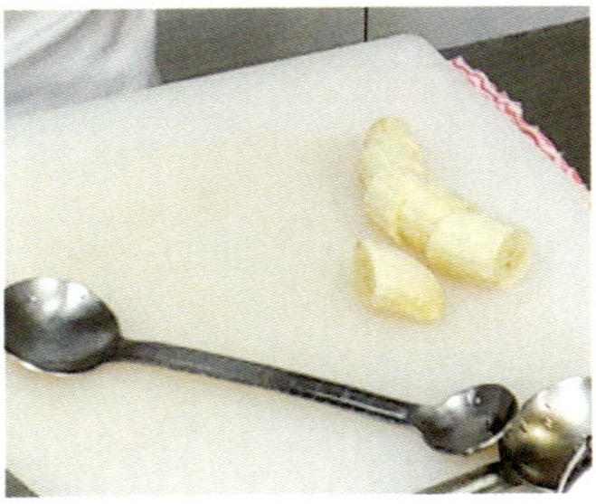

④ 믹서기에 바나나와 물 150㎖를 넣고 요구르트 3개, 삶은 토마토, 양배추를 넣고 곱게 갈아줍니다.

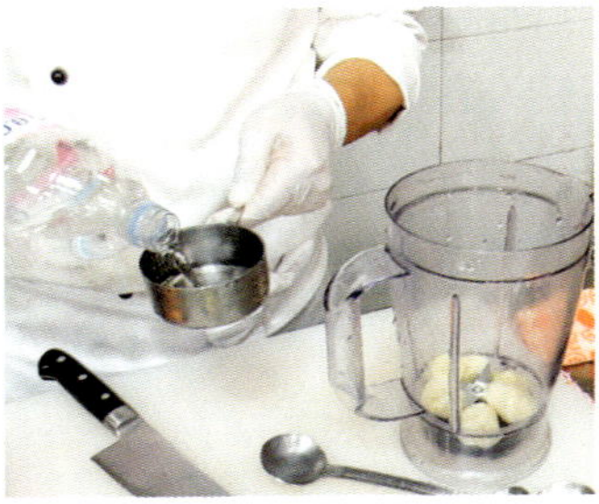

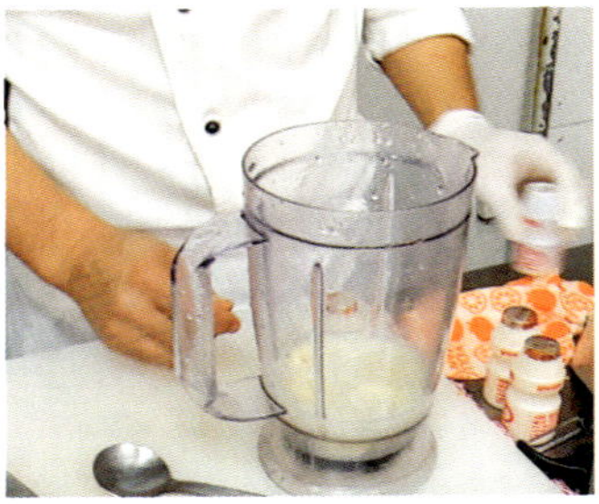

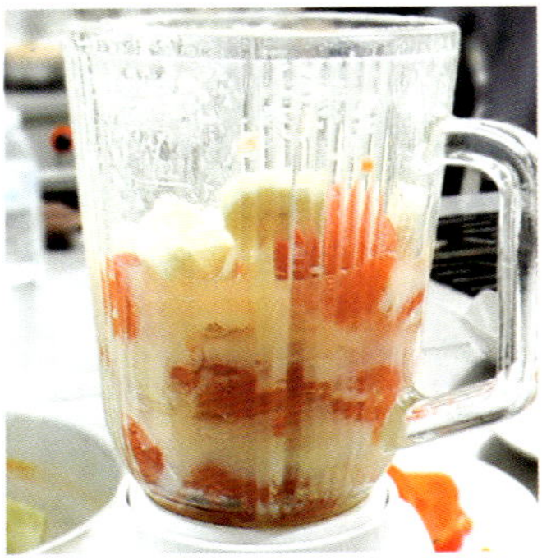

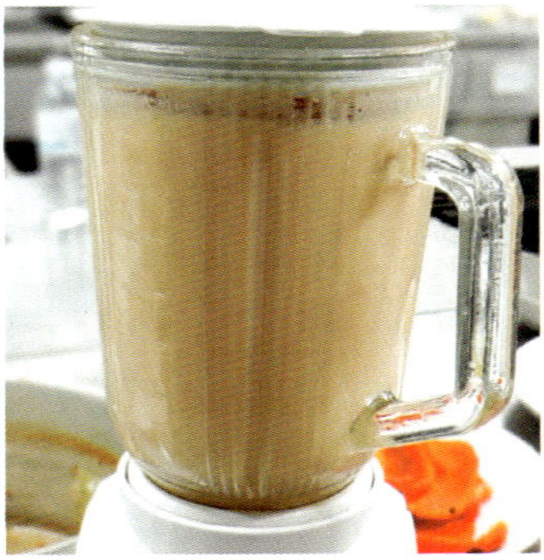

비트 해독 주스

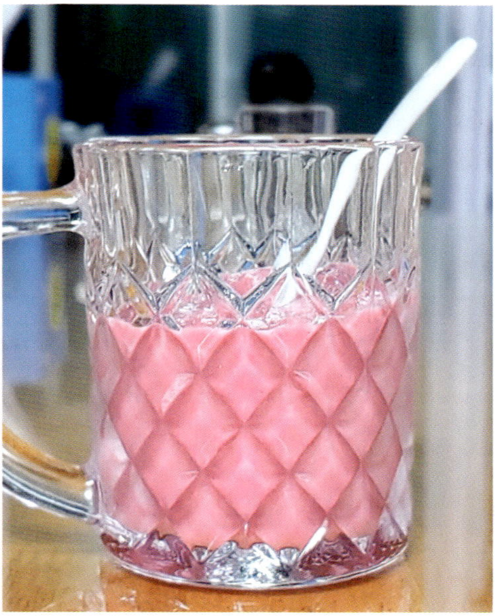

비트 200g, 셀러리 30g, 물 200㎖, 요거트 2개

❶ 비트는 껍질을 제거한 후 얇게 슬라이스 해서 삶아줍니다. 중간에 물을 교체하여 삶아주고, 체에 건져 놓습니다.

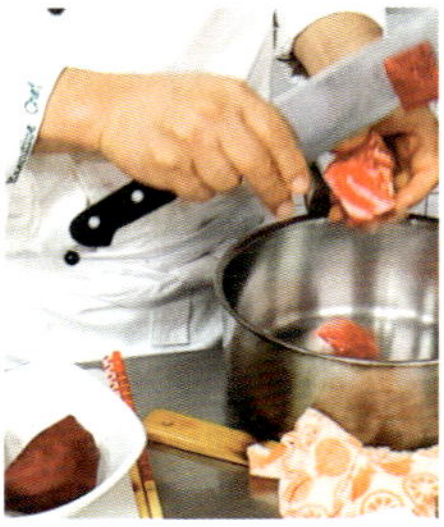
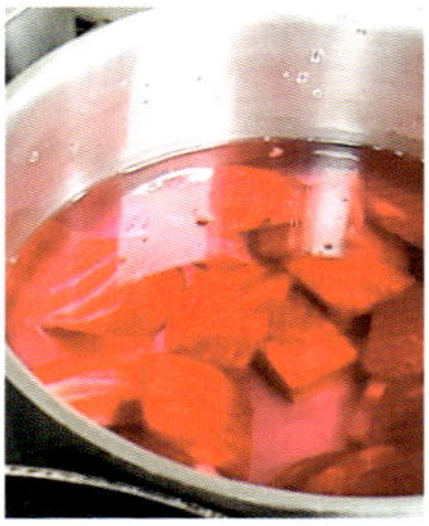
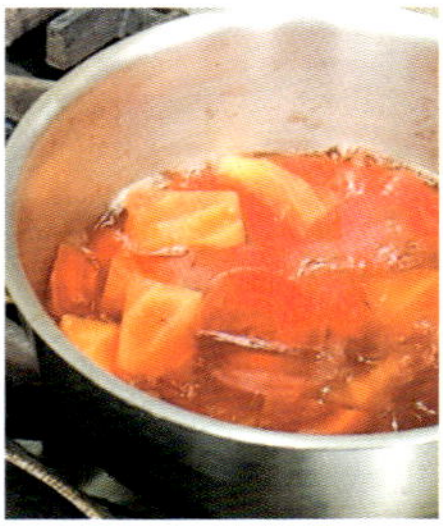

❷ 셀러리는 껍질을 벗기고 얇게 채를 썰어줍니다.

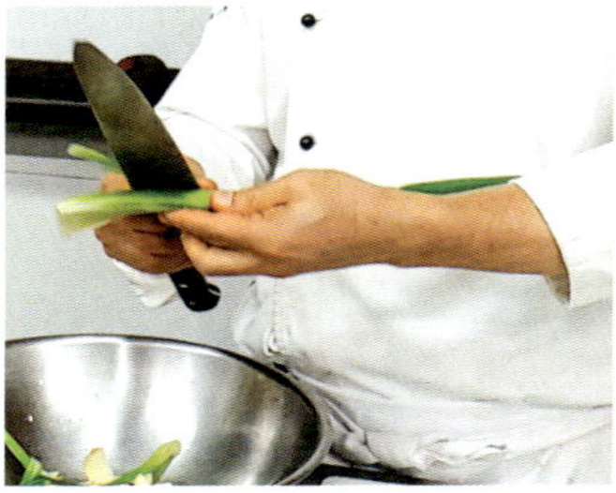
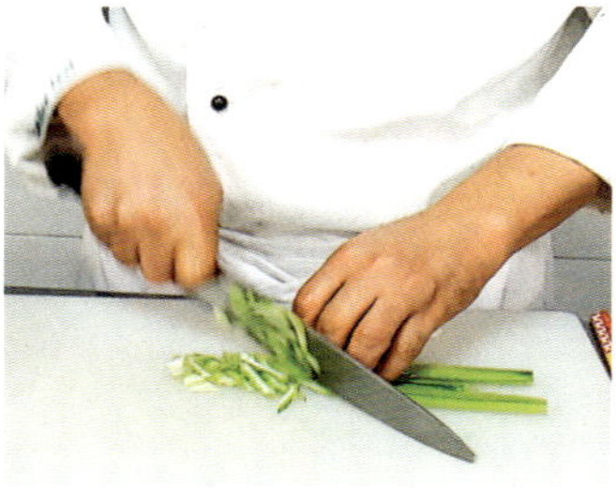
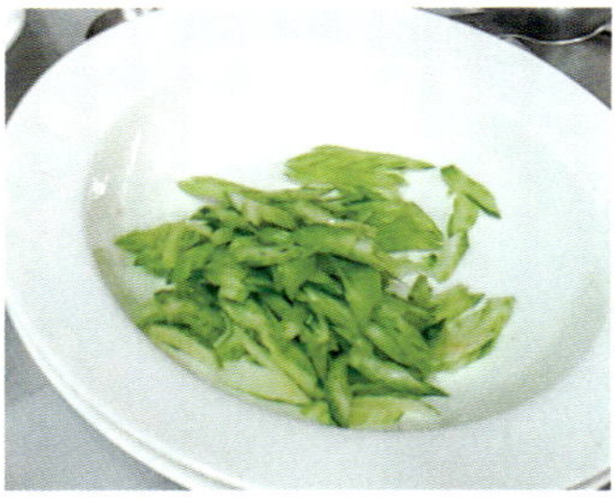

❸ 블렌더에 셀러리를 먼저 넣고 비트를 넣어줍니다. 요거트 2개, 잠길 정도의 생수를 채워 갈아줍니다.

※꿀 한 숟가락을 넣어도 좋습니다.

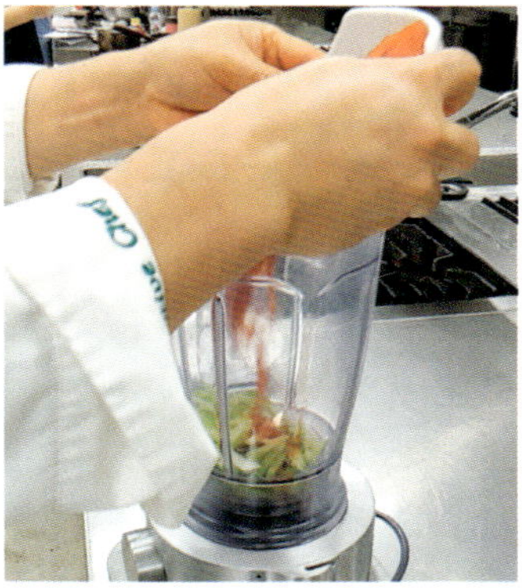

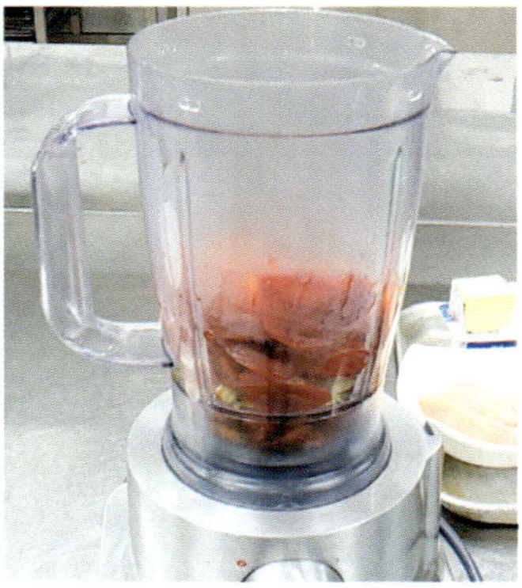

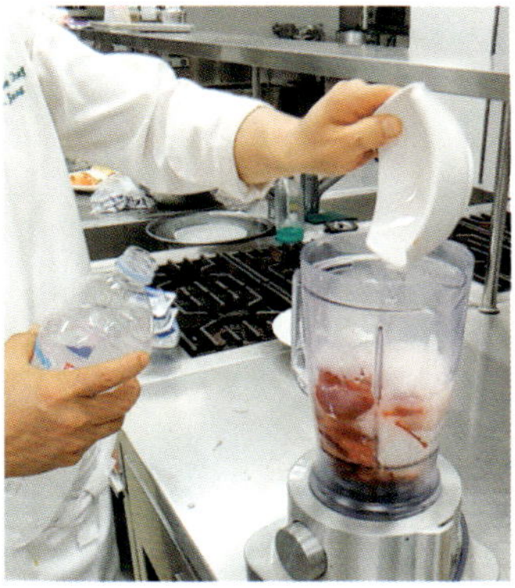

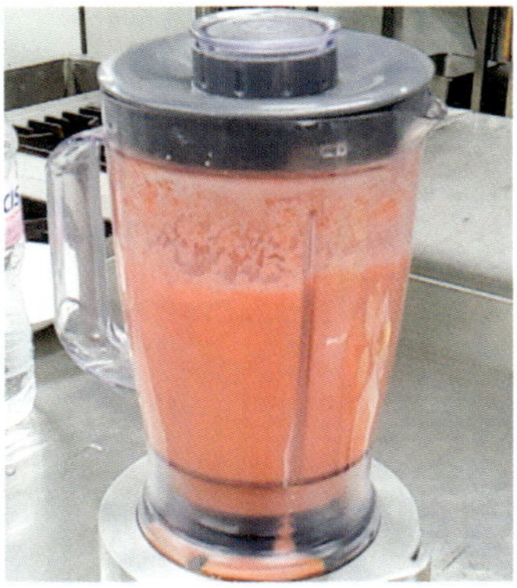

배도라지 식혜(콩나물 식혜)

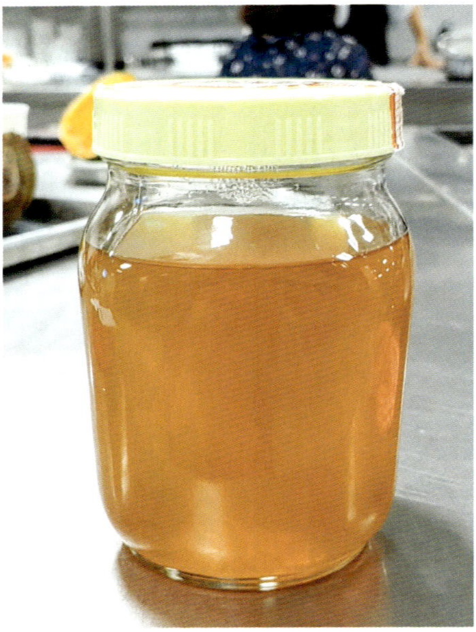

콩나물 150g, 무 1/3개, 배 1개, 도라지 100g, 아스파라거스 50g, 꿀 3큰술

❶ 무 1/3개와 배 1개는 나박나박 썰어서 압력솥 바닥에 깔아줍니다.

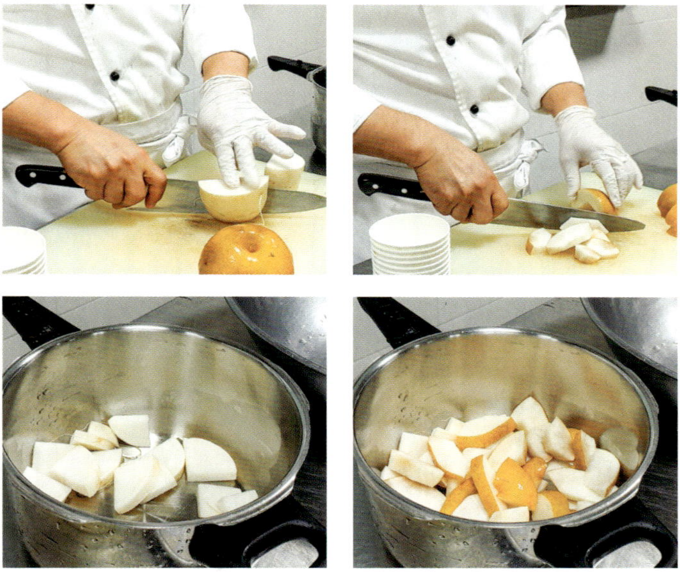

❷ 콩나물을 덮고, 아스파라거스는 동강동강 썰고, 도라지는 반으로 썰어 찢어서 넣습니다.

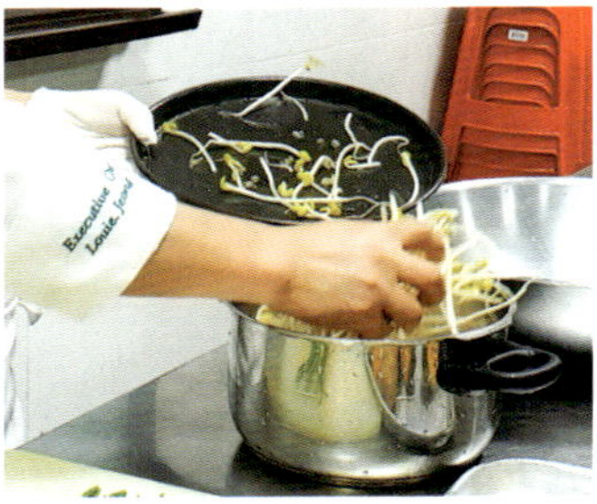
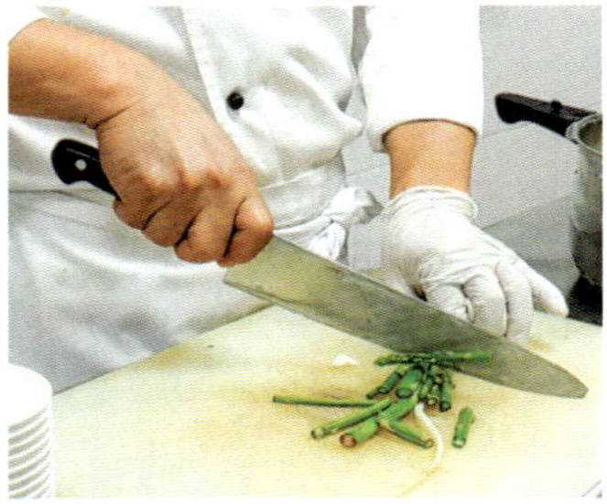
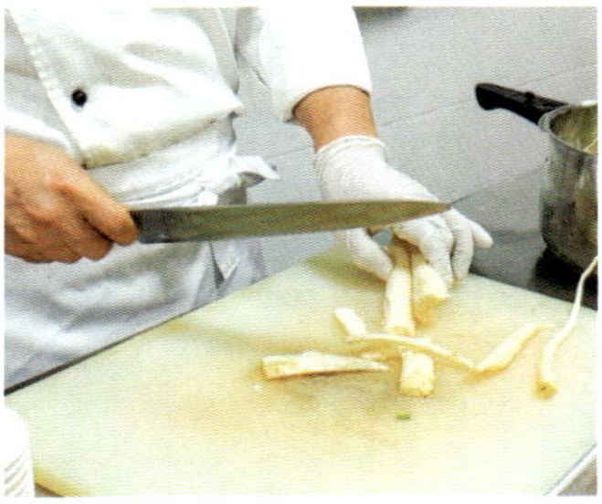
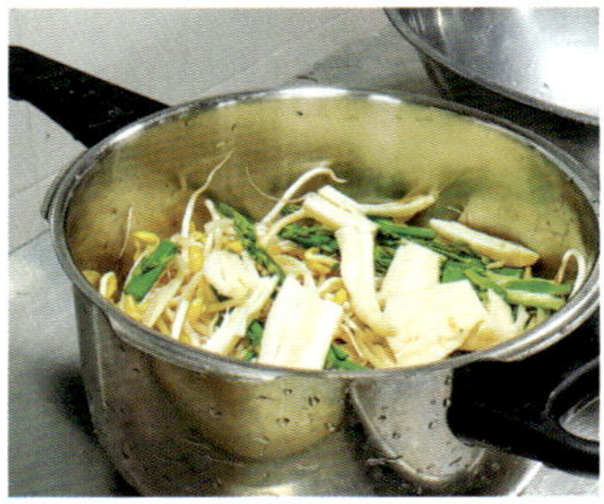

❸ 무, 배, 콩나물, 아스파라거스, 도라지를 넣은 압력솥에 꿀 3큰술을 넣고 물 3컵을 붓습니다.

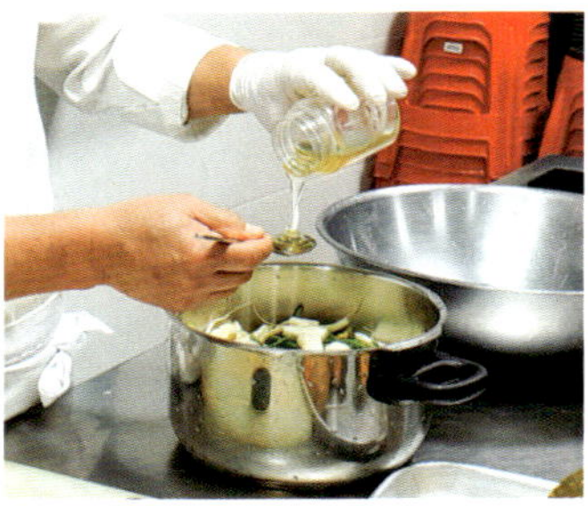
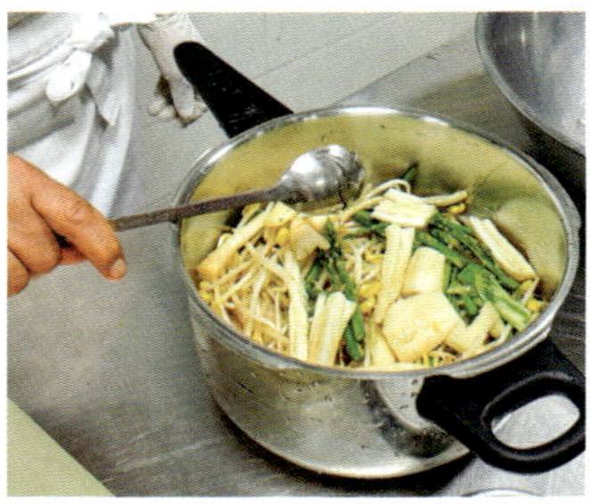

❹ 압력솥의 뚜껑을 덮고 센 불로 찝니다. 김이 나기 시작하면 약 불로 낮추고 약 20분 정도 더 익힙니다.

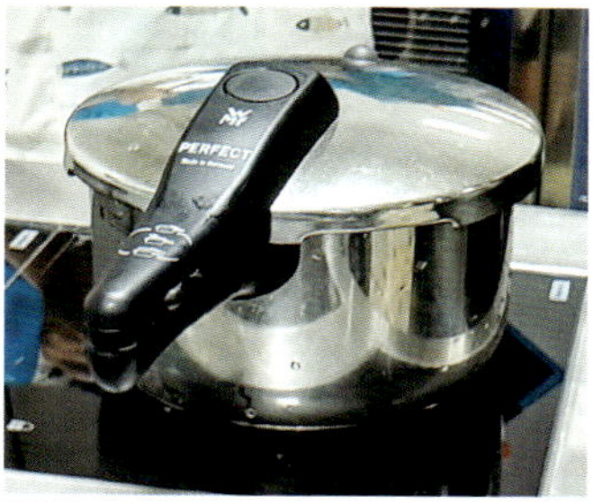

❺ 완성되면 체에 깨끗하게 걸러 식힌 후 밀폐용기에 보관하여 음용합니다.

케일 주스

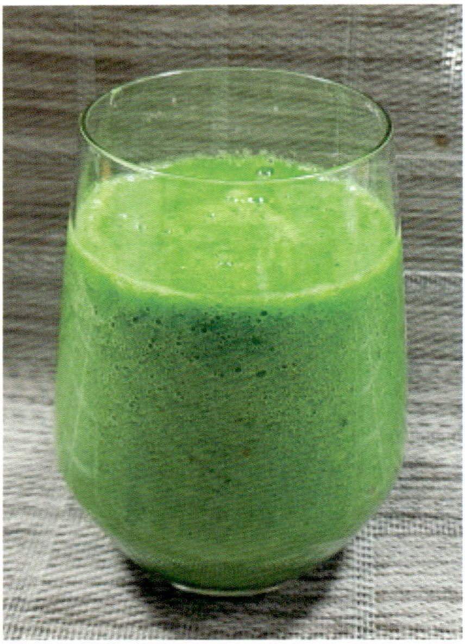

케일 100g, 사과 1개, 오이 1/2개, 바나나 1/2개, 파인애플 1/4개, 레몬 1/2개, 물 300ml

1. 사과, 오이, 파인애플, 바나나, 케일은 깍둑썰기 합니다.
2. 레몬은 반으로 잘라 즙을 냅니다.
3. 준비된 모든 재료를 블렌더에 넣고 블렌딩 합니다.

※그린색을 가진 채소는 섬유질이 많아 장 건강과 뇌를 건강하게 해줍니다.

셀러리 주스

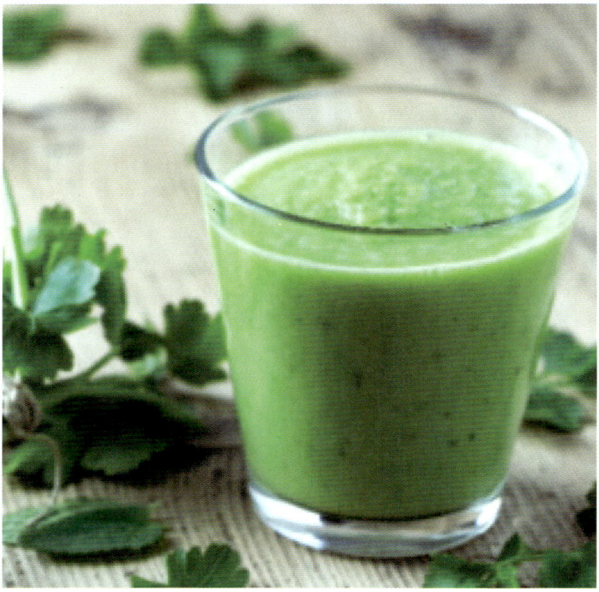

셀러리 200g, 사과 1개, 오이 1/2개, 바나나 1/2개, 파인애플 1/4개, 레몬 1/2개, 물 300ml

1. 셀러리, 사과, 오이, 바나나, 파인애플은 깍둑썰기 합니다.
2. 레몬은 반으로 잘라 즙을 냅니다.
3. 준비된 모든 재료를 블렌더에 넣고 블렌딩 합니다.

※단백질 섭취가 많은 사람은 면역력을 향상시켜 항암 효과에 좋습니다.

시금치 주스

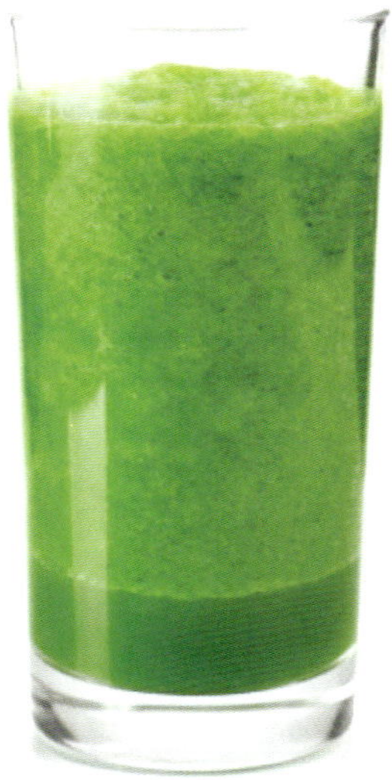

시금치 200g, 사과 1개, 오이 1/2개, 바나나 1/2개, 파인애플 1/4개, 레몬 1/2개, 물 300ml

1. 시금치는 듬성듬성, 사과, 오이, 바나나, 파인애플은 깍둑썰기 합니다.
2. 레몬은 반으로 잘라 즙을 냅니다.
3. 준비된 모든 재료를 블렌더에 넣고 블렌딩 합니다.

※그린색을 가진 채소는 섬유질이 많아 장 건강과 뇌를 건강하게 해줍니다.

키위 · 셀러리 주스

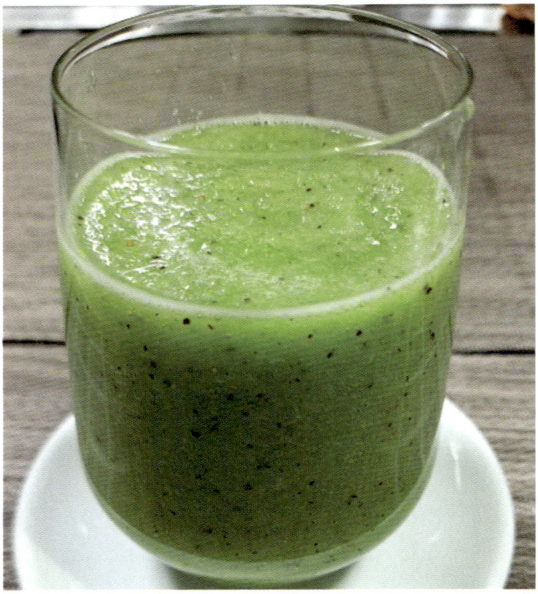

셀러리 200g, 키위 2개, 꿀 20g, 물 200ml

❶ 키위는 껍질을 제거하고 셀러리와 함께 깍둑썰기 합니다.

❷ 준비된 모든 재료를 블렌더에 넣고 블렌딩 합니다.

※잠을 못자는 불면증에 시달리는 사람에게 좋은 주스입니다.

오이 스무디

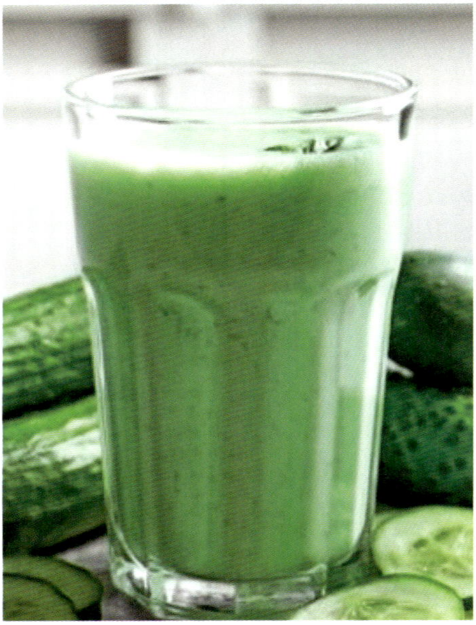

오이 1개, 아보카도 1/2개, 레몬 1/2개, 꿀 20g, 물 100㎖, 각얼음 4개

1. 오이는 돌기를 제거하고 깍둑썰기 합니다.
2. 아보카도는 씨와 껍질을 제거한 후 깍둑썰기 합니다.
3. 레몬은 즙을 내서 준비합니다.
4. 준비된 모든 재료와 얼음을 블렌더에 넣고 블렌딩 합니다.

오이 냉 주스

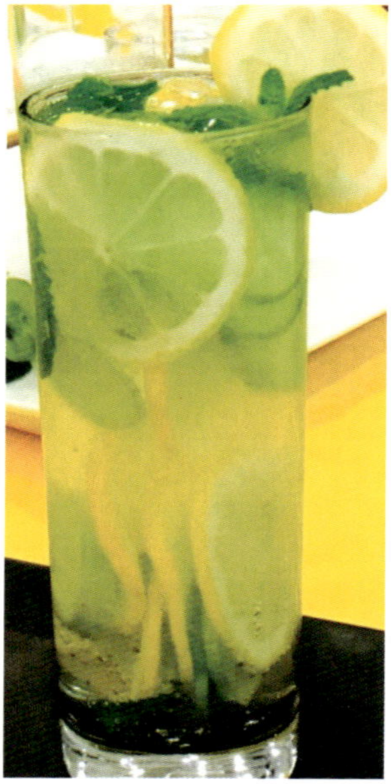

오이 1개, 레몬 1/2개, 민트 5g, 물 200ml

1. 오이는 돌기를 제거하고 0.3cm 두께로 썰고, 오이도 같은 두께로 썹니다.
2. 병에 담아 민트와 물을 넣고 냉장고에 보관하여 차갑게 음용합니다.

※상큼한 맛과 향기로움을 느낄 수 있고, 갈증 해소에도 좋습니다.

ABC 주스(사과, 비트, 당근)

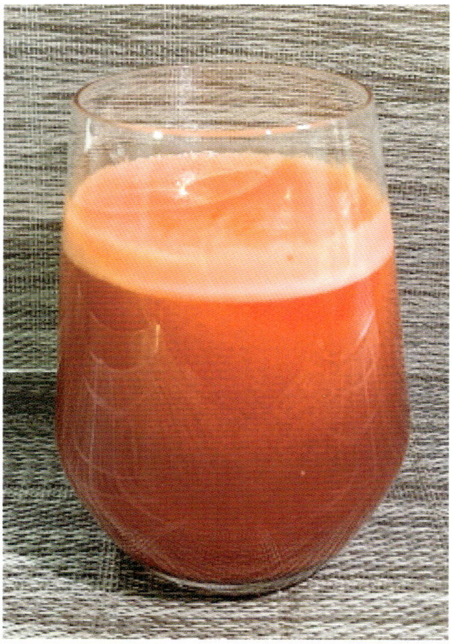

사과 1개, 비트 1/4개, 당근 2개

1. 사과, 비트, 당근은 깍둑썰기 합니다.
2. 블렌더에 모든 재료를 넣고 블렌딩 합니다.

※피로회복과 혈액순환에 좋은 주스입니다.

허브차

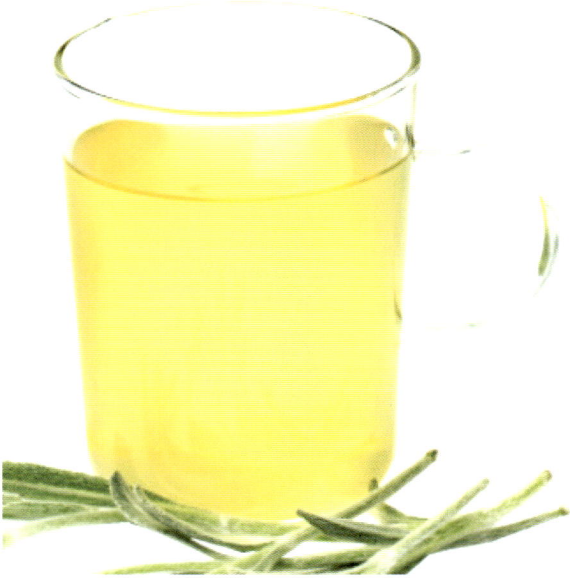

바질 10줄기, 레몬밤잎 10줄기, 로즈마리 5줄기, 애플 민트잎 10줄기, 물 4~5ℓ

텃밭이나 실내 정원을 이용하여 허브를 키워보세요. 잘 기른 허브를 채취하는 기쁨과, 채취한 허브를 차로 끓여 마시는 그 기분, 아무나 느낄 수 없는 특별한 힐링의 시간이 될 것입니다. 직접 기른 허브를 따서 차로 마시는 법을 올려 봅니다.
근처 텃밭에서 따온 여러 가지 허브인 바질이랑, 로즈마리랑, 민트랑, 레몬밤을 깨끗이 하나하나 다듬고 열심히 씻습니다. 직접 키우면 유기농에 대한 믿음이…….

❶ 먼저, 깨끗이 씻으시고요~~, 물기를 제거해 주세요.

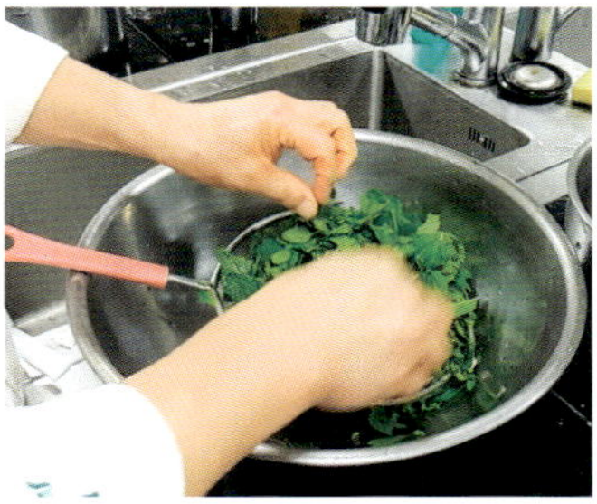

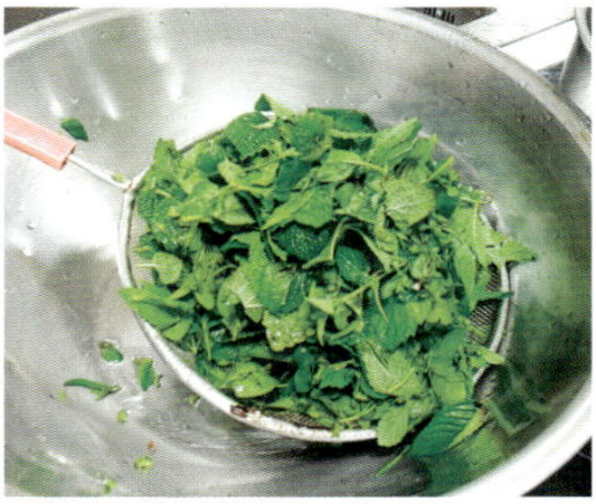

❷ 물은 4~5ℓ 정도 준비하고 허브들을 모두 넣습니다.

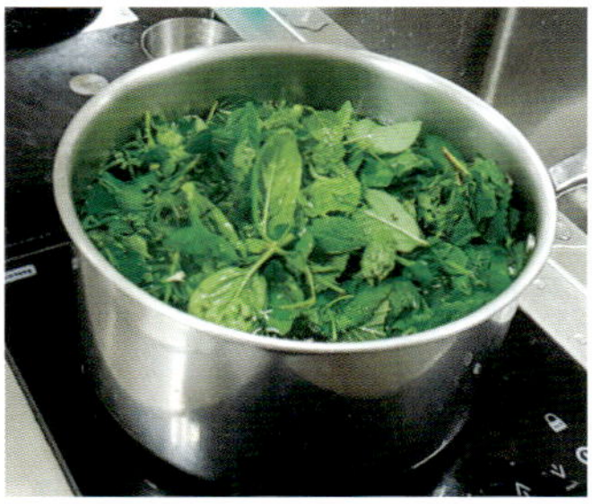

❸ 팔팔 끓으면 불을 끄고 고루 저어줍니다.

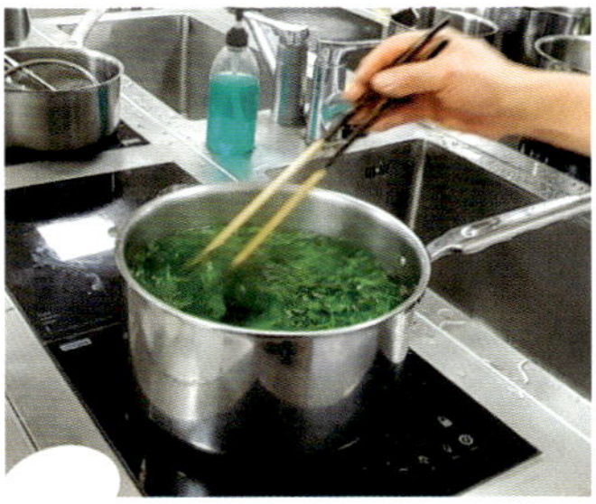

❹ 은은한 레몬밤 향에 상큼한 민트 맛입니다.

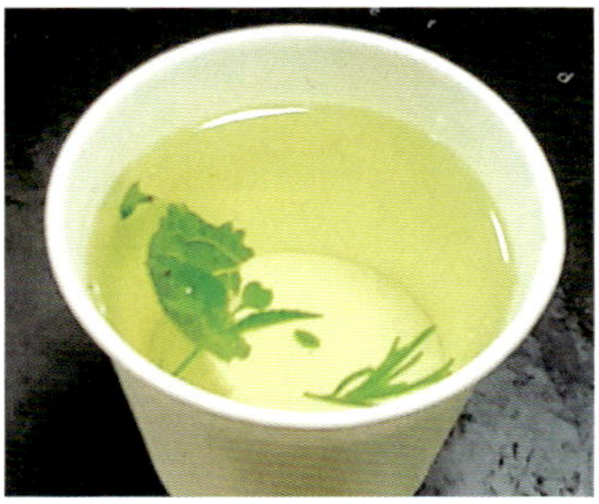

레몬밤 허브차

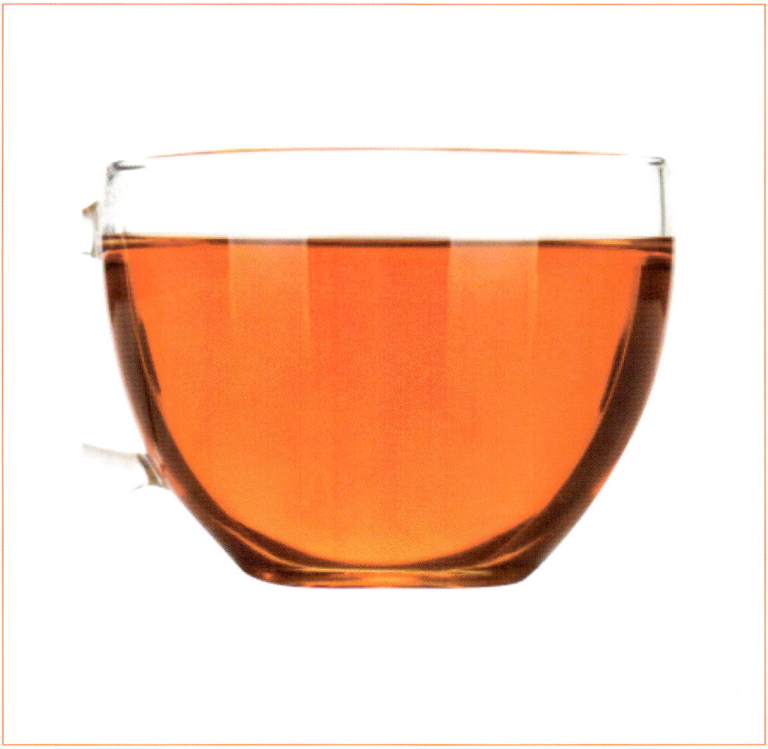

레몬밤잎 1kg, 찜솥(크기) 20ℓ, 물 1ℓ, 소금 30g

❶ 시든 잎, 억센 줄기 하나하나 정성껏 골라냅니다.

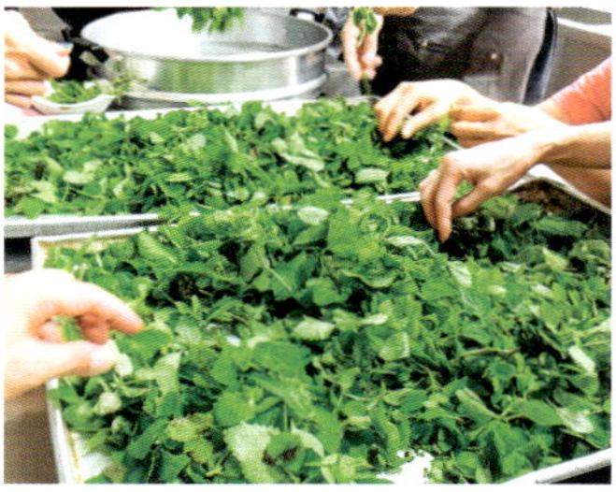
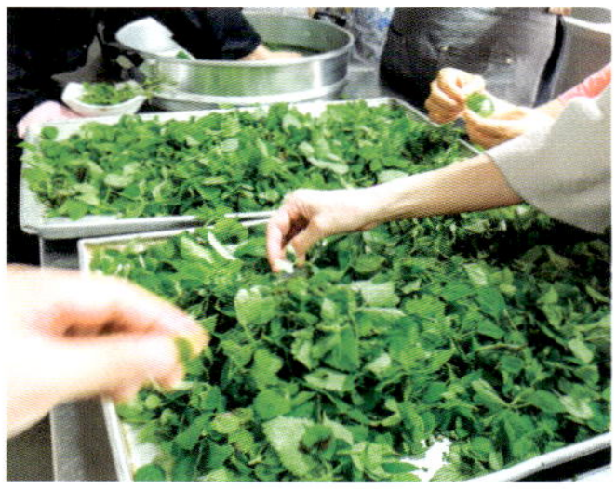

❷ 손질한 허브를 찜통에 적당한 양으로 넣고, 끓는 물(소금)에 1분 정도 찐 후 식힙니다.

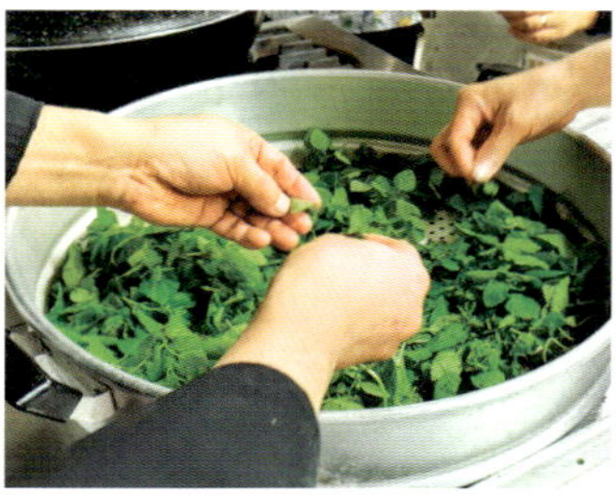
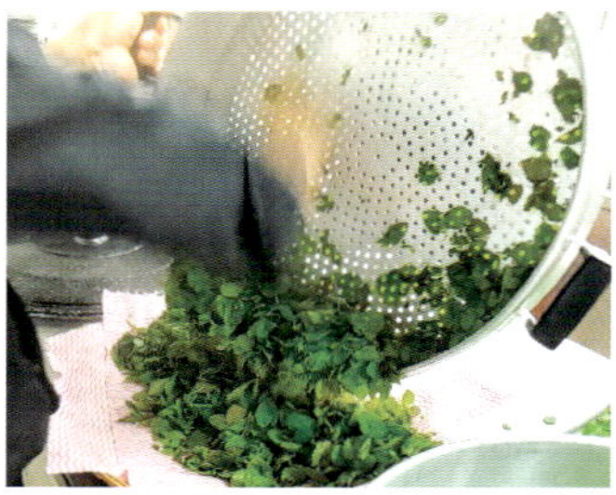
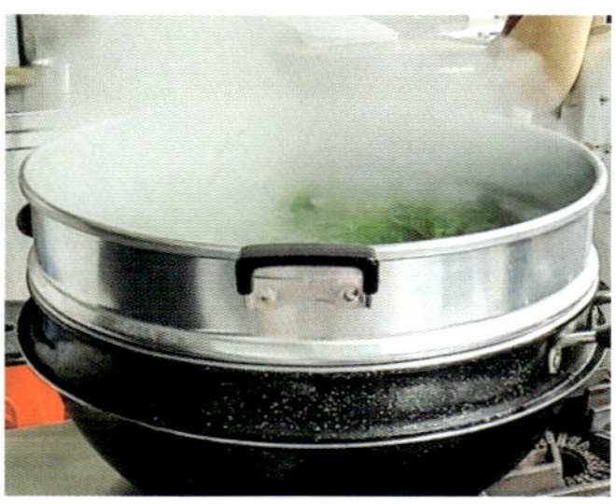
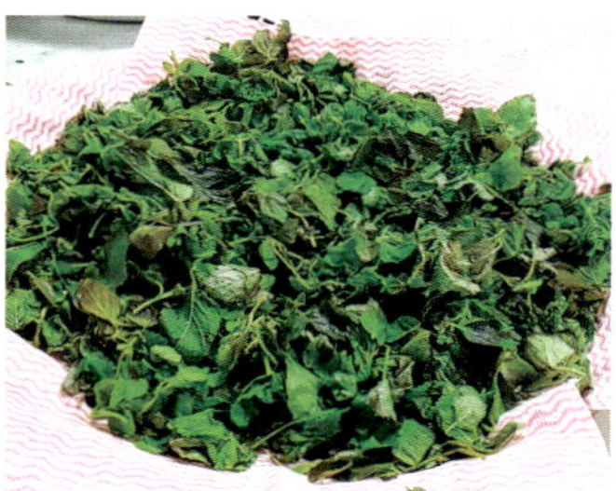

❸ 덖기 : 솥에 쪄낸 허브 잎을 올리고 건조합니다. 골고루 펼쳐서 주물렀다 뭉치기를 흩어주는 것을 반복하여 첫 번째 덖음을 완성합니다.

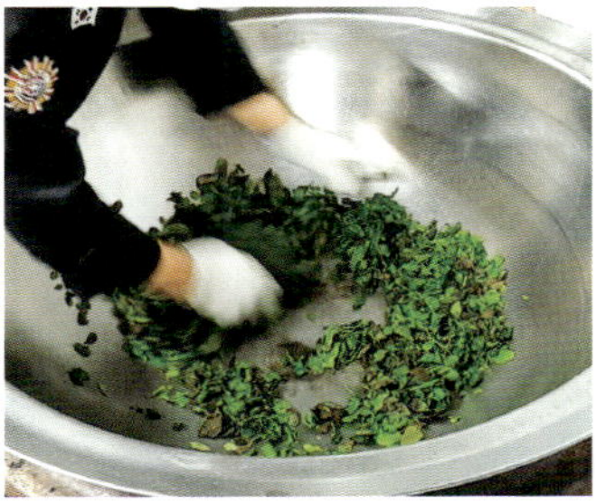
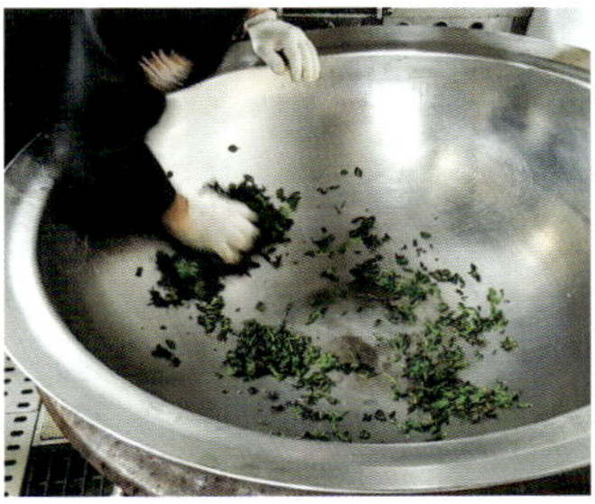
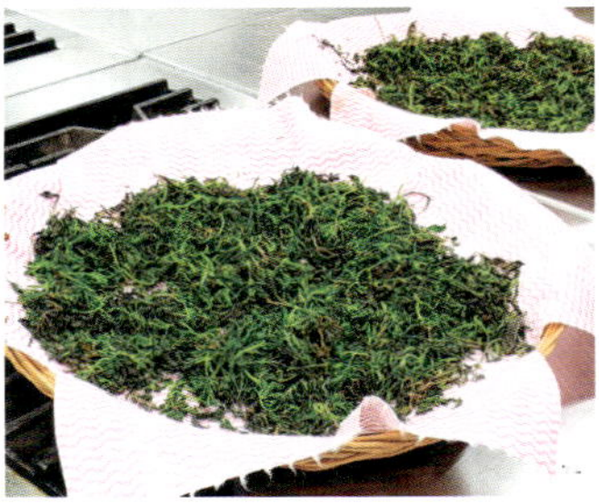
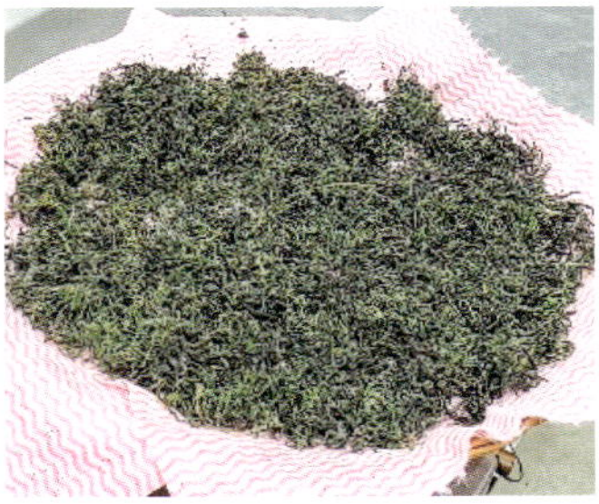

❹ 시음 : 끓는 물에 덖은 허브를 넣고 우려냅니다.

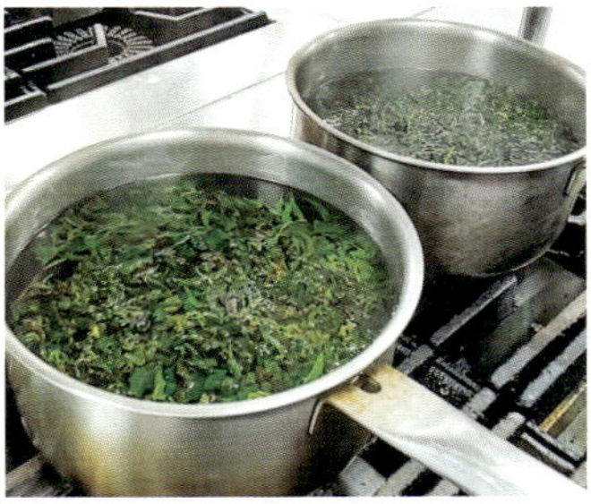
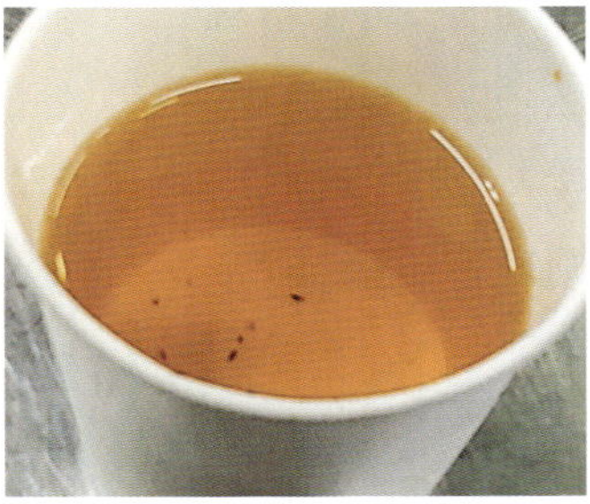

토마토 모차렐라 샐러드

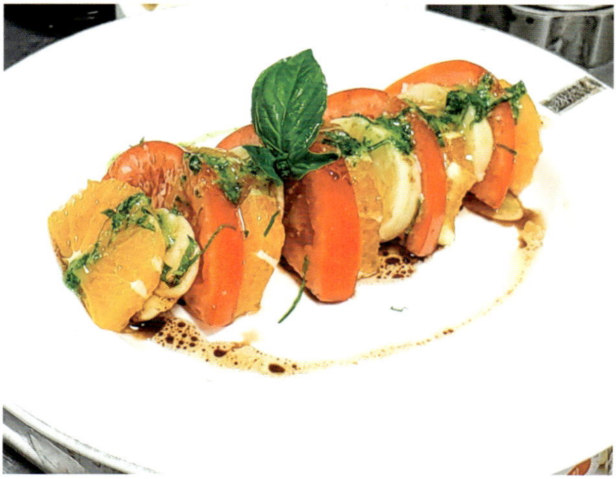

토마토 1/2개, 오렌지 1/2개 모차렐라 치즈 50g, 마늘 1쪽
- 발사믹 소스 : 엑스트라 버진 올리브 오일 1큰술, 발사믹 식초 1큰술, 레몬 1/4개, 소금 한 자밤, 후추 한 자밤
- 바질페스토 소스 : 바질 20g, 마늘 2쪽, 잣 20g, 파마산 치즈 10g, 엑스트라 버진 올리브 오일 7큰술

❶ 토마토 1/2개와 오렌지 1/2개를 다듬고, 마늘 1쪽을 아주 곱게 다집니다.

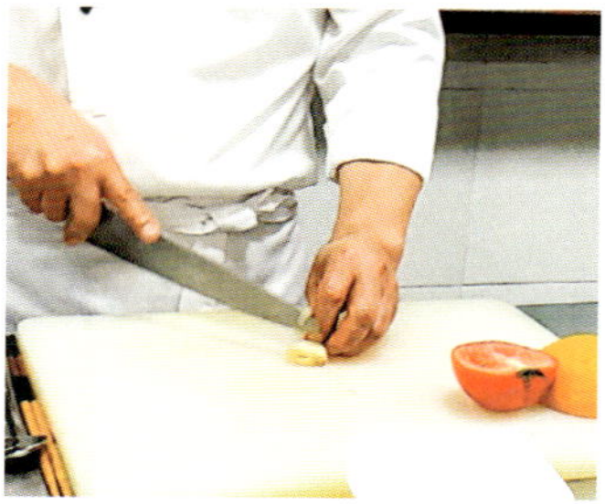
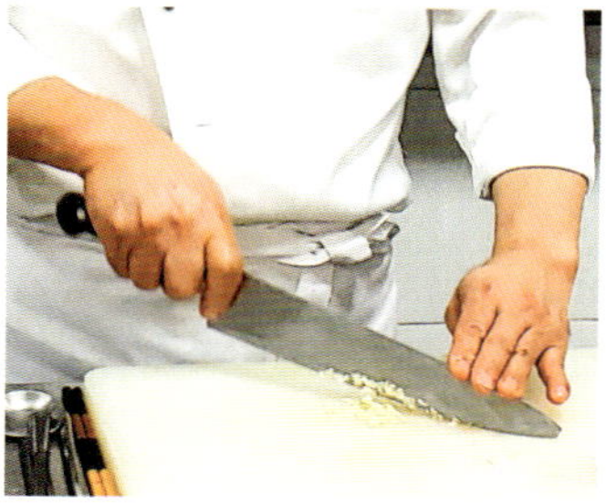

❷ 바질페스토 소스를 만들기 위해 끓는 물에 30초 정도 바질을 데치다가, 찬물에서 식힌 후 물기를 꼭 짭니다.

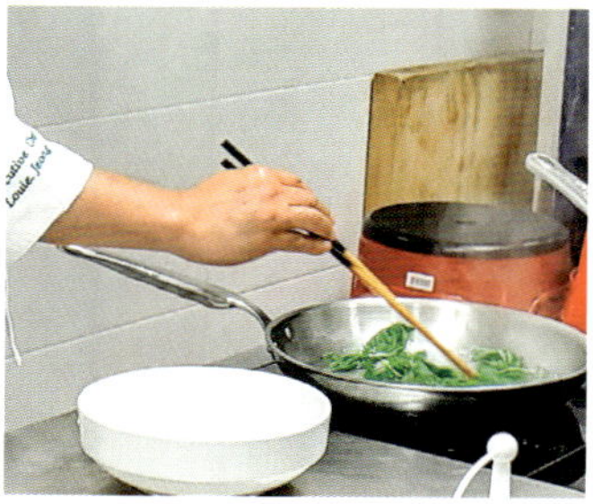
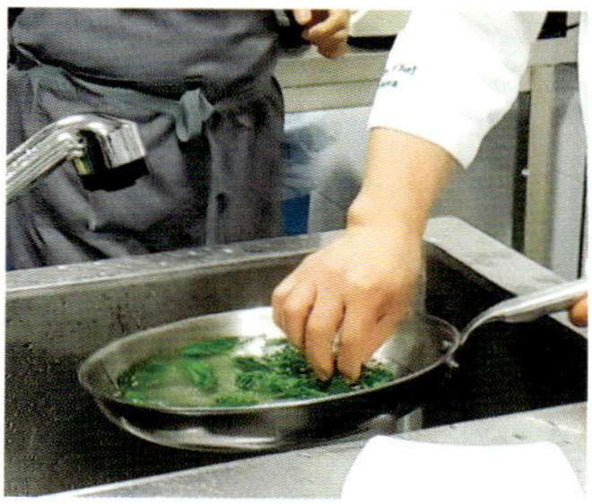

❸ 마늘 2쪽을 편으로 썰고, 데쳐낸 바질도 잘게 썰어줍니다.

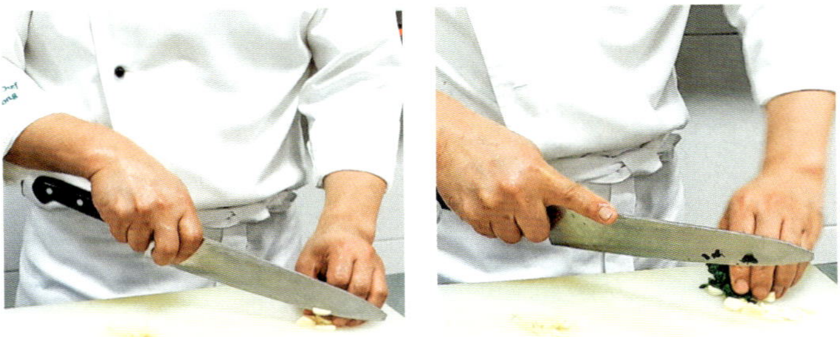

❹ 믹서기에 마늘 편과 썬 바질, 그리고 파마산 치즈, 잣을 모두 털어 넣습니다. 엑스트라 버진 올리브 오일 7큰술도 넣고 곱게 갈아 바질페스토 소스를 완성합니다.

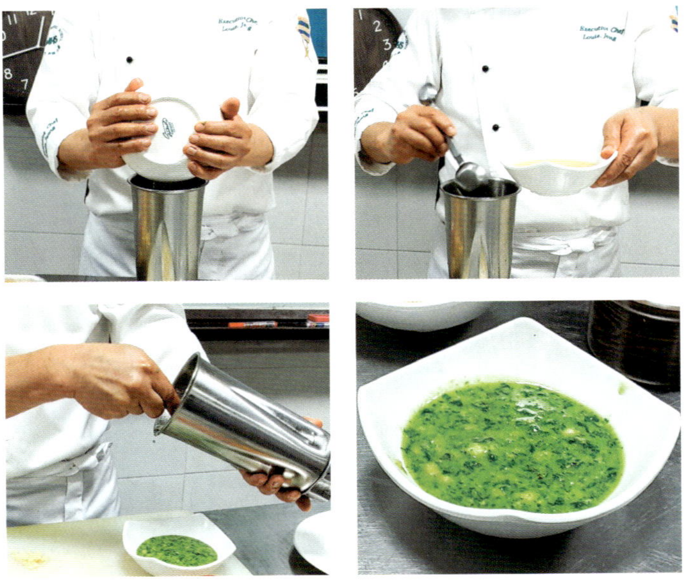

❺ 칼로 오렌지 껍질을 벗깁니다.

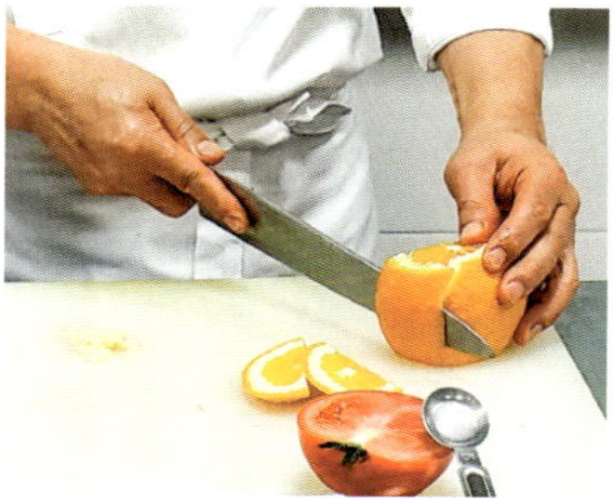
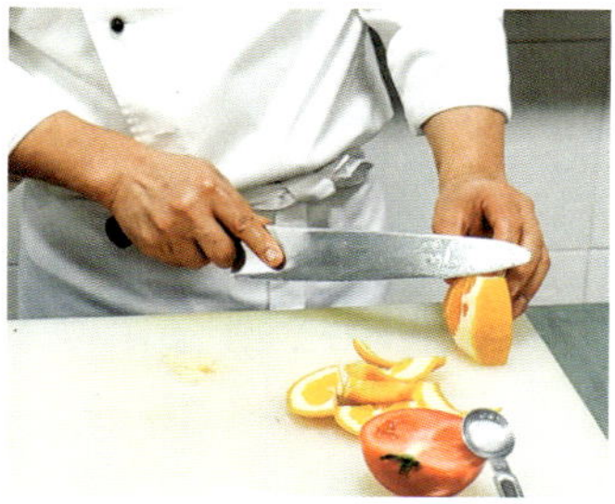

❻ 토마토를 얇게 썰어 소금, 후추 한 꼬집으로 밑간을 합니다.

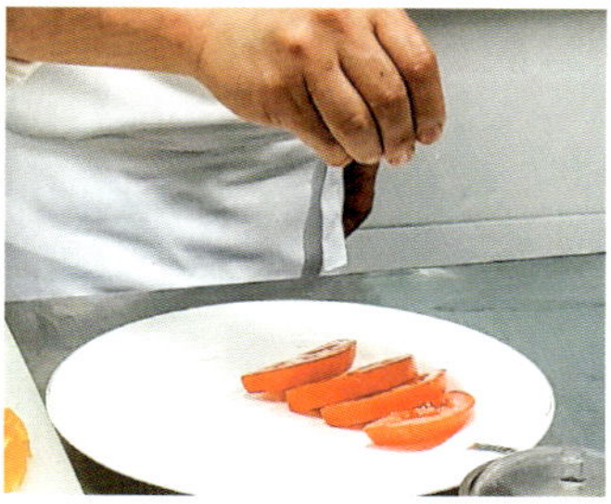
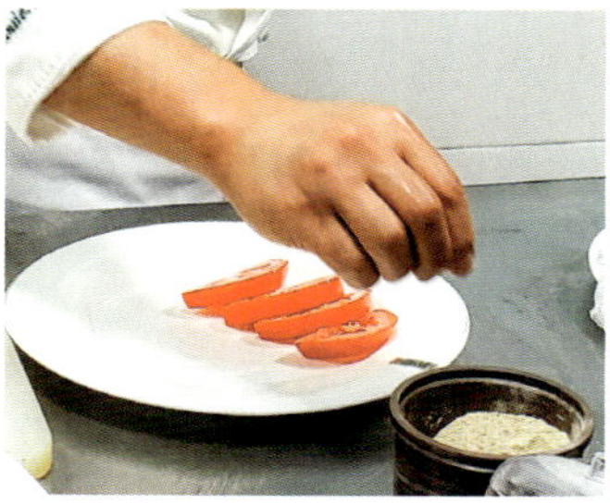

❼ 토마토 위에 다진 마늘을 올리고, 토마토 한 조각, 치즈 한 조각, 오렌지 한 조각씩 예쁘게 플레이팅 합니다.

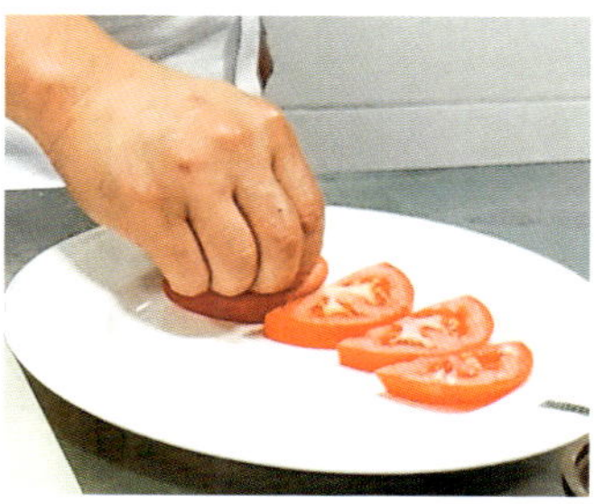
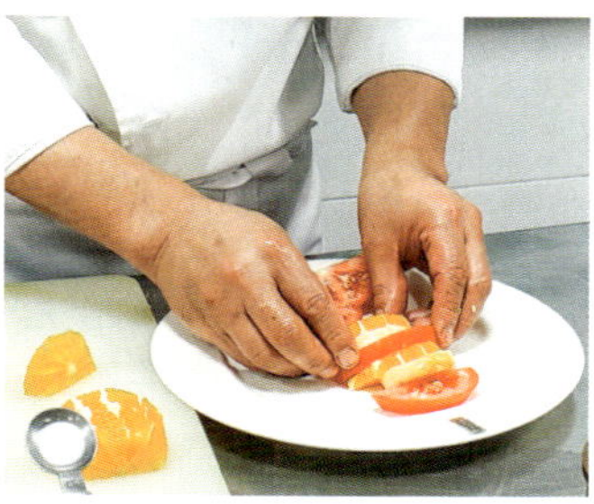

❽ 발사믹 소스를 만듭니다. 올리브 오일 1큰술, 발사믹 식초 1큰술, 소금 한 자밤, 후추 한 자밤을 넣고, 레몬 1/4개를 즙으로 넣은 뒤 잘 저어줍니다.

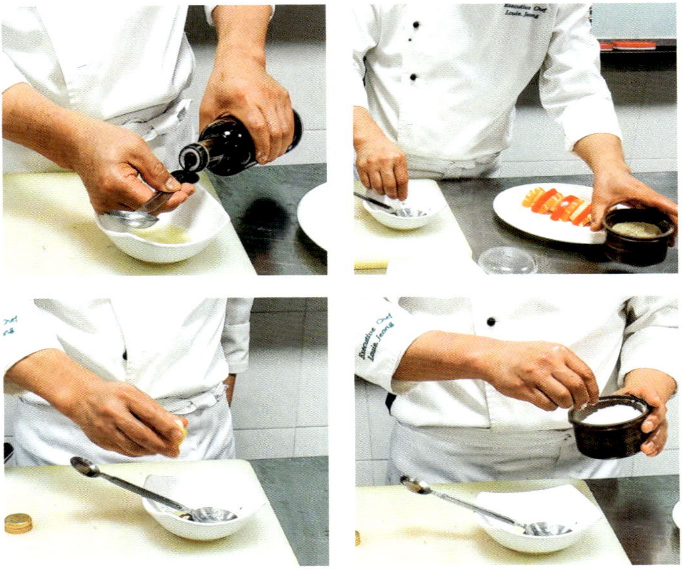

❾ 접시에 담아놓은 토마토에 발사믹 소스와 바질페스토를 뿌려 완성합니다.

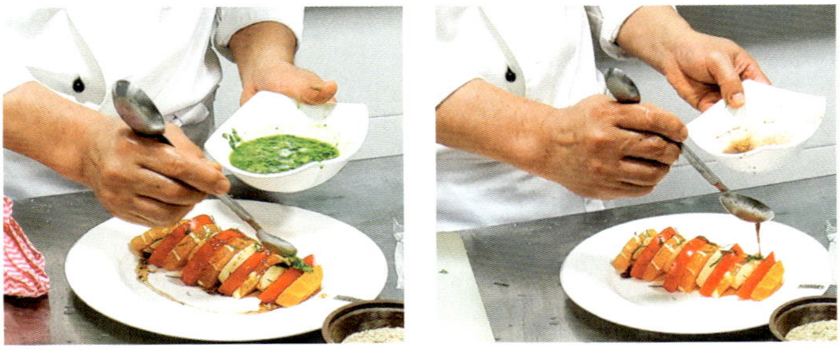

감자 아보카도 방울토마토 샐러드

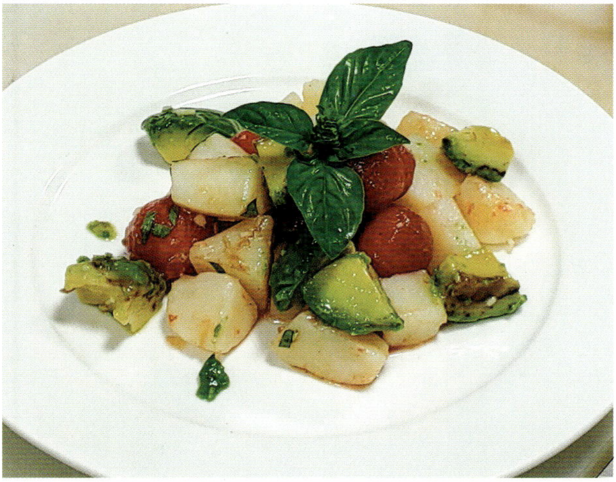

감자 3개, 아보카도 1/2개, 방울토마토 10개, 채 썬 바질 1잎
- 소스 : 올리브 오일 4큰술, 레몬즙 1/2개, 꿀 1큰술, 다진 마늘 1쪽, 오레가노 한 자밤, 소금 한 자밤, 후추 한 자밤

1. 방울토마토 꼭지는 깨끗하게 떼어내고, 십자 칼집을 냅니다.

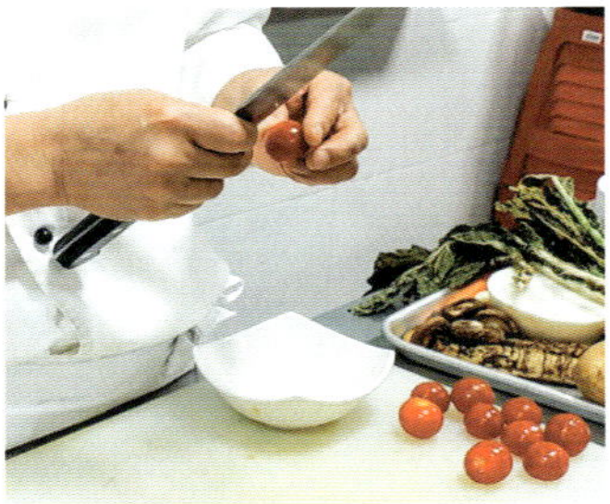

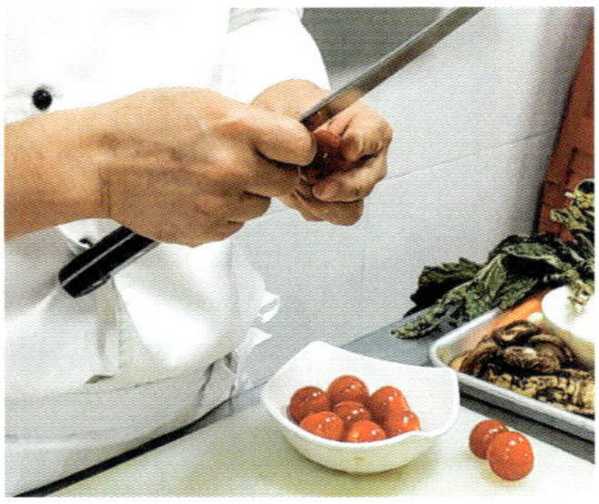

냄비에 물을 넣고 소금을 한 자밤 넣은 다음 끓인 후, 칼집 낸 토마토를 넣고 30초 정도 데칩니다. 찬물에 식혀서 껍질을 벗깁니다.

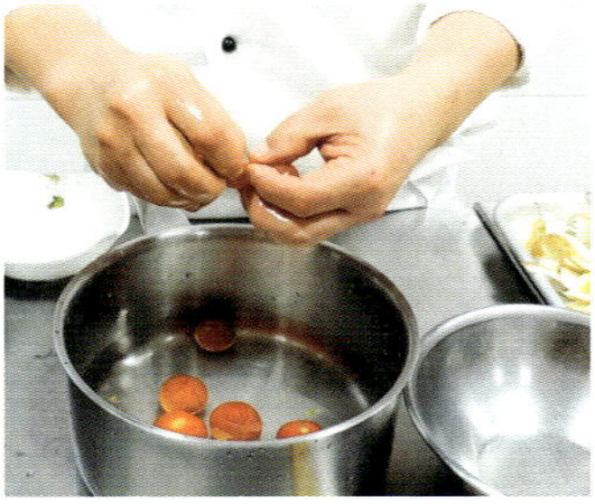

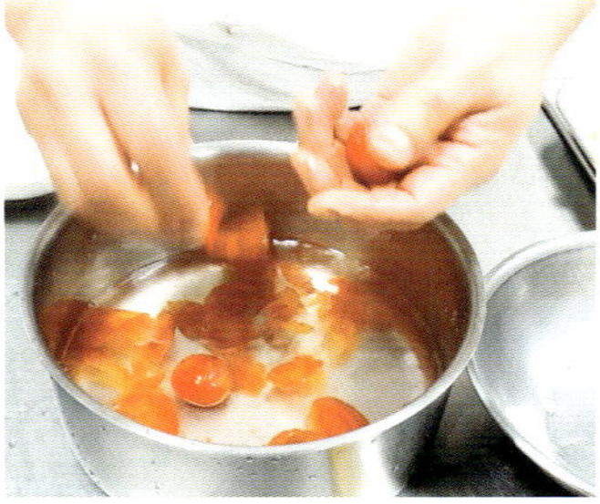

❷ 감자 껍질을 깎고, 방울토마토 크기로 깍둑썰기 하여 찬물에 씻어 갈변을 막아 줍니다.

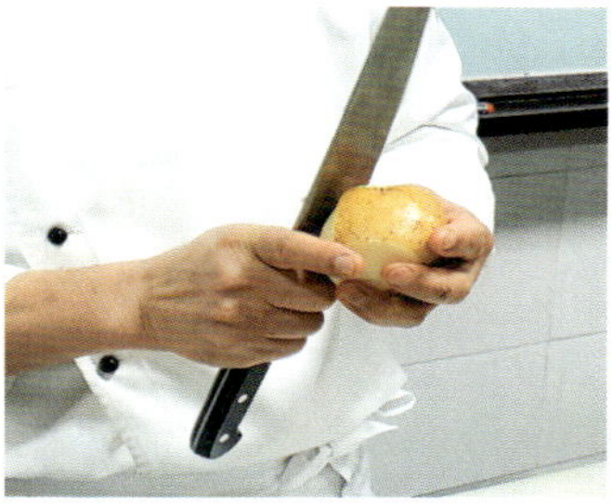

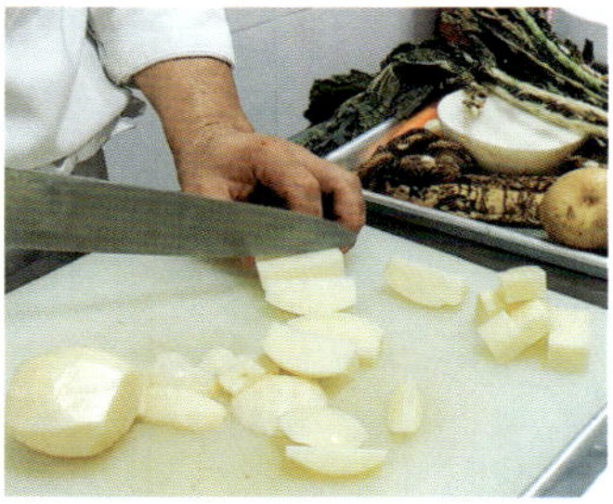

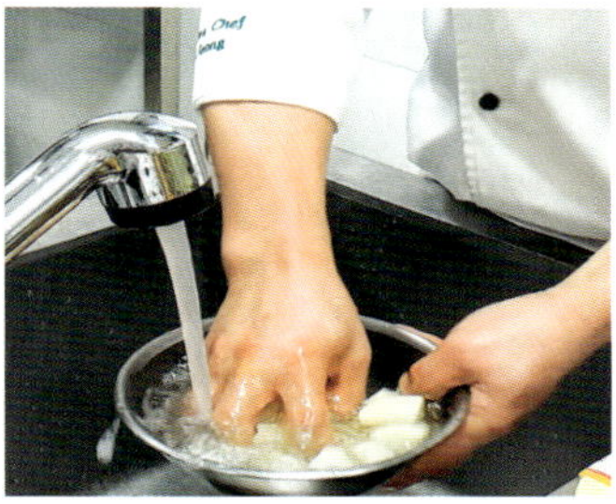

냄비에 물을 넣고 소금 한 꼬집을 넣고 약 7분 정도 삶습니다. 삶은 뒤 체에 걸러 물기를 뺍니다.

※찬물에는 넣지 않습니다.

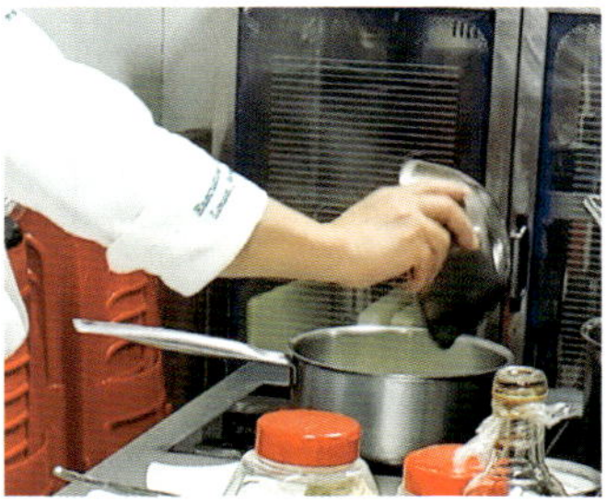

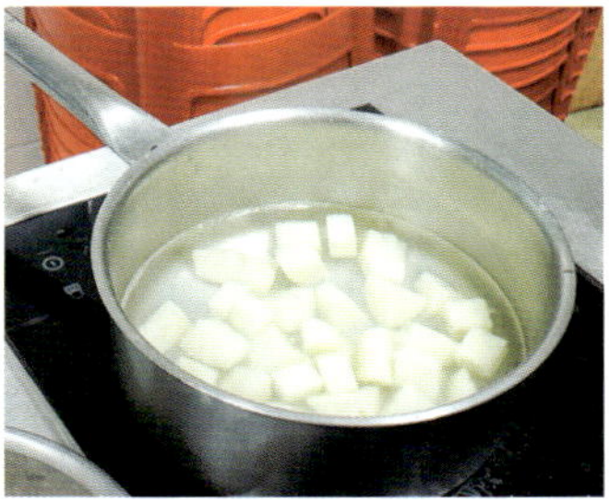

❸ 아보카도

아보카도 1/2개는 껍질을 벗겨내고 방울토마토 크기로 썹니다.

※설익은 아보카도는 전자레인지에 살짝 익혀주세요.

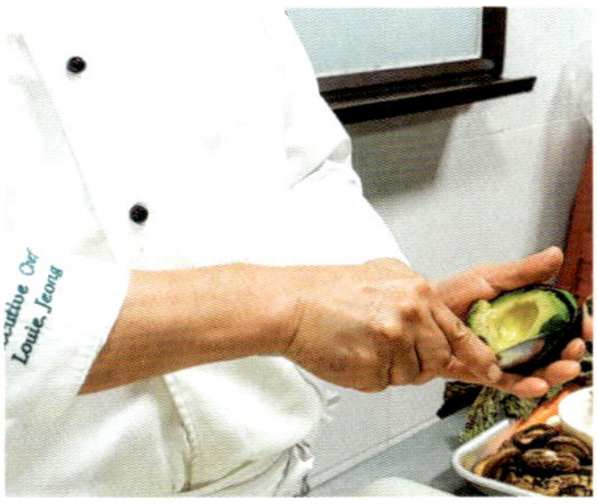

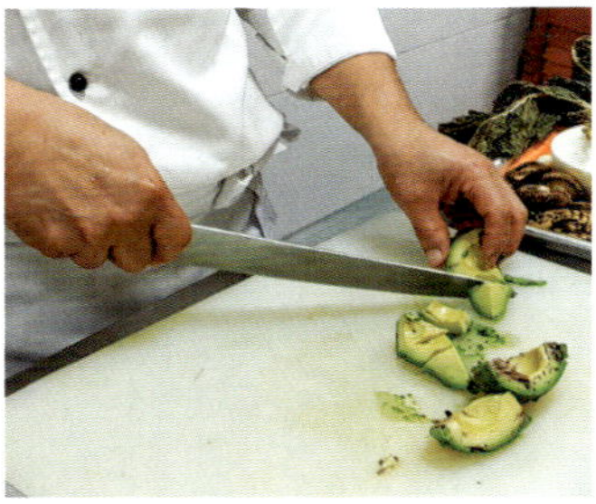

❹ 소스

마늘 한쪽을 다지고, 레몬을 짜서 준비합니다.

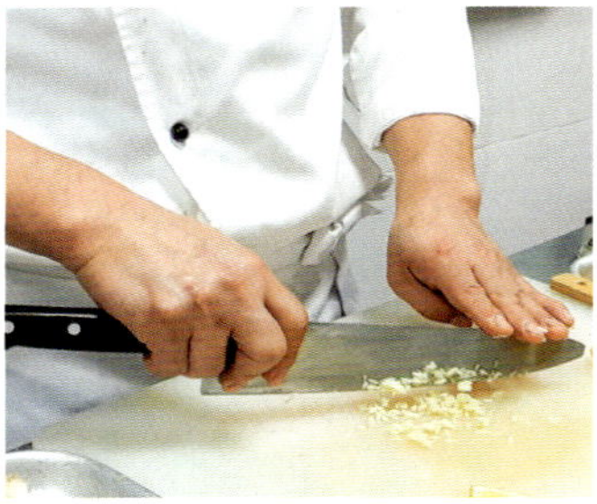

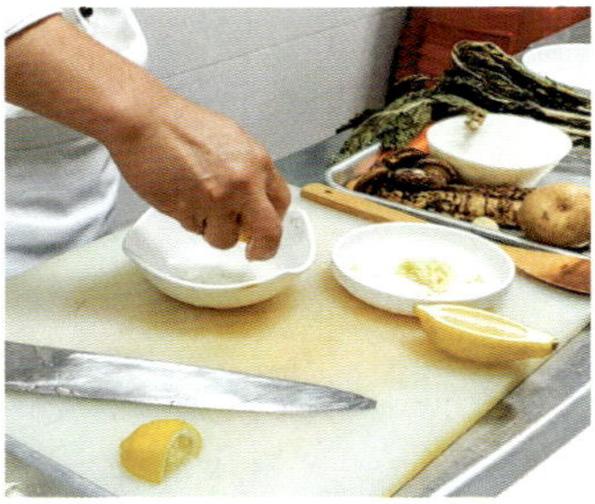

❺ 오레가노 한 꼬집, 올리브 오일 4큰술, 소금 한 꼬집, 후춧가루 한 꼬집, 꿀 1큰술을 넣고 잘 섞어줍니다.

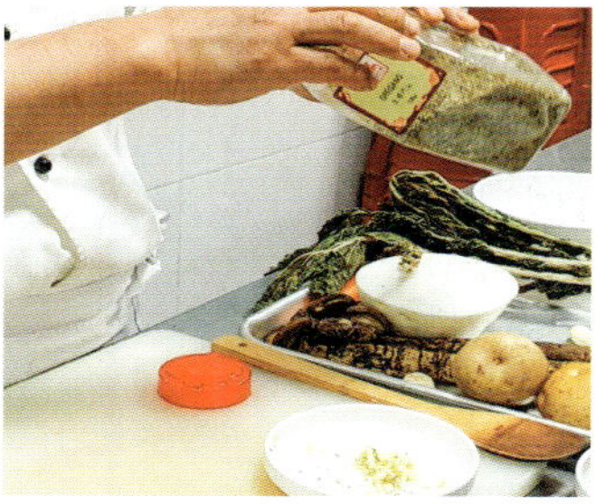

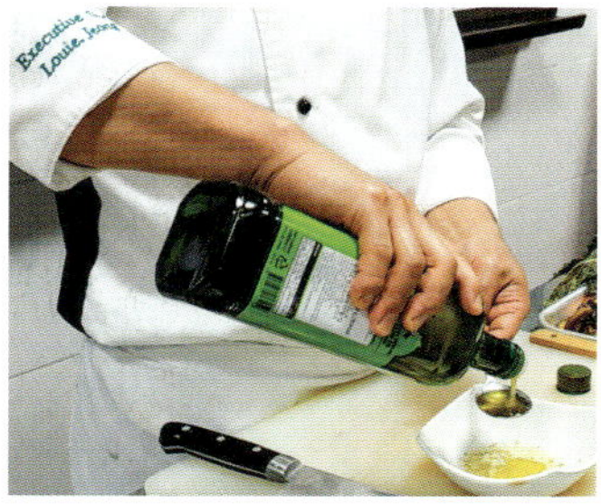

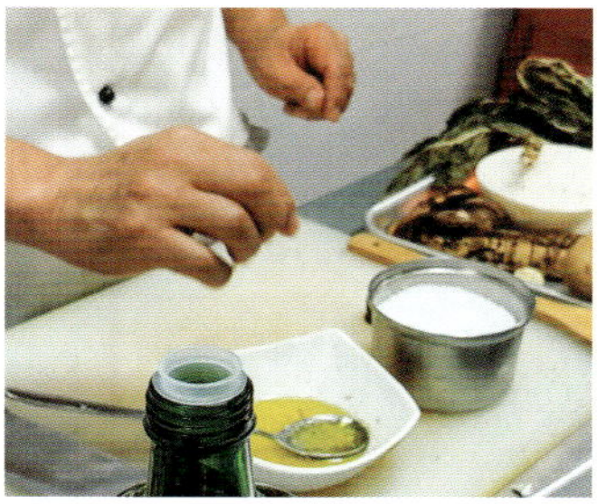

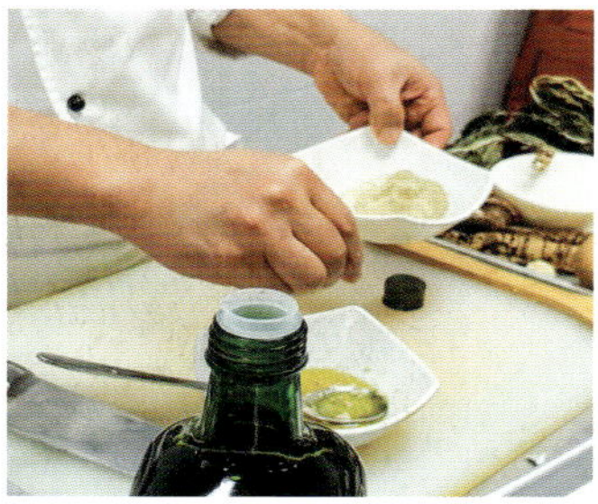

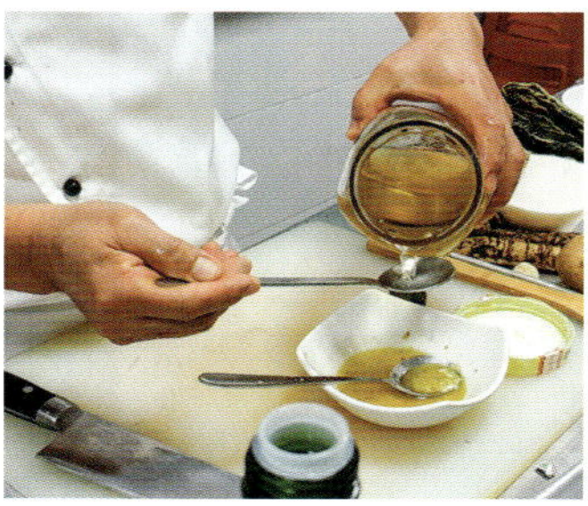

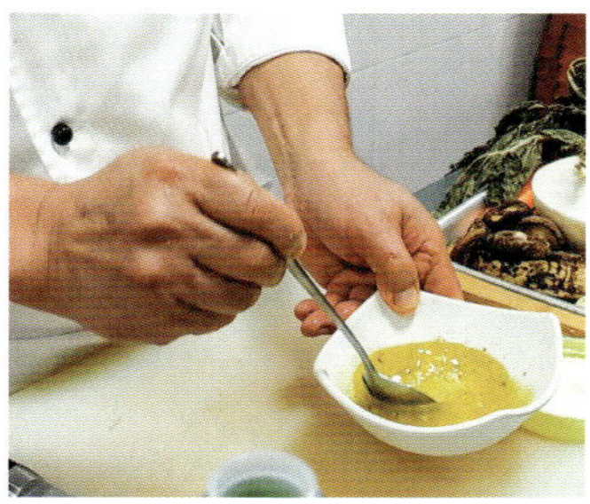

❻ 바질은 다진 후 데친 토마토와 감자, 소스와 버무려줍니다.

※발사믹 식초를 사용해도 좋습니다.

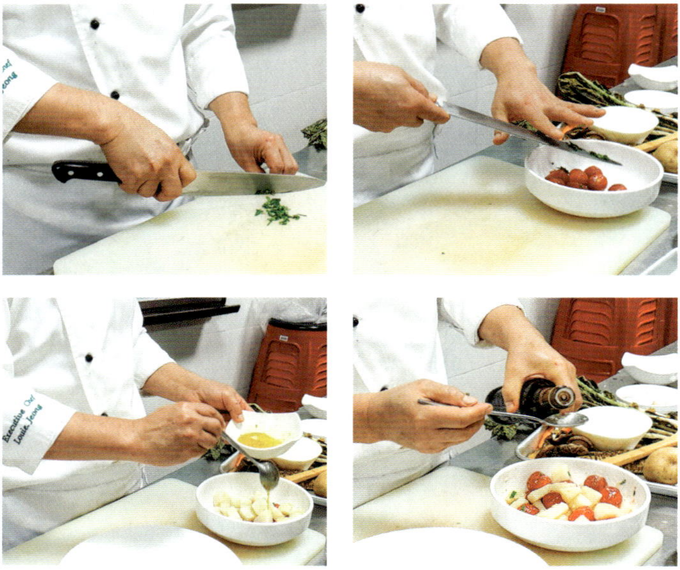

❼ 아보카도는 따로 버무립니다.(으깨짐 주의)

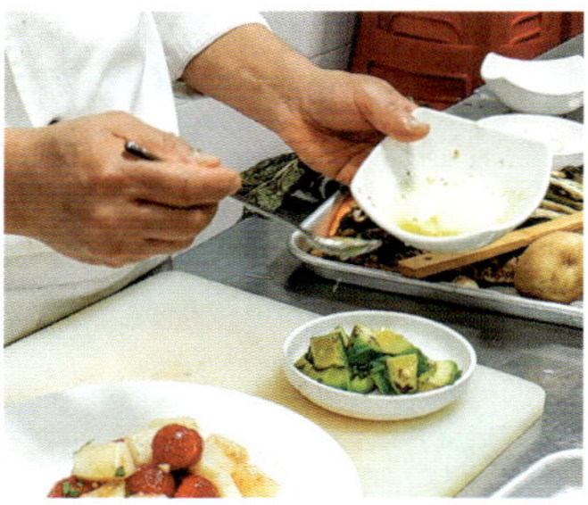

❽ 예쁘게 담아봅니다.

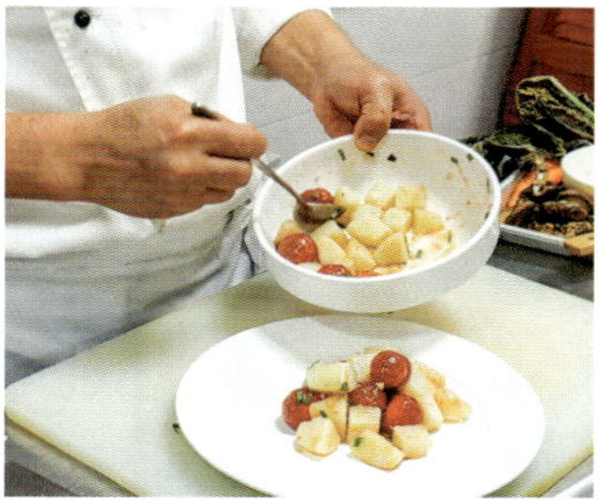

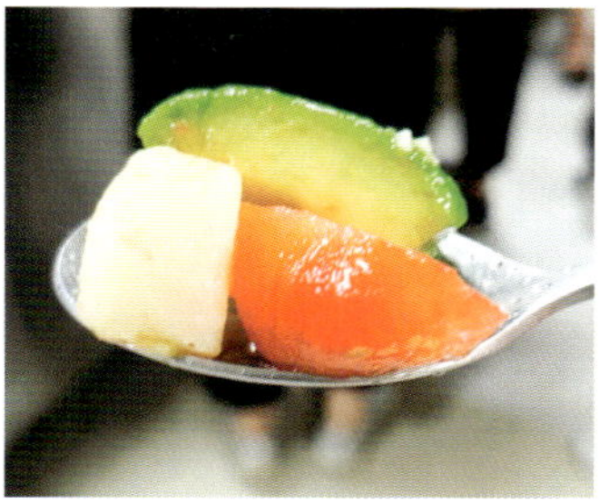

브로콜리 샐러드

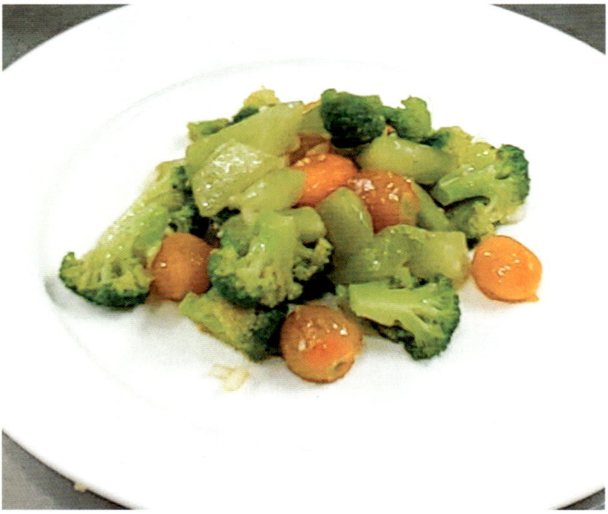

방울토마토 10개, 브로콜리 1/2개, 오이 1/2개, 노각 1/2개, 양파 1/6개, 다진 마늘 1큰술, 엑스트라 버진 올리브 오일 50ml, 발사믹 식초 10ml, 소금 2g, 후춧가루 0.1g

1. 방울토마토는 깨끗이 씻은 후 살짝 칼집을 내고 끓는 물에 데쳐 껍질을 제거합니다.

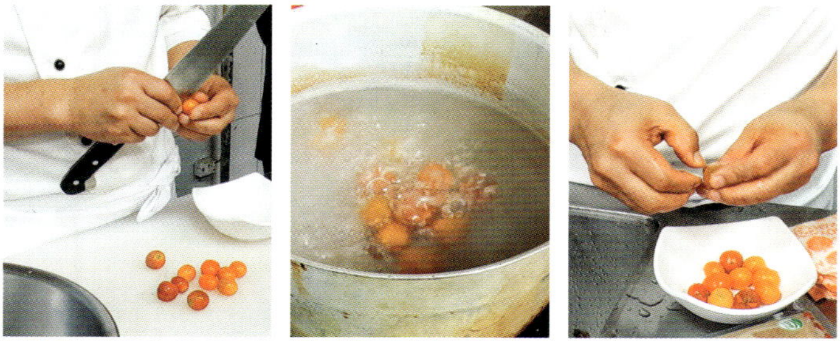

2. 브로콜리는 먹기 좋은 크기로 잘라 끓는 물에 데친 후 찬물에 식힙니다.

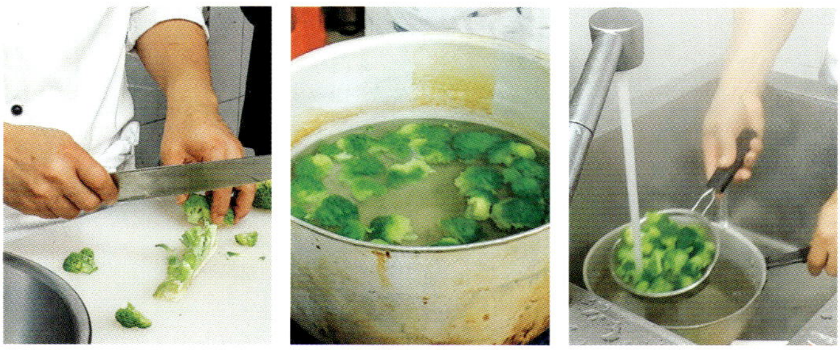

③ 노각과 피클용 오이는 껍질을 벗기고 씨를 제거한 후, 다각 썰기로 하여 소금 한 꼬집에 15~20분 정도 절여 놓습니다.

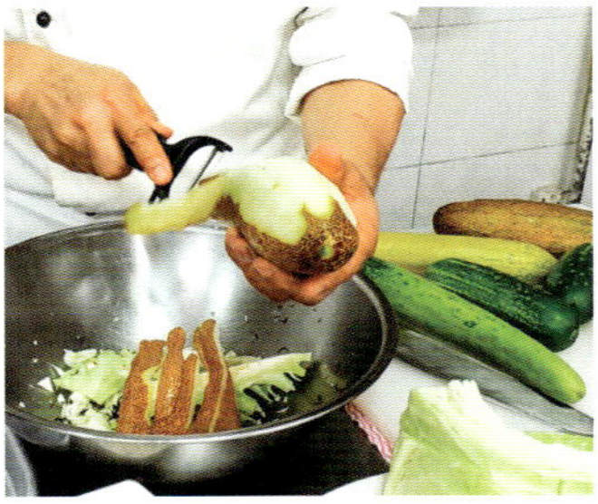

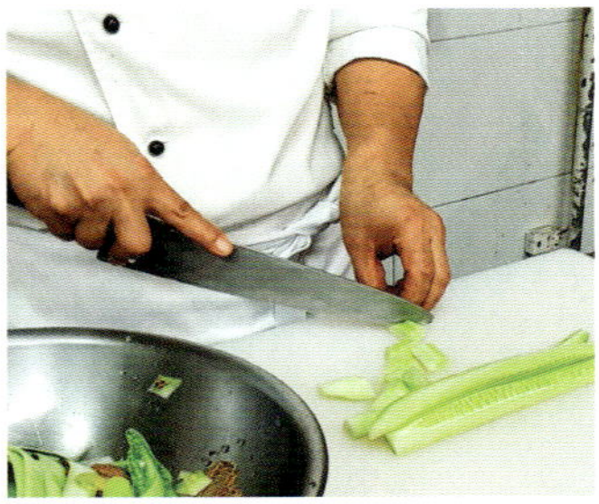

④ 소금에 절여 놓은 오이는 흐르는 물에 헹군 후 물기를 꼭 짜줍니다.

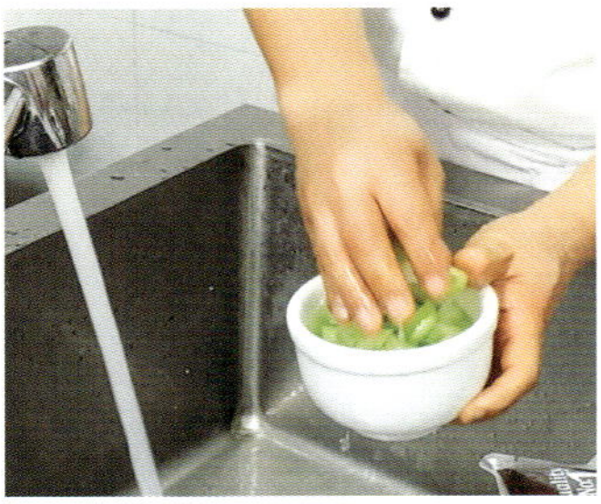

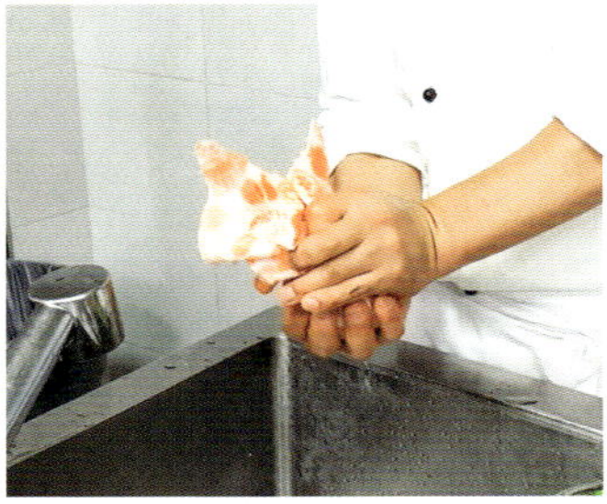

❺ 양파는 잘게 다지고, 볼에 다진 마늘과 데친 토마토, 브로콜리, 오이, 후추, 소금 한 꼬집으로 간을 합니다.

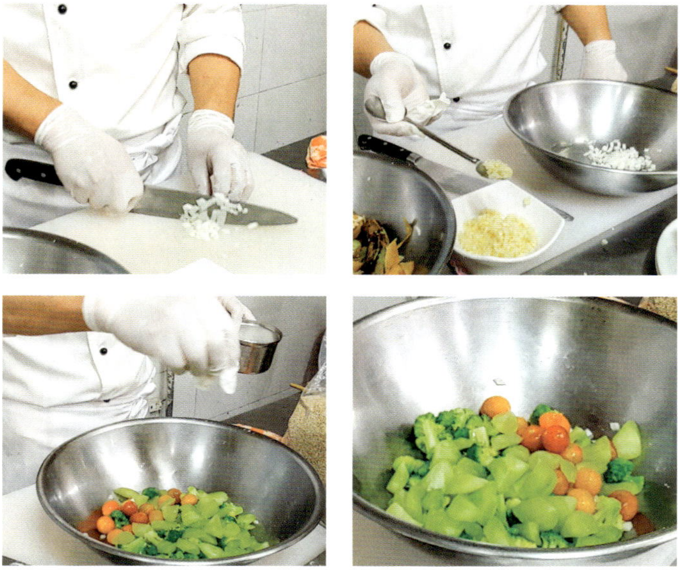

❻ 올리브 오일 3큰술, 발사믹 소스 1작은술을 더해 골고루 섞어줍니다.

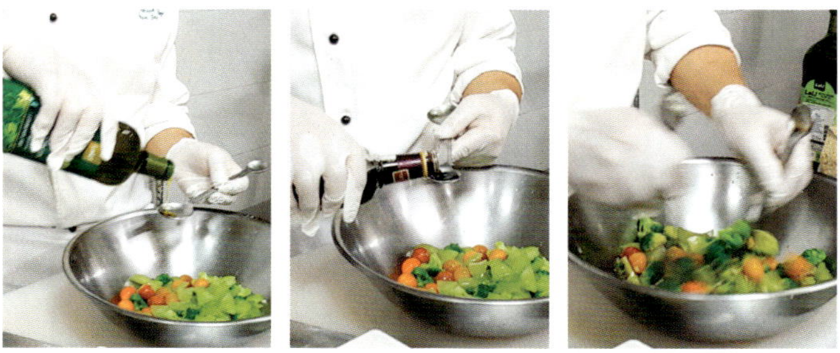

파프리카 샐러드

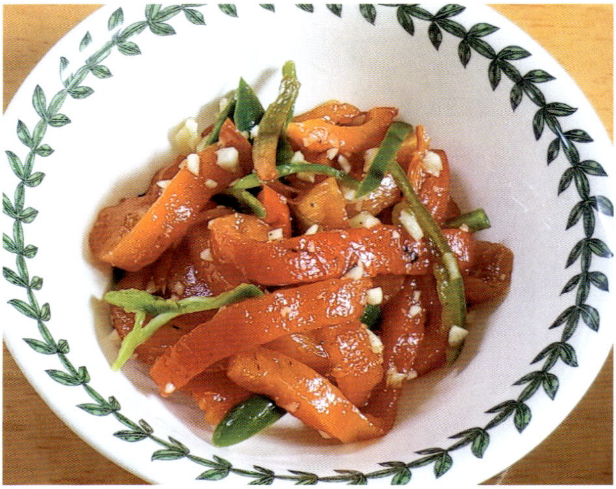

파프리카 1개, 청고추 1/4개, 홍고추 1/4개, 발사믹 소스 1작은술, 엑스트라 버진 올리브 오일 2큰술, 다진 마늘 1큰술, 소금과 후추 약간

1. 파프리카는 불에 태워 껍질 제거 후 채 썰어 준비합니다.

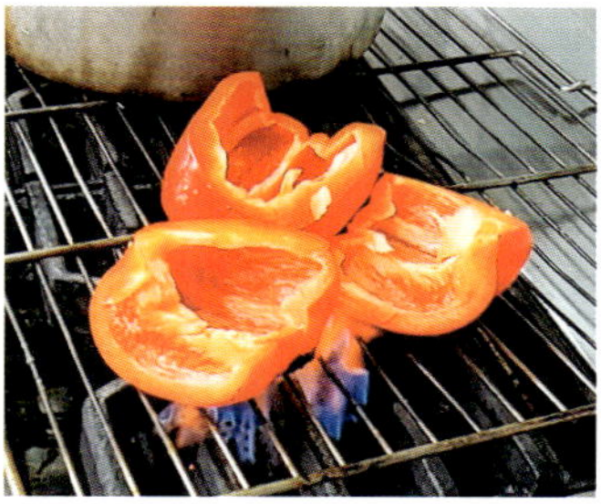

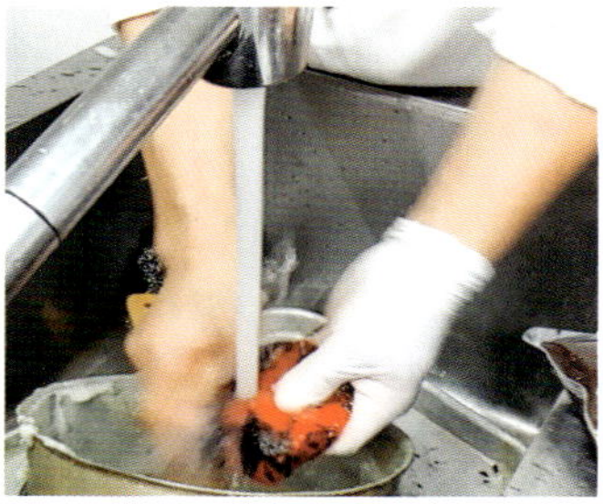

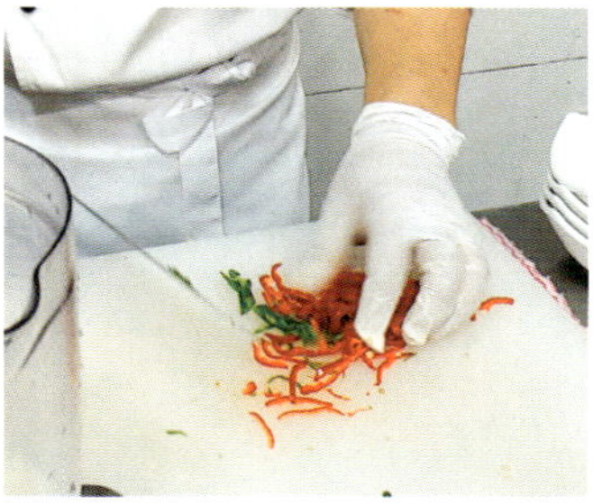

❷ 청 · 홍고추도 씨를 제거한 후 채 썰어 파프리카와 다진 마늘 1큰술, 소금, 발사믹 소스 1작은술, 올리브 오일 2큰술, 후추를 넣고 섞어줍니다.

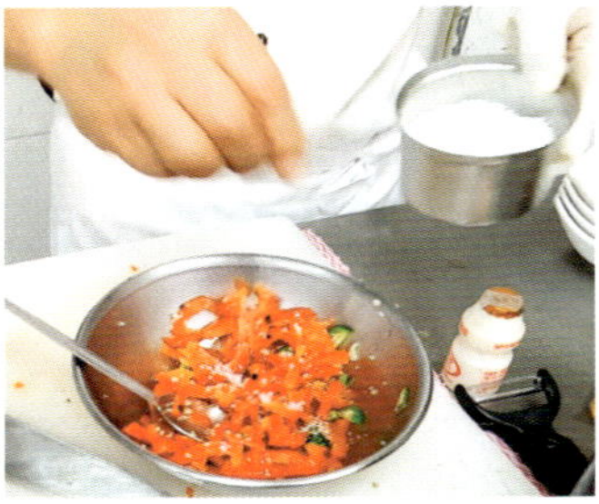

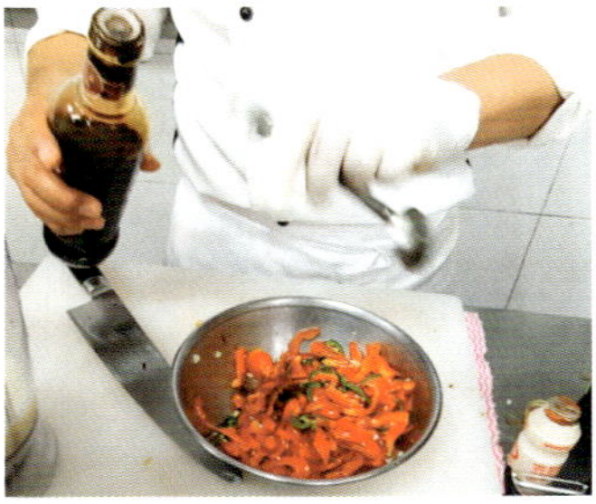

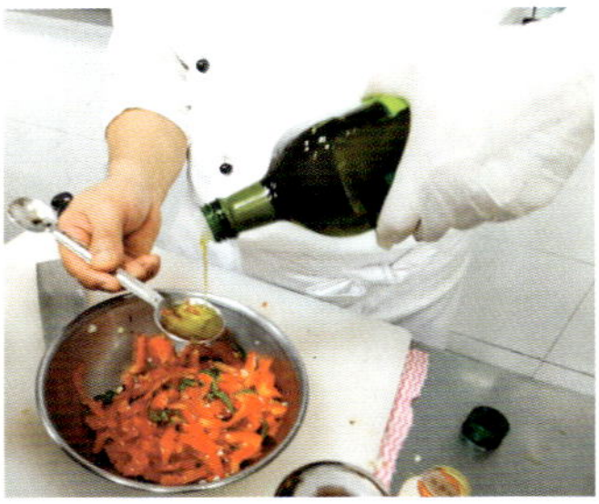

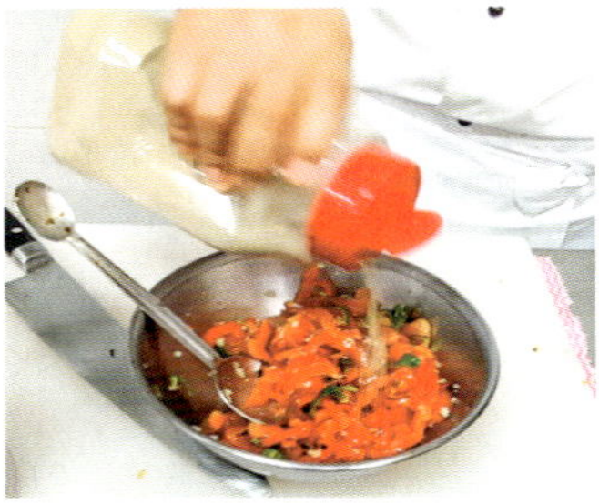

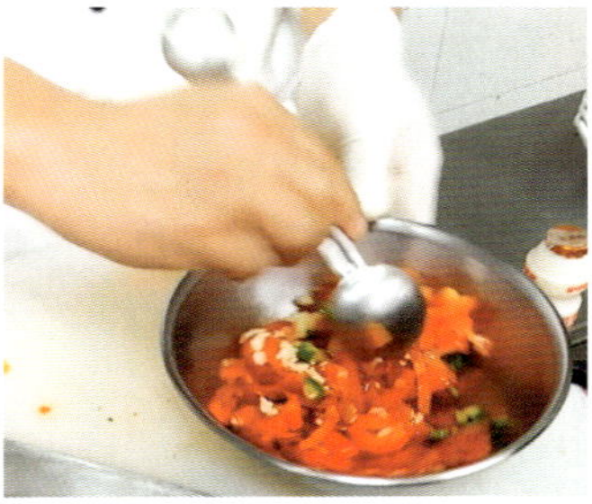

닭가슴살 샐러드

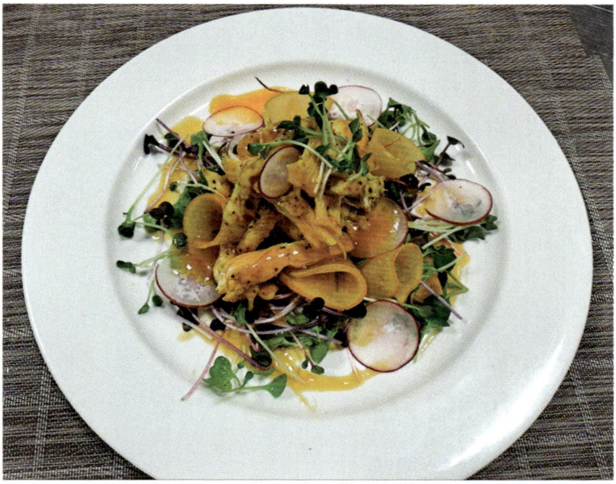

닭가슴살 1개(150g), 아스파라거스 1개, 양송이버섯 2개, 양파 1/4개, 마늘 2개, 엑스트라버진 올리브 오일 30㎖, 홀그레인머스터드 10g, 셀러리 30g, 레몬 1/2개, 꿀 10㎖

❶ 아스파라거스와 셀러리는 어슷 썰고, 양송이와 마늘은 편, 양파는 0.7cm 두께로 썹니다.

❷ 팬에 오일을 두르고 마늘을 볶아 향을 낸 후, 아스파라거스와 셀러리, 양송이를 살짝 볶아 꺼내고 양파를 살짝 볶습니다.

❸ 닭가슴살은 물과 야채 자투리를 이용해 육수를 만들어 6~7분 정도 삶습니다.

❹ 삶은 닭가슴살은 찢은 후 볶은 야채와 홀그레인 머스터드 소스에 버무립니다.

※소스 : 홀그레인 머스터드 1T, 레몬 1/2개, 꿀 10g, 올리브 오일 10㎖, 소금과 후추 약간

아보카도 크림 치즈 오픈 샌드위치

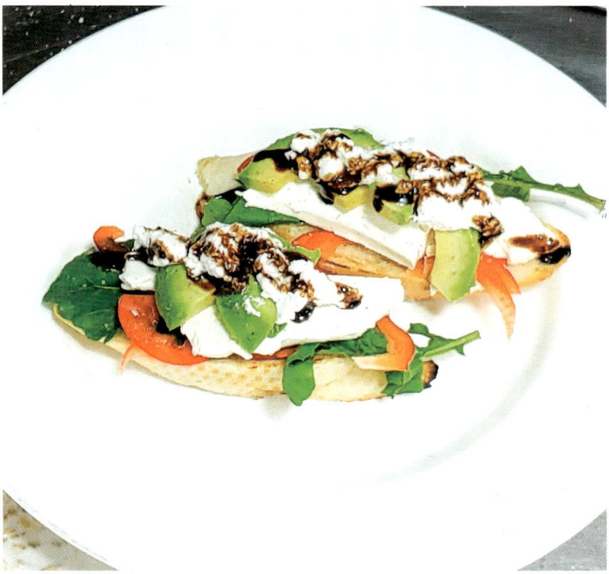

바게트 5쪽, 아보카도 1/2개, 파프리카 1/2개, 올리브 크림 치즈 100g, 리코타 치즈 100g, 루콜라 5g, 마늘 1쪽, 소금과 후추 약간

❶ 바게트를 얇게 썰어 엑스트라 버진 올리브 오일을 두르고 굽습니다.

※반드시 약한 불에서 서서히 구워주세요.

※올리브 오일을 충분히 여러 번 빵에 발라주세요.

※토스터나 살라만더, 팬에 구워도 됩니다.

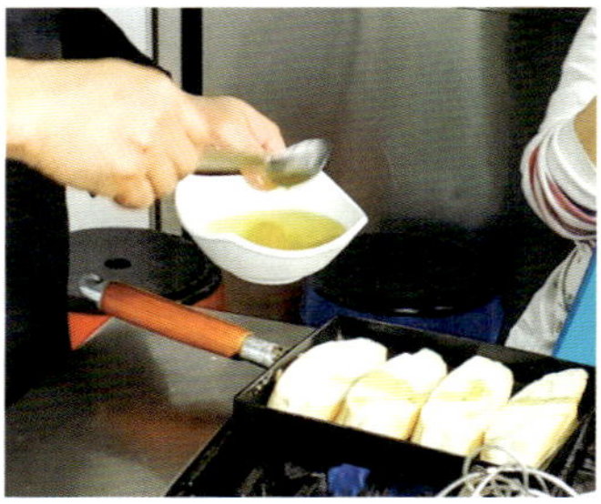

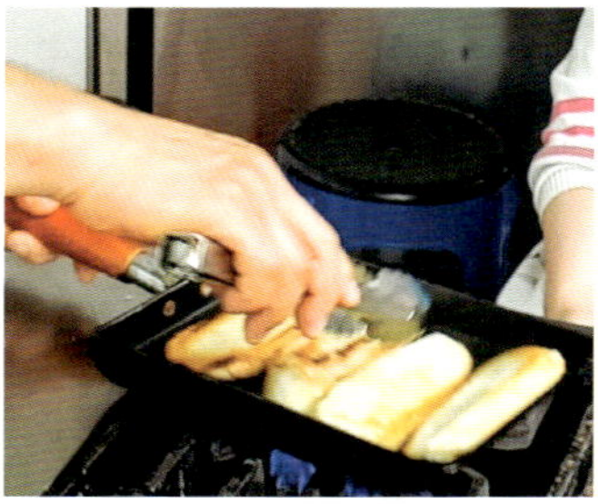

❷ 노릇노릇 잘 구워졌으면, 마늘을 겉면에 문질러 주세요.

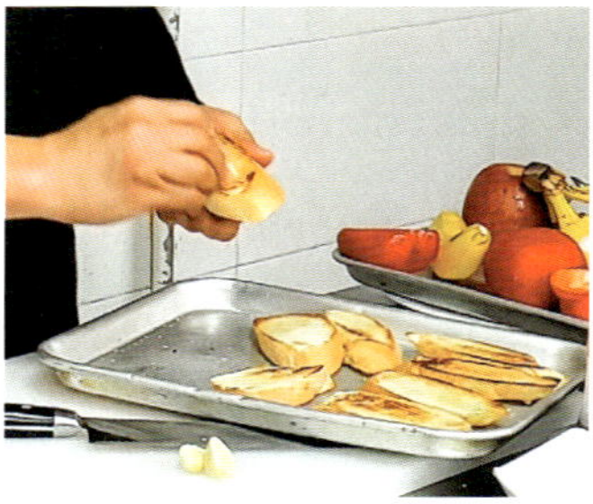

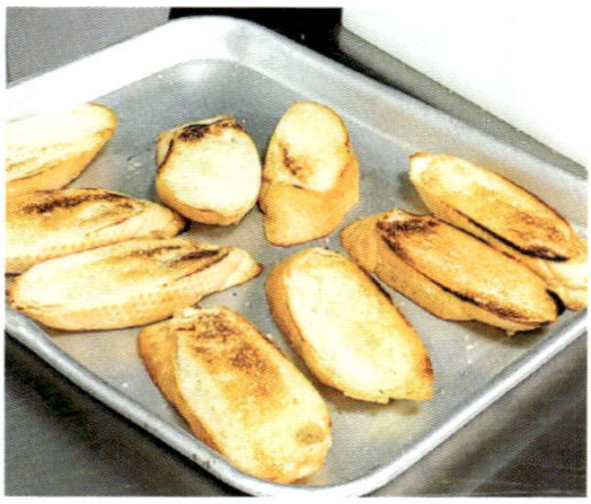

❸ 파프리카 1/2개를 얇게 슬라이스하고, 아보카도 껍질을 제거합니다.

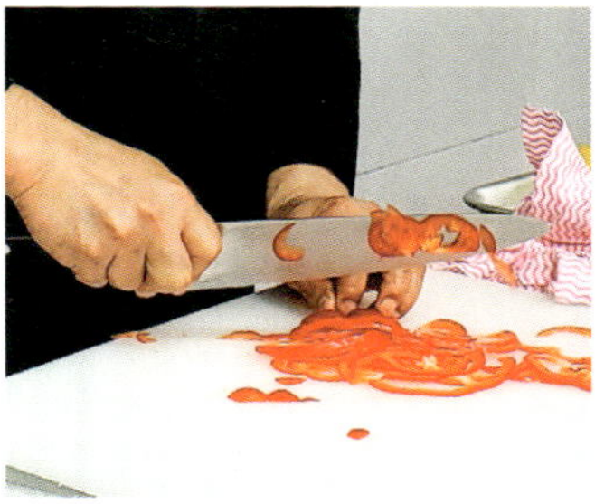

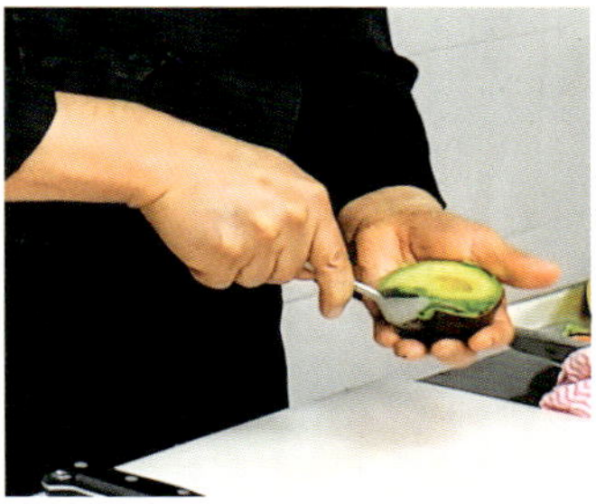

❹ 바게트 위에 루콜라를 풍성하게 올리고 파프리카 슬라이스를 예쁘게 놓습니다.

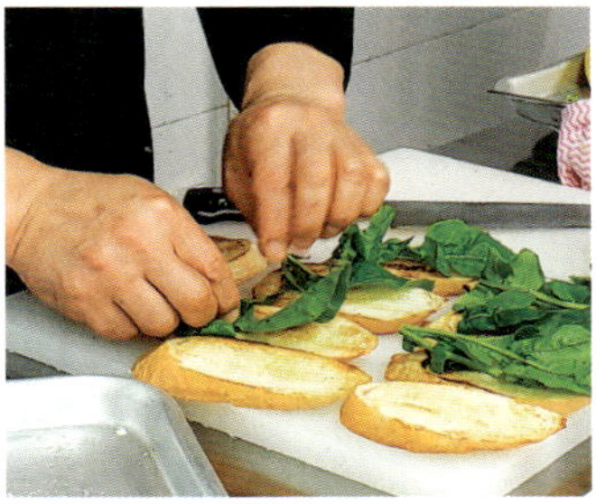

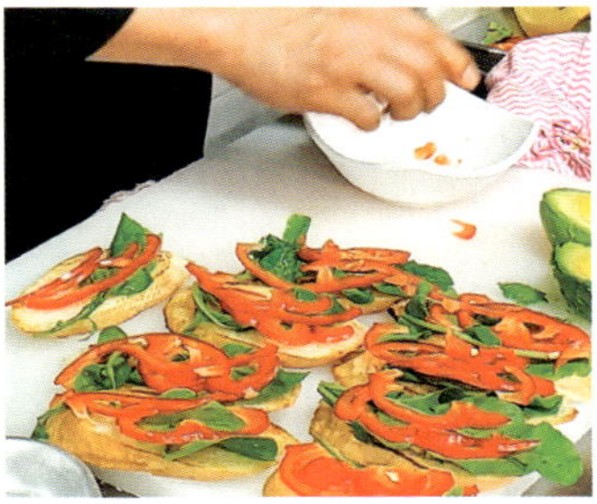

❺ 크림 치즈를 채우고 아보카도를 최대한 얇게 썰어 올려줍니다.

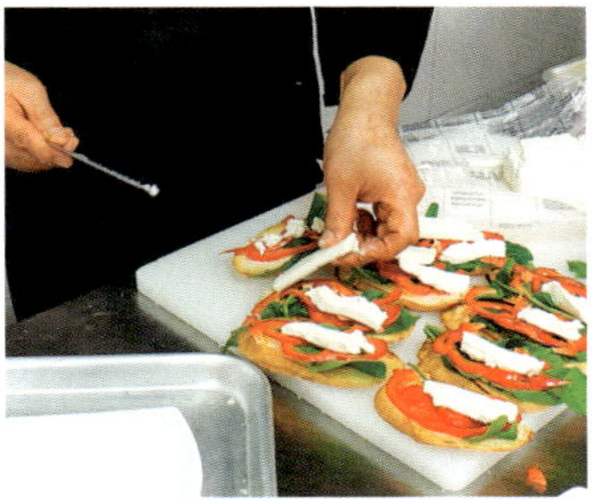

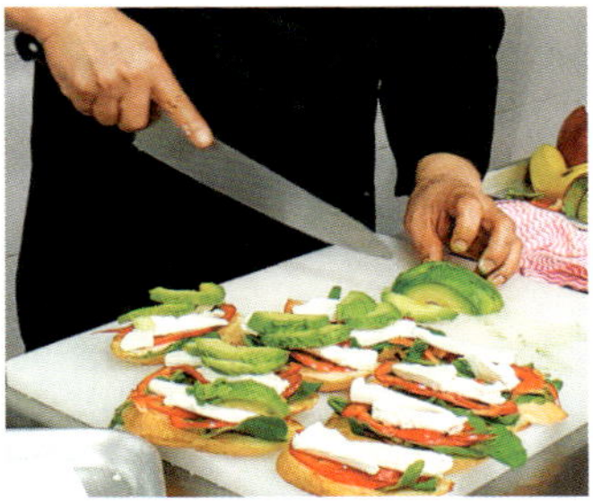

❻ 리코타 치즈를 올리고 발사믹 크림을 뿌려줍니다.

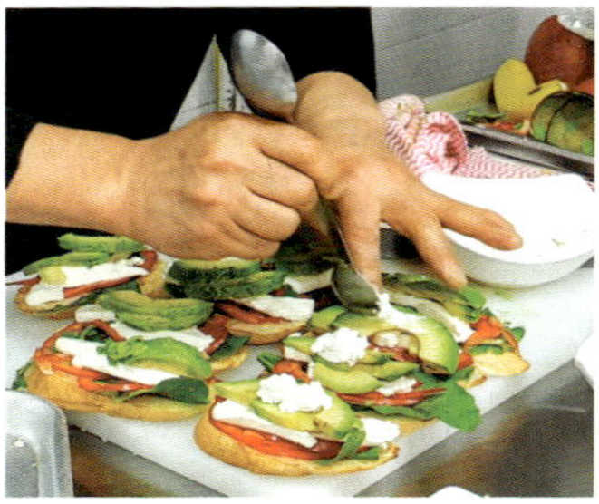

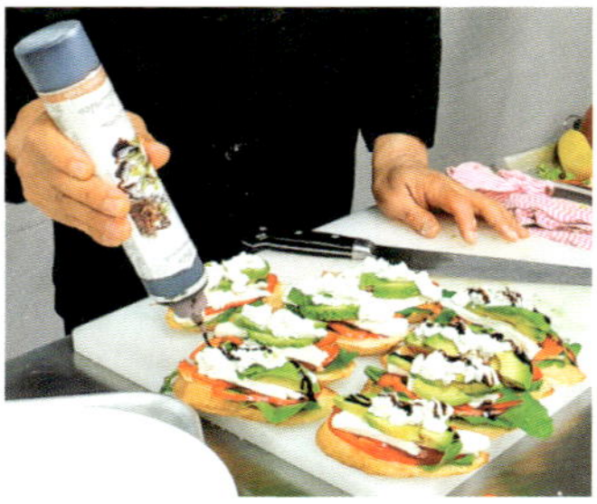

❼ 소금과 후추를 한 꼬집 뿌리면 완성입니다.

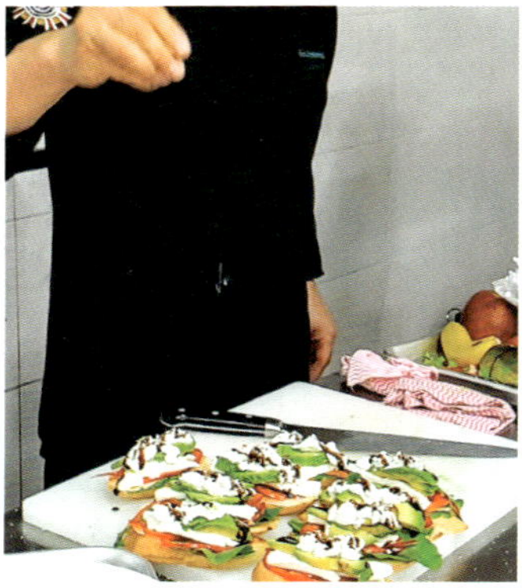

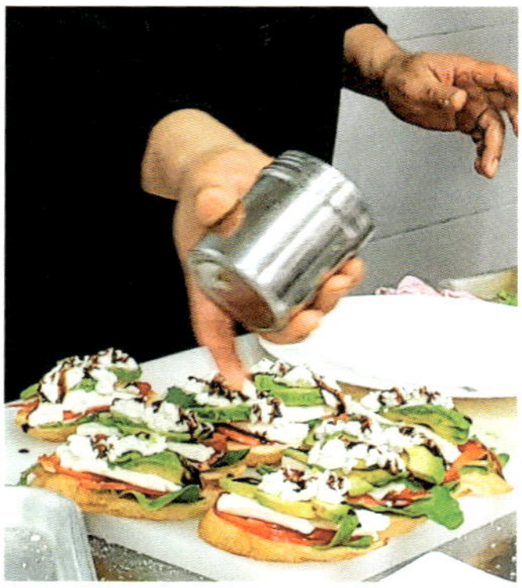

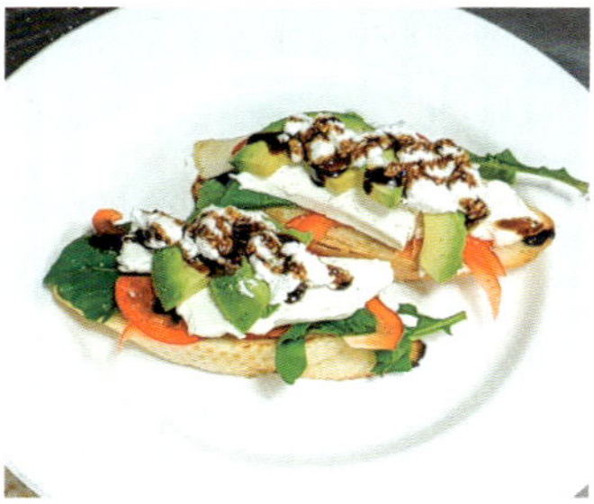

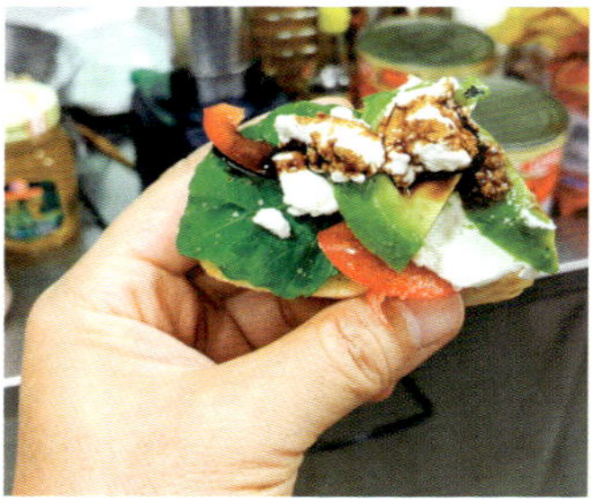

연자육 죽

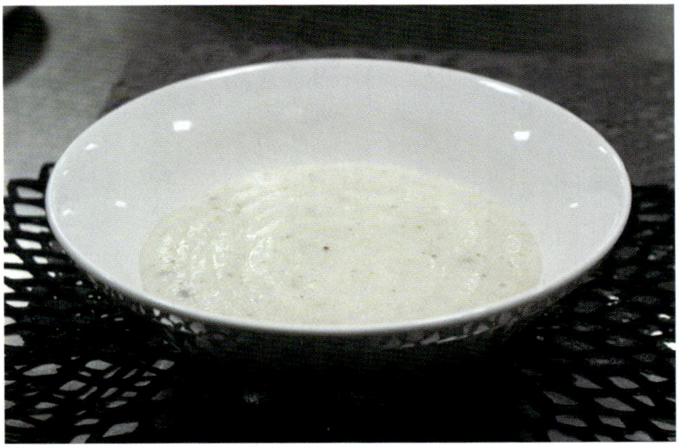

연자육 100g, 찹쌀 30g

❶ 연자육은 하루 정도 충분히 불리고, 껍질을 깨끗이 벗겨내어 찹쌀과 함께 믹서기에 곱게 갈아줍니다.(물은 잠길 만큼)

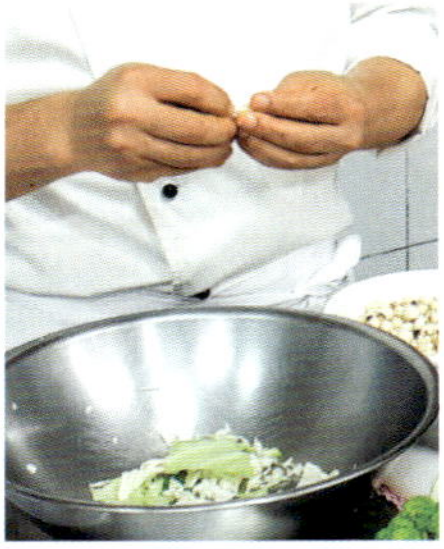
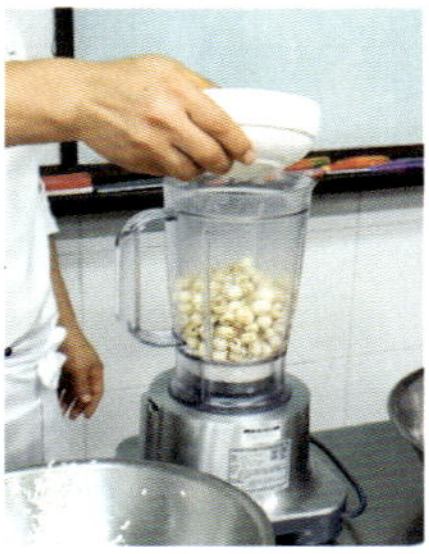
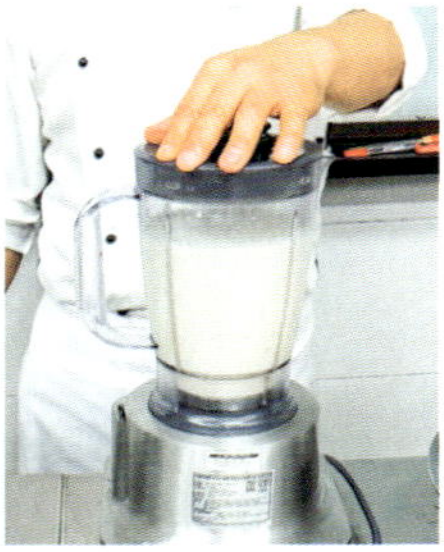

❷ 곱게 간 연자육을 냄비에 올리고 끓입니다.

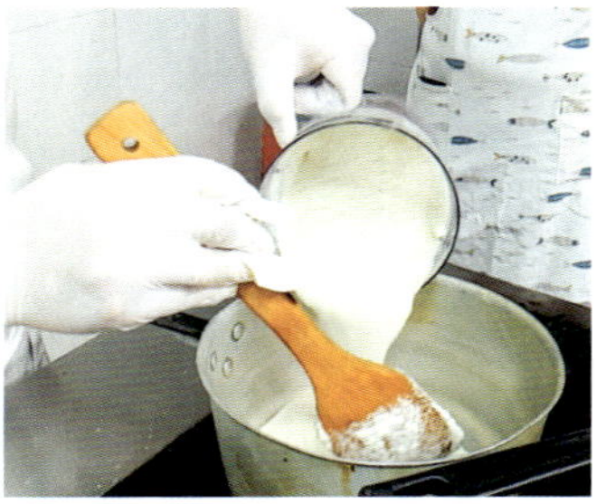
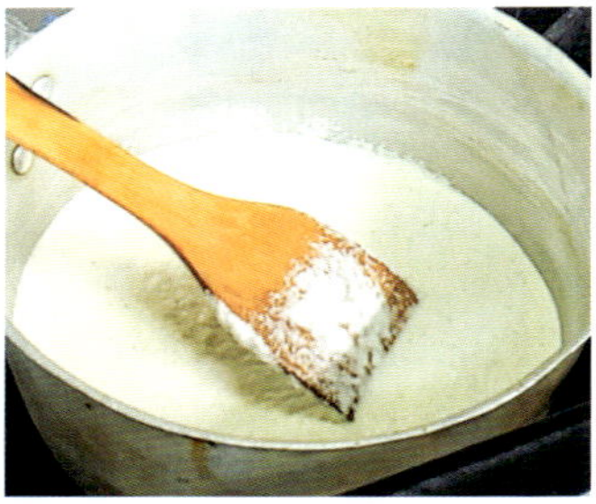

중간에 물을 조금씩 보충해주면서 열심히 저어주세요.

※눌어붙지 않게 주의해야 합니다.

❸ 거품이 보글보글 올라오면 소금 한 꼬집을 넣어 간을 합니다.

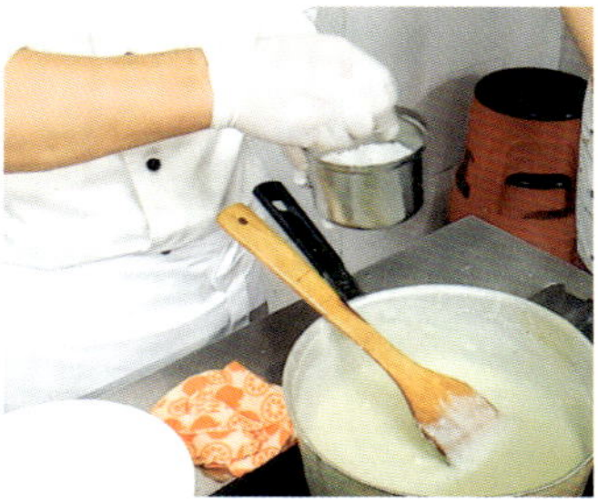

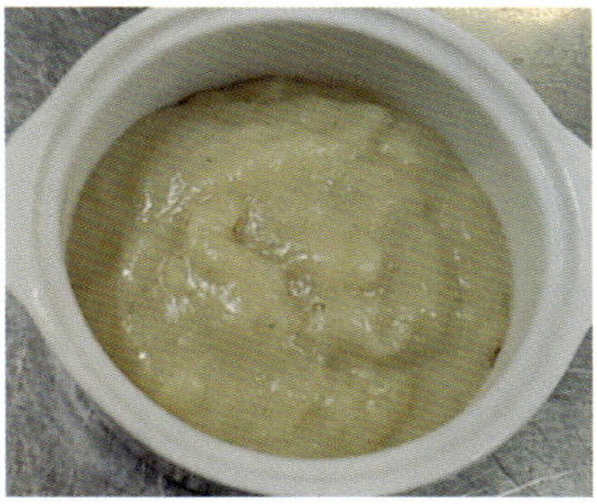

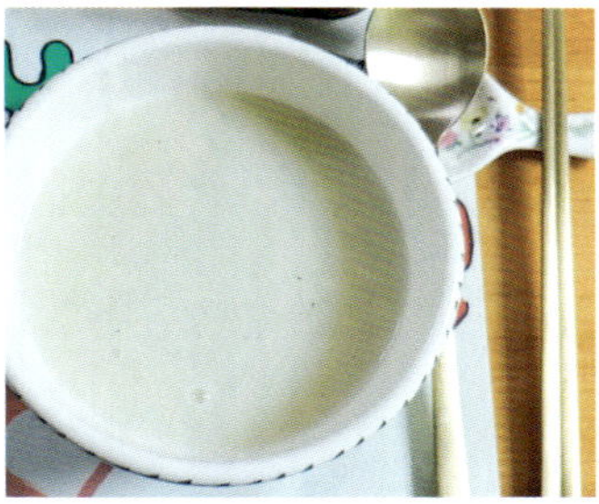

※너무 되면 물을 조금 넣어서 부드럽게 풀어주세요.

바질페스토 스파게티

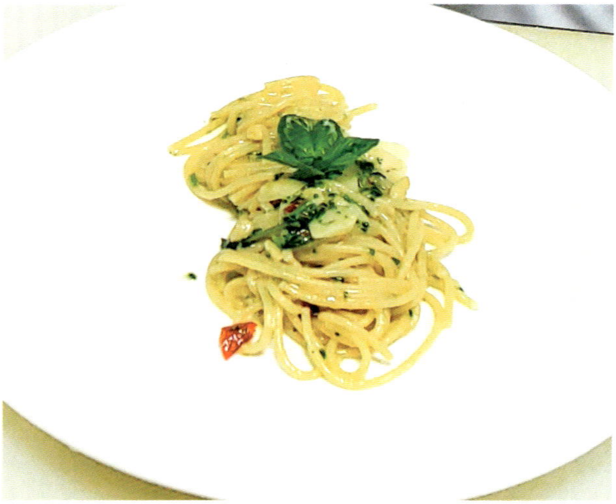

스파게티면 80g(1인분), 마늘 2쪽, 타이 칠리 1개, 바질잎 50g, 잣 10g, 엑스트라 버진 올리브 오일 30㎖, 파마산 치즈가루 10g, 깐마늘 5쪽

1. 스파게티 면을 삶습니다. 물 1ℓ에 소금 1큰술과 올리브 오일 1큰술을 넣고 물을 끓입니다. 물이 끓으면 면을 넣고 약 7분 30초 정도 삶아냅니다.(면수는 버리지 마세요.)

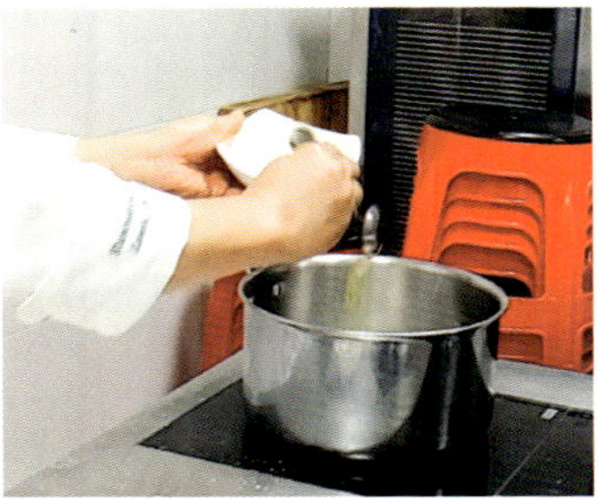

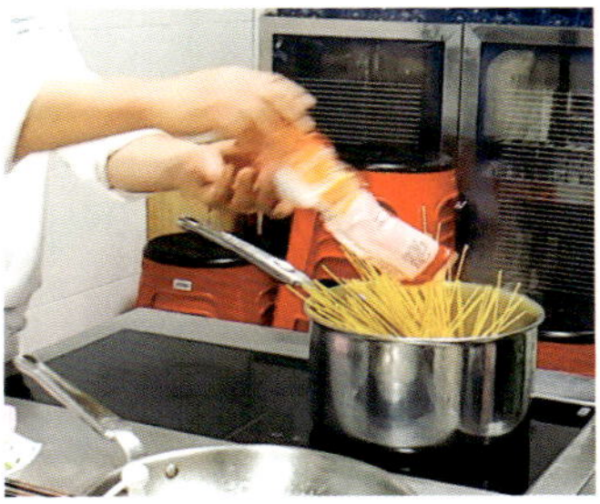

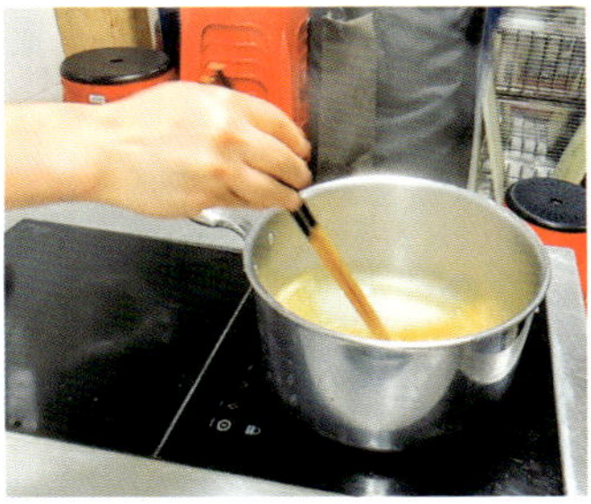

❷ 마늘 1쪽을 편으로 썰어 준비합니다.

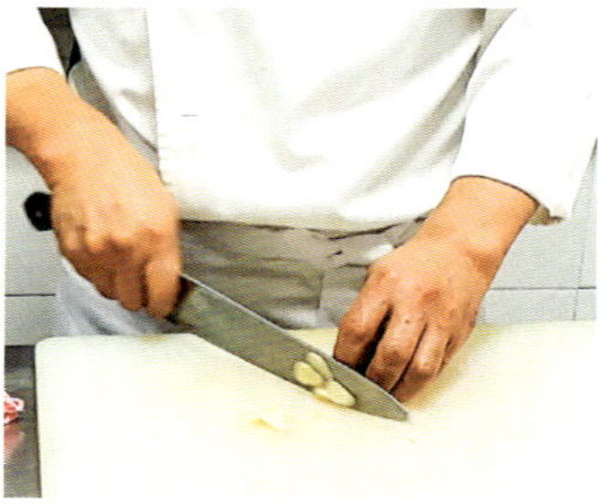

❸ 엑스트라 버진 올리브 오일을 팬에 두르고 마늘 편을 볶아줍니다.

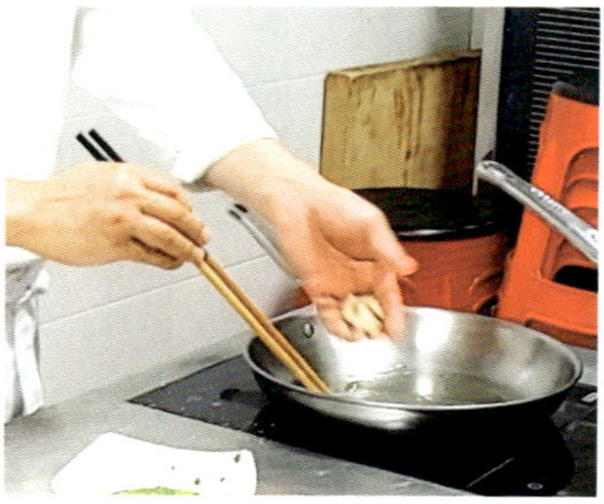

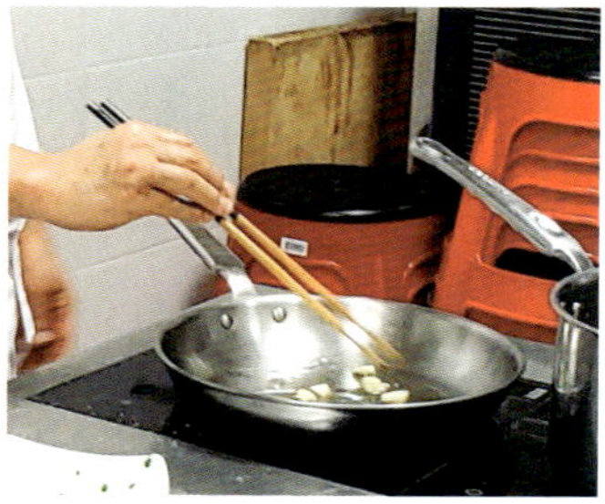

❹ 타이 칠리 1개를 부셔 넣고 바질 한 잎 뜯어서 뿌려줍니다.(타지 않게 주의)

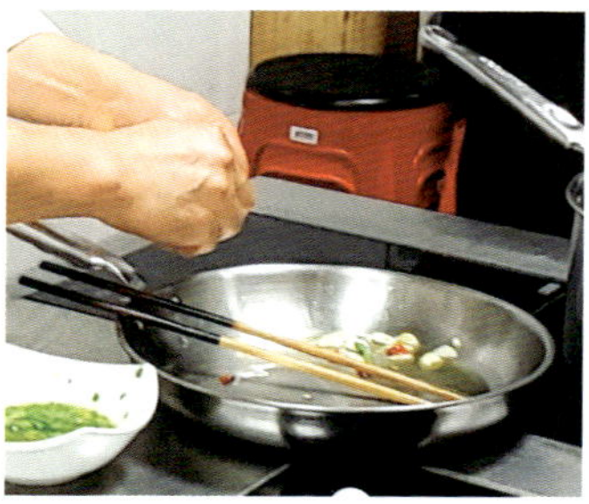

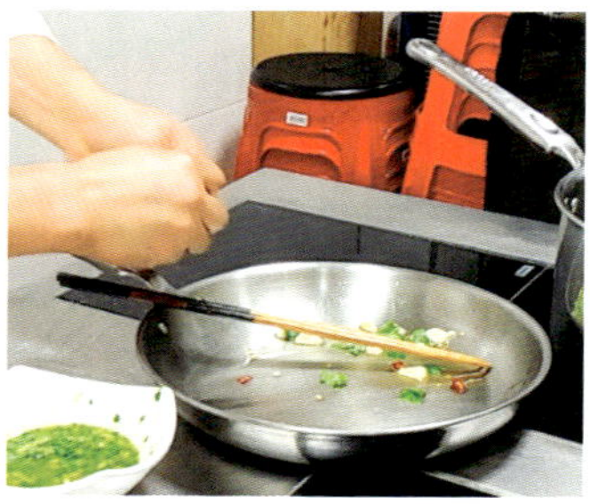

❺ 스파게티 면을 팬에 넣고 면수 한 컵을 부어줍니다.

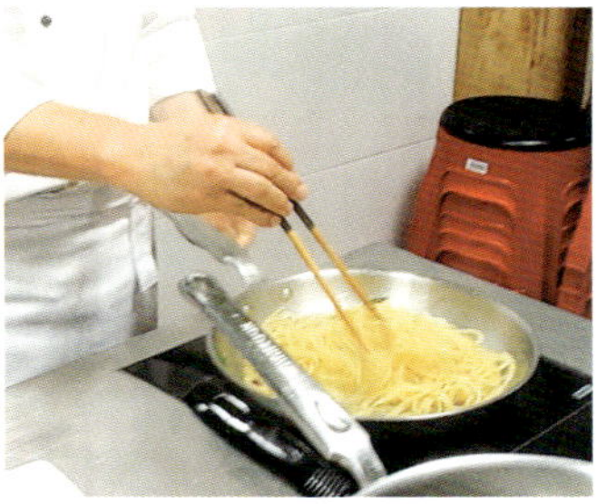

❻ 바질페스토 소스를 넣고 국물이 졸여지도록 잘 저어주세요. 소금 한 자밤, 후춧가루 한 꼬집, 파마산 치즈를 넣고 마무리합니다.

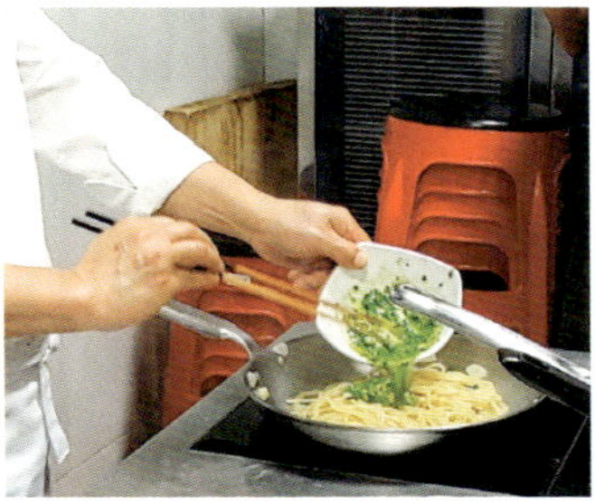

치킨커리(카레 덮밥)

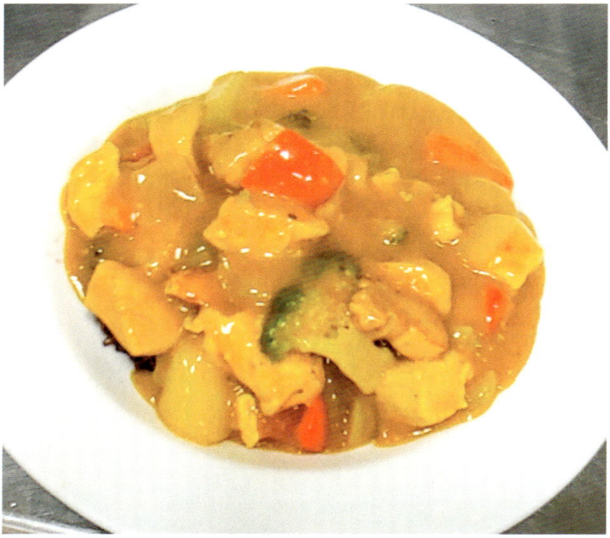

닭가슴살 150g, 우유 100㎖, 당근 50g, 양파 50g, 파프리카 50g, 감자 50g, 브로콜리 30g, 버터 20g, 밀가루 20g, 잡곡밥 100g
- 커리 파우더 : 터메릭(강황) 20g, 큐민(커민) 5g, 가람마살라 2g, 고수가루 1g, 카이엔 페퍼 2g

❶ 커리 파우더용 재료를 고르게 섞이게 혼합하여 커리 파우더를 준비합니다.

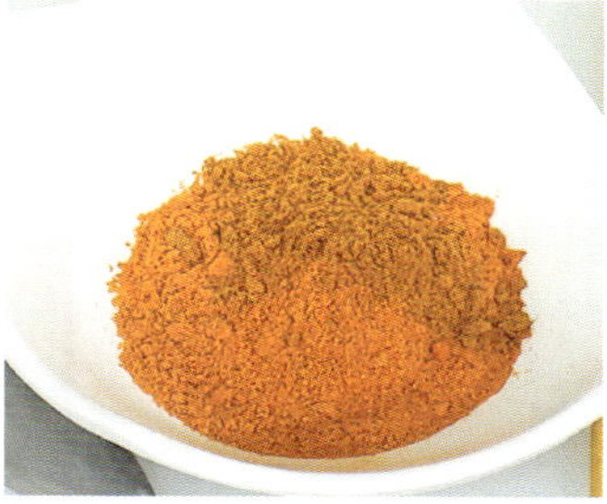

❷ 닭가슴살은 우유에 30분 이상 재운 후 수분을 제거합니다.

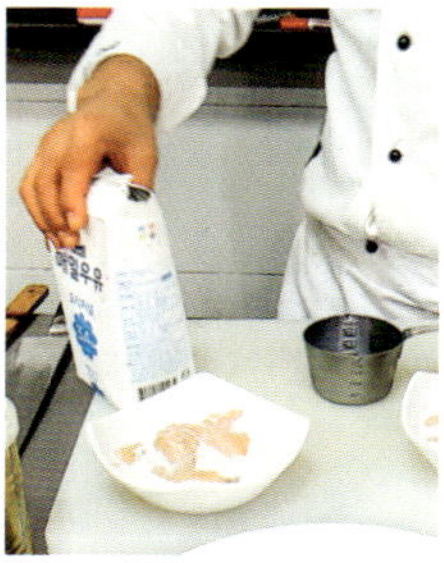

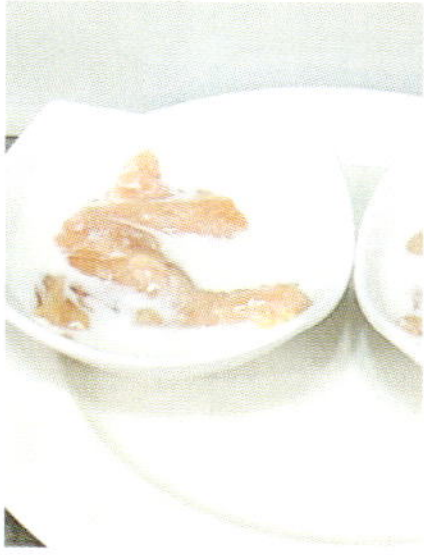

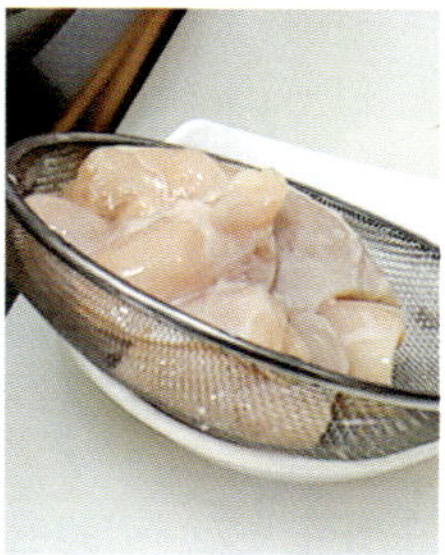

③ 먹기 좋은 크기로 큼직큼직하게 썰어 소금, 후추로 밑간을 합니다.

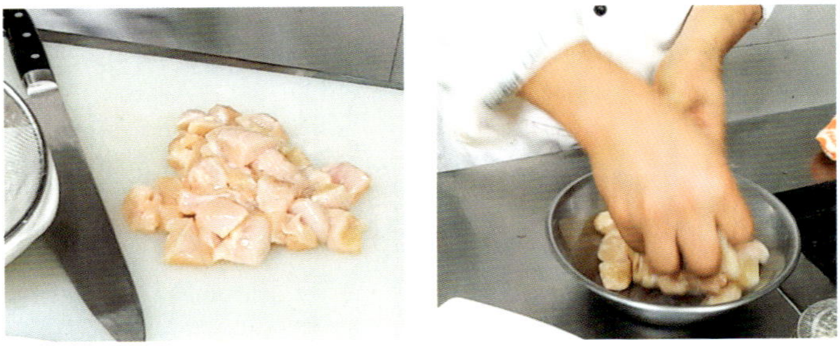

④ 당근과 감자는 껍질을 벗기고, 모서리를 다듬어 동글동글하게 썰어줍니다.

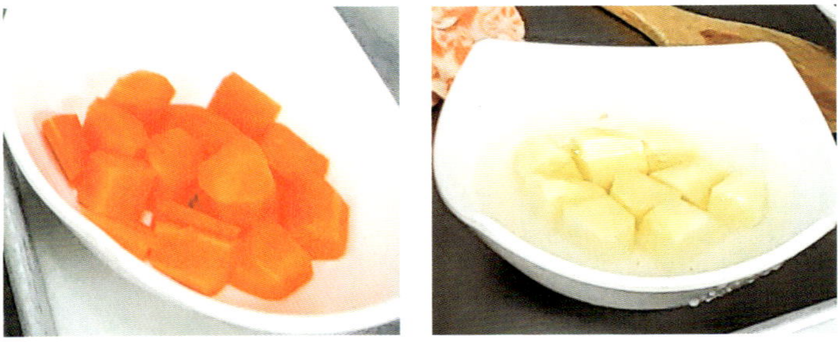

⑤ 파프리카와 양파, 브로콜리도 닭가슴살 크기에 맞춰 깍둑썰기 합니다.

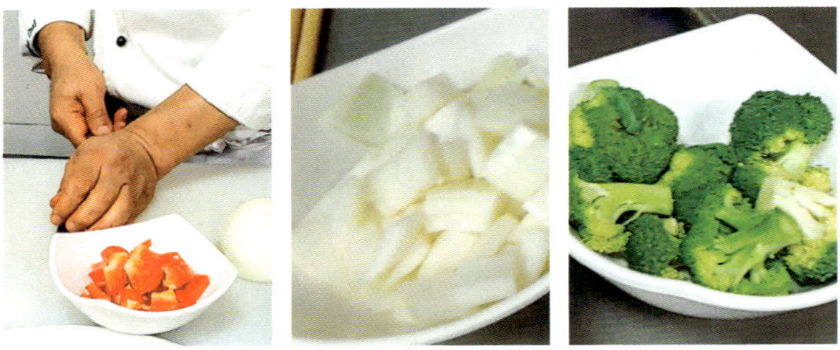

❻ 물에 소금 약간을 넣고 당근, 감자, 브로콜리 순으로 삶아 익히고, 채수는 따로 남겨둡니다.

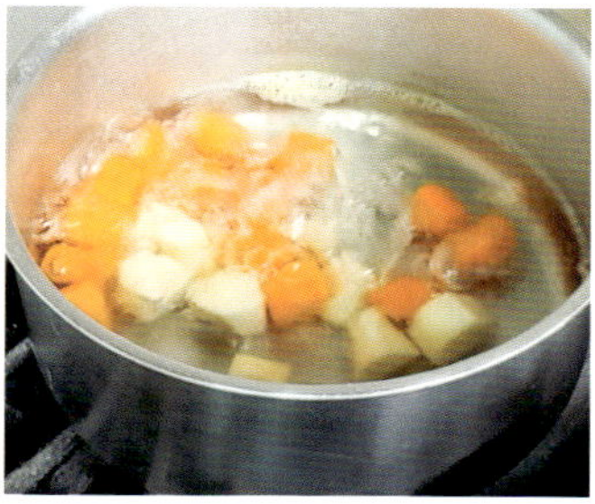

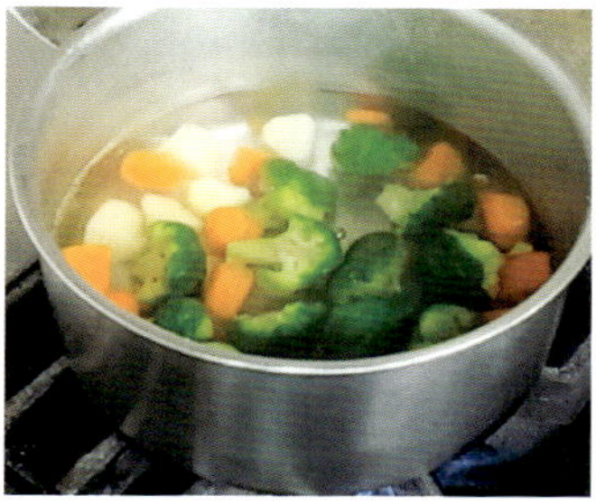

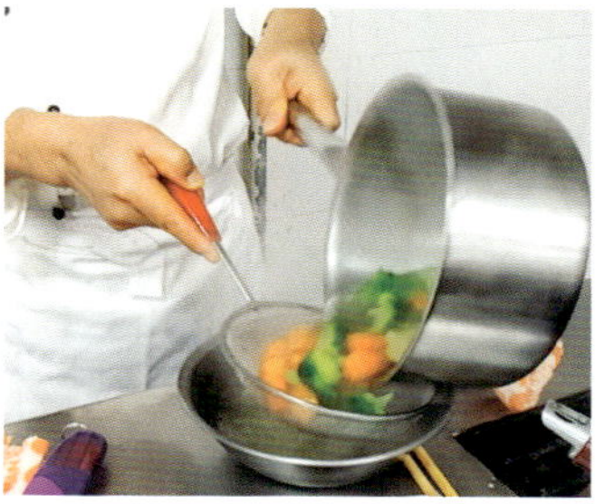

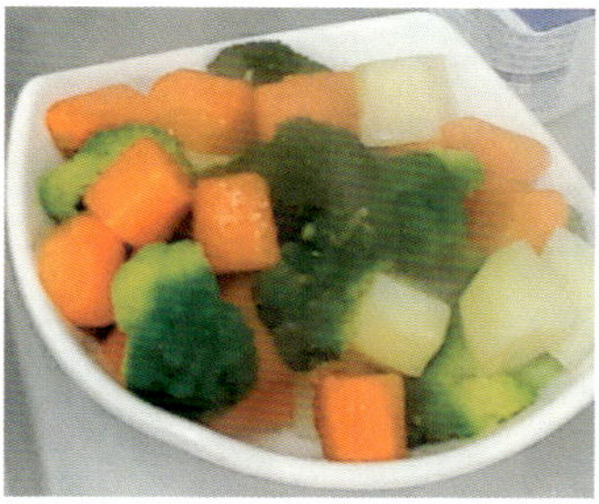

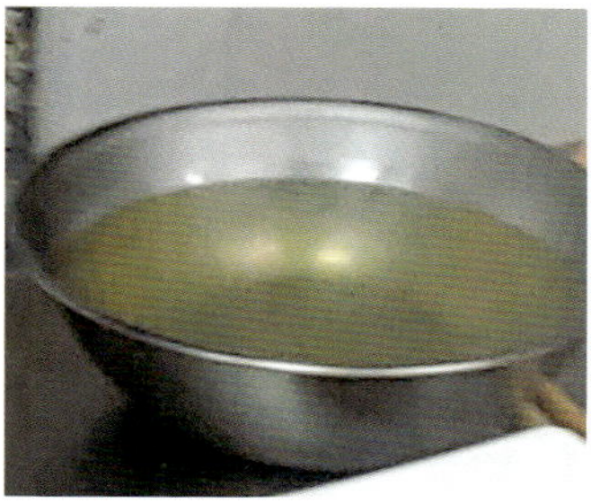

❼ 루 만들기 : 냄비에 버터 한 조각을 넣고 약한 불에서 녹인 후, 밀가루를 넣고 고루 저어주며 볶아줍니다.

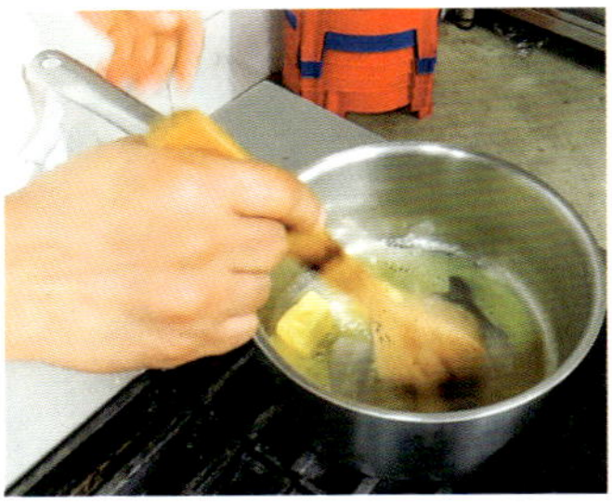
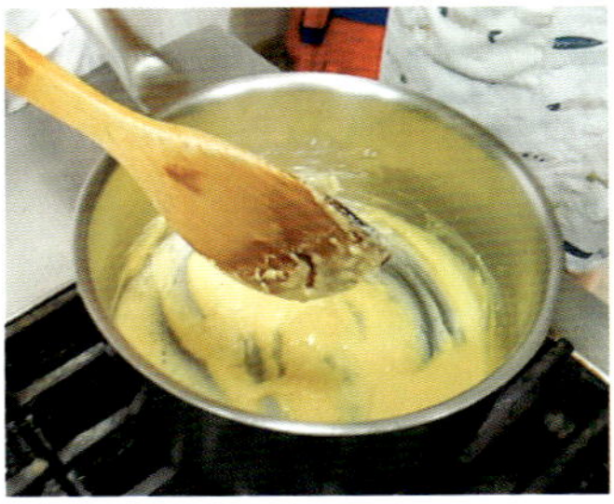

❽ 볶은 루에 커리 파우더를 넣고 잘 섞어줍니다.

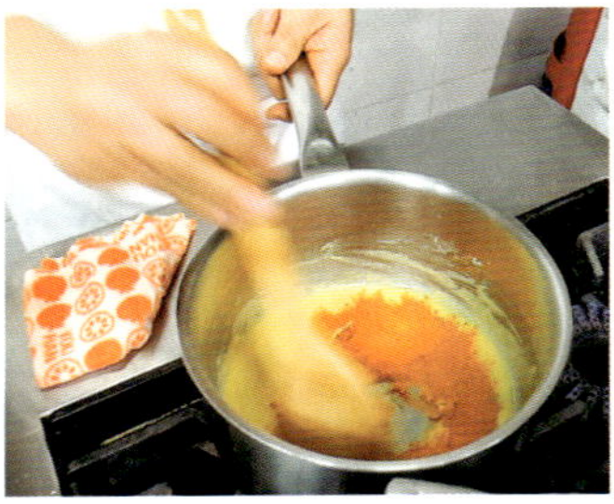
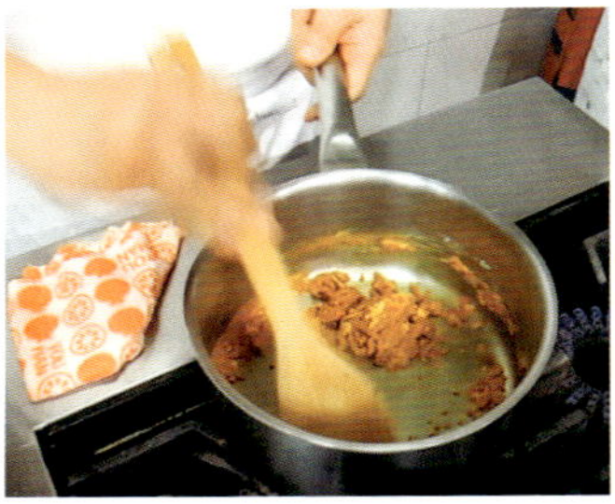

❾ 채수를 부어가며 잘 풀어줍니다.

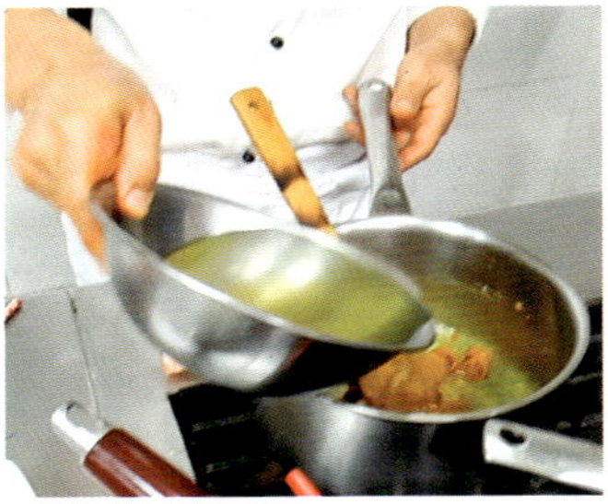
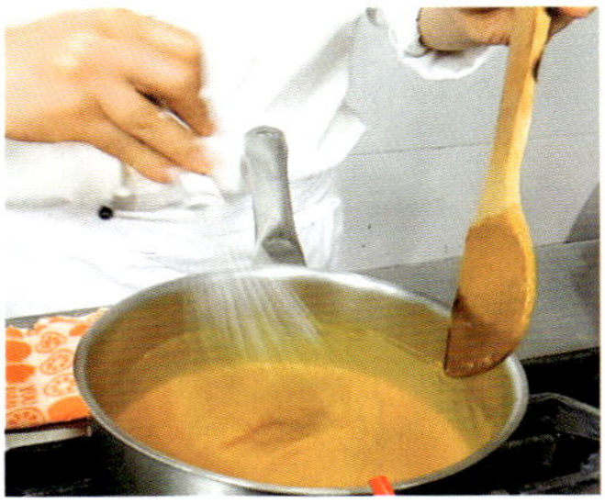

⑩ 끓으면 추가로 물을 조금씩 더 넣어가며 농도를 맞추어 끓입니다.

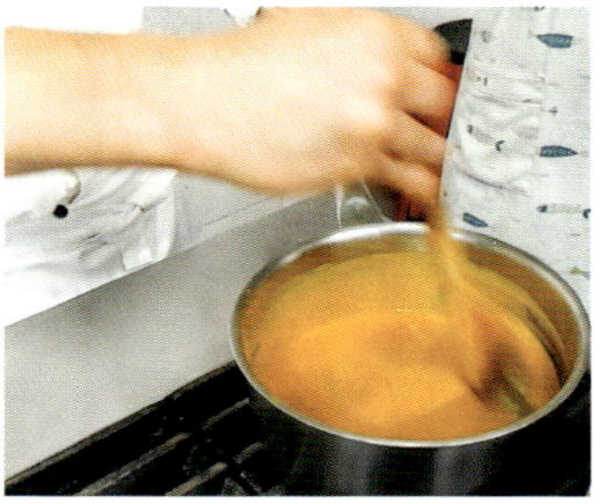
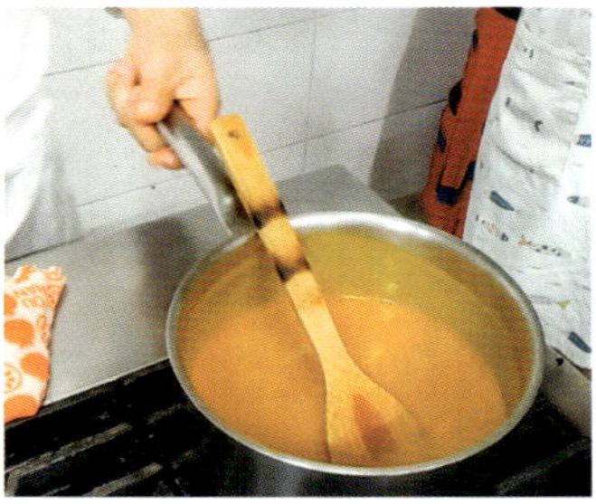

⑪ 팬에 기름을 두르고 양파, 파프리카 순으로 소금, 후추로 간하여 볶아줍니다.

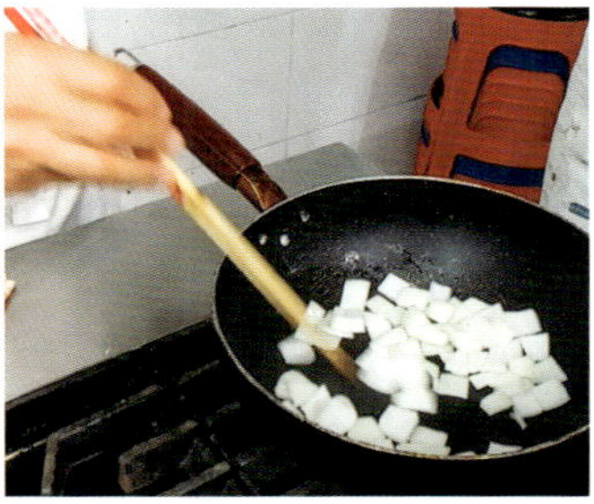
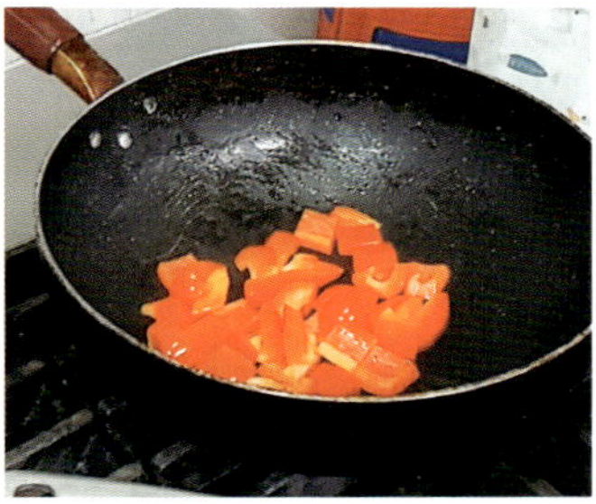

⑫ 미리 양념한 닭가슴살을 팬에 구워줍니다.

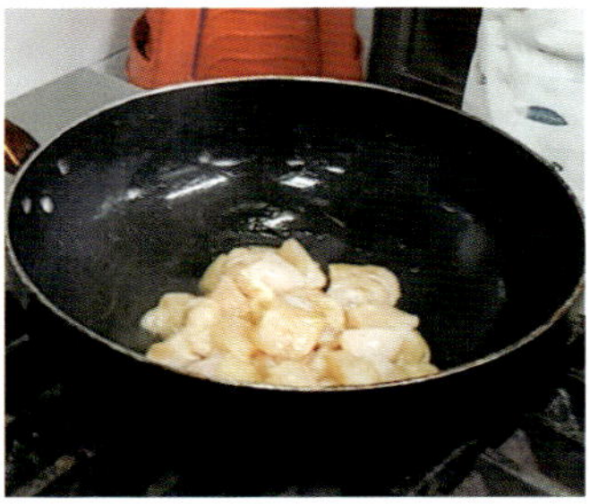
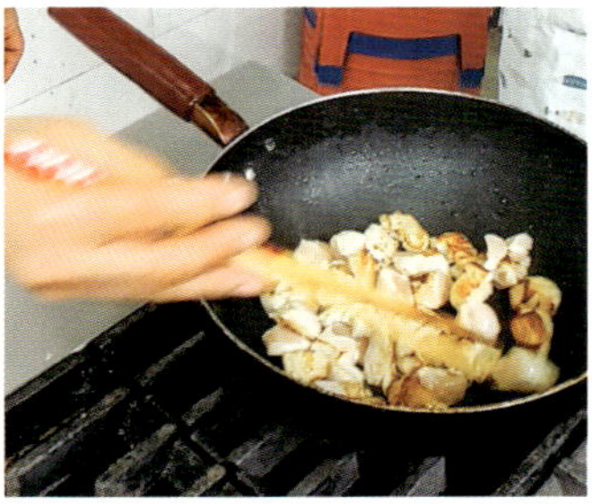

⑬ 구워진 닭가슴살을 커리에 넣고 당근과 감자, 파프리카, 양파를 넣어 저어줍니다.

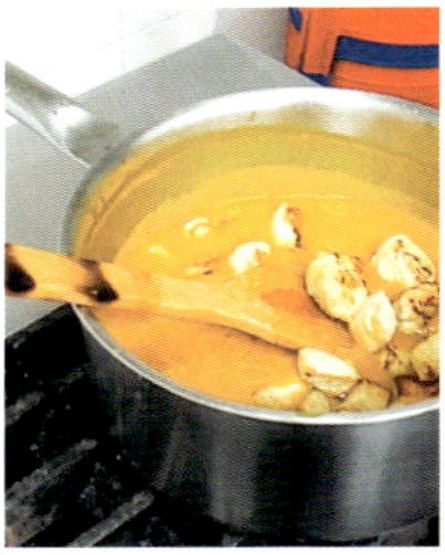
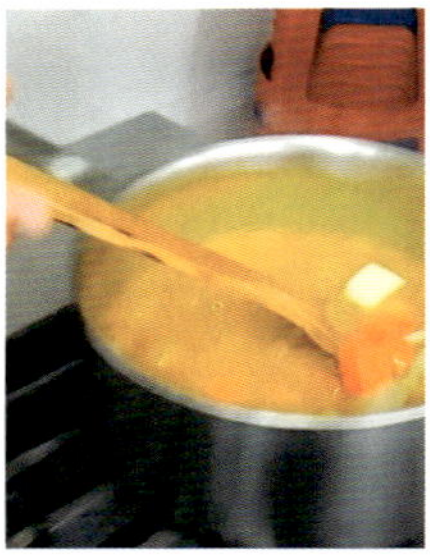
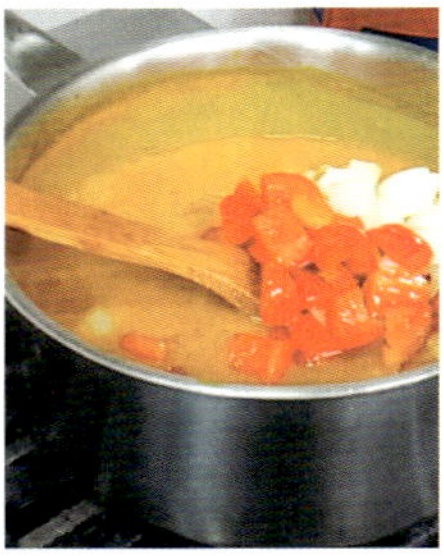

⑭ 소금과 후추로 간을 맞추고 브로콜리를 넣어 섞고 완성합니다.

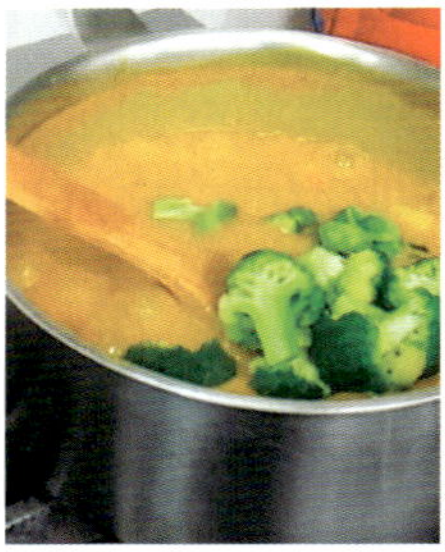
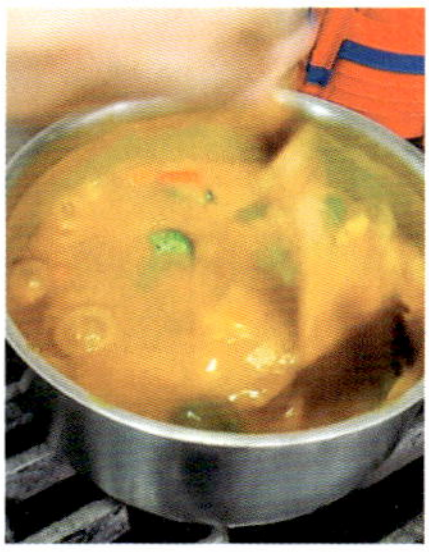

건강한 점심 식단(수육, 잡곡밥, 쌈채소, 쌈장)

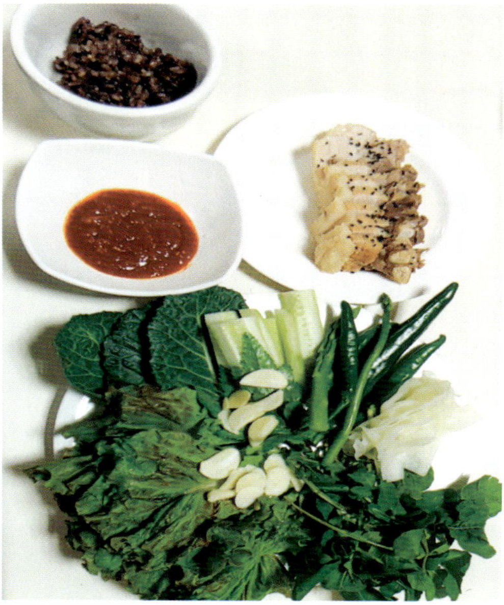

삼겹살 250g, 물 1ℓ, 마늘 2쪽, 생강 1쪽 편 썰기, 당귀 1뿌리, 엄나무 1대, 된장 2큰술, 진간장 2큰술, 맛술 1큰술, 청주(또는 소주) 2큰술, 건다시마 1쪽, 통후추, 월계수잎 약간

❶ 삼겹살의 핏물을 빼주세요. 고기 특유의 누린내를 잡아줍니다.

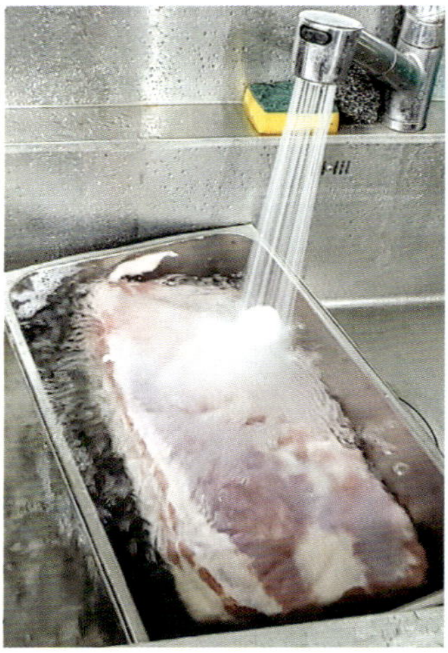

❷ 적당한 크기로 썰어줍니다.

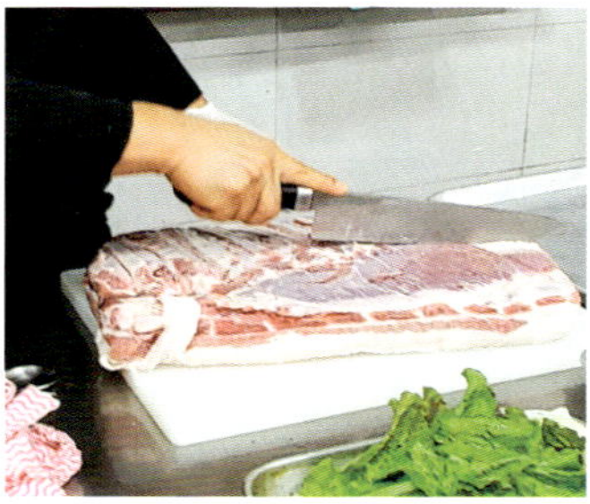

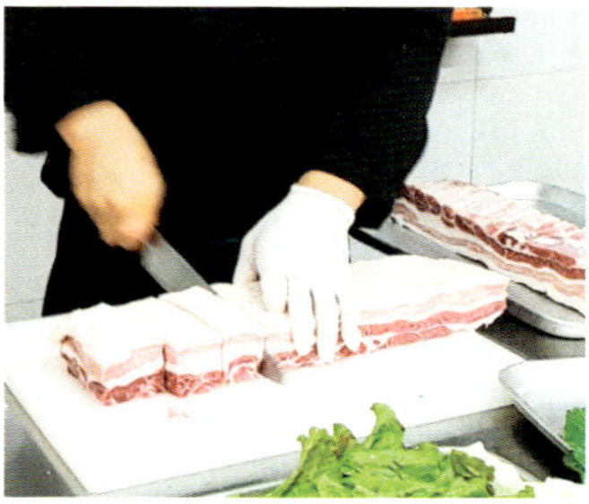

❸ 물에 엄나무(껍질 벗긴), 된장, 진간장, 당귀 뿌리, 마늘 편, 생강 편, 통후추, 월계수잎, 맛술, 청주를 냄비에 넣고 끓이면서 거품을 걷어주세요.

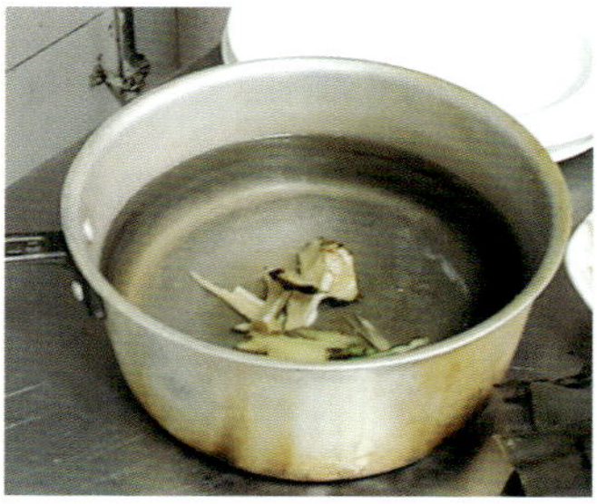

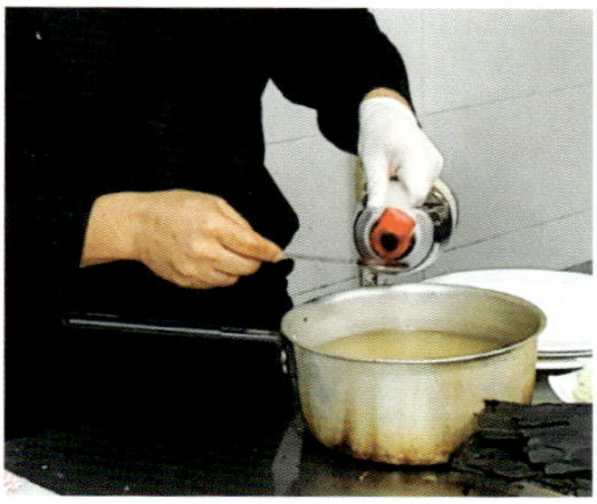

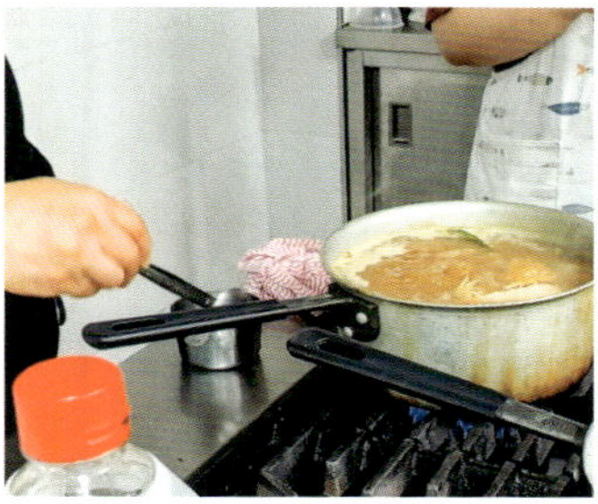

❹ 끓기 시작하면 삼겹살을 넣고 40분 정도 삶아줍니다. 거의 삶아지면 다시마를 넣습니다.

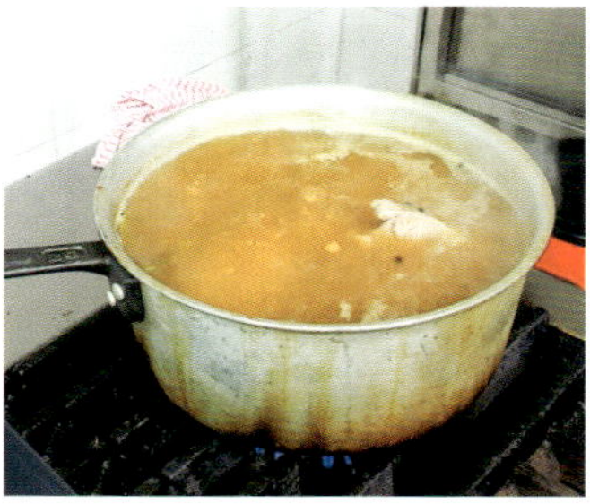

❺ 고기를 푹 찔러 핏물이 나오지 않으면 다 익은 겁니다. 건져내어 썰어줍니다.

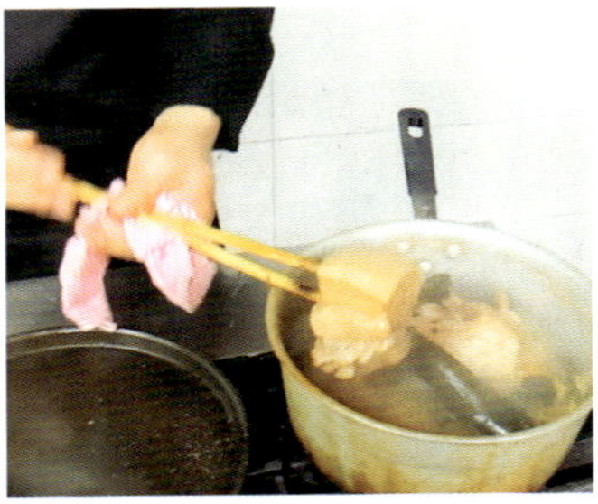
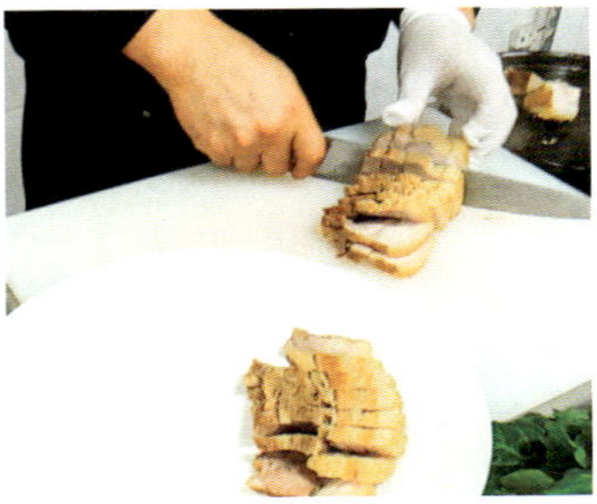
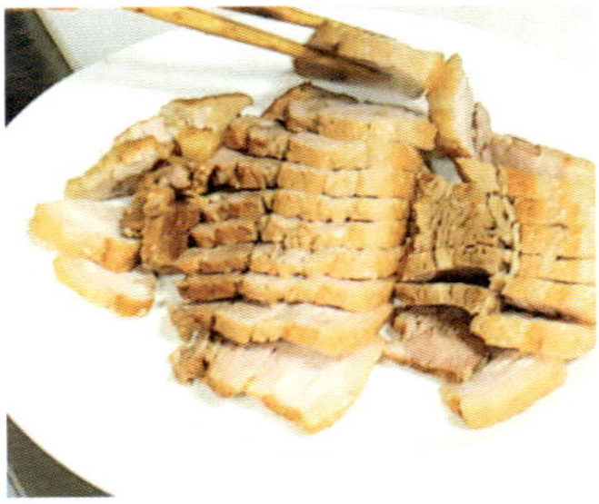

❻ 쌈채소를 준비합니다. 아스파라거스는 껍질을 벗겨주고, 썰어서 소금 1큰술을 넣고 물을 끓여서 데쳐냅니다.

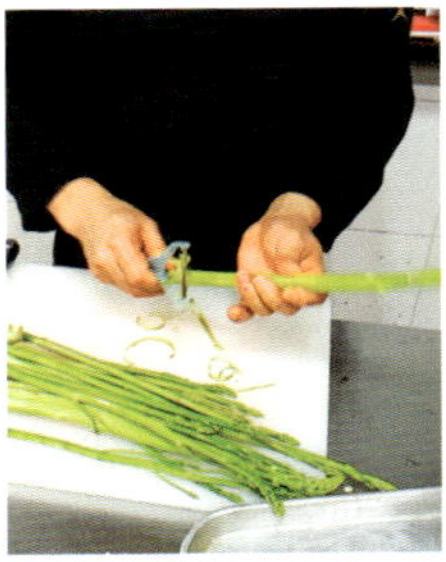
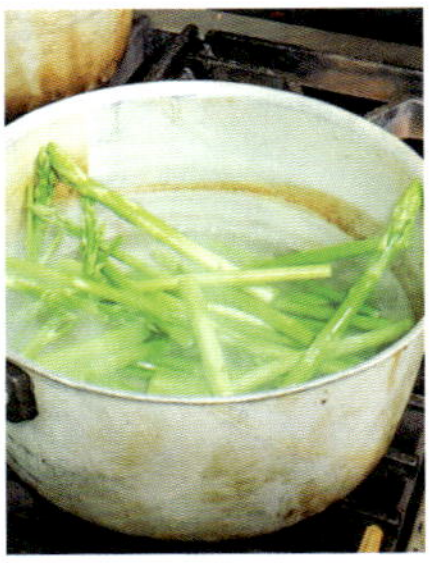
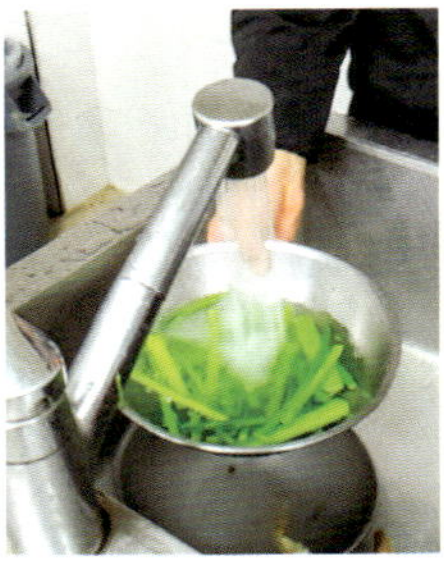

❼ 양배추도 끓는 물에 데칩니다.

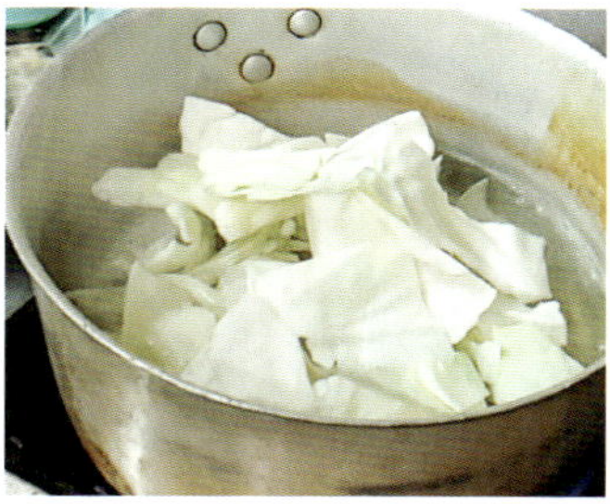

❽ 오이는 껍질과 속씨를 제거하고, 적당한 길이로 썰어줍니다.

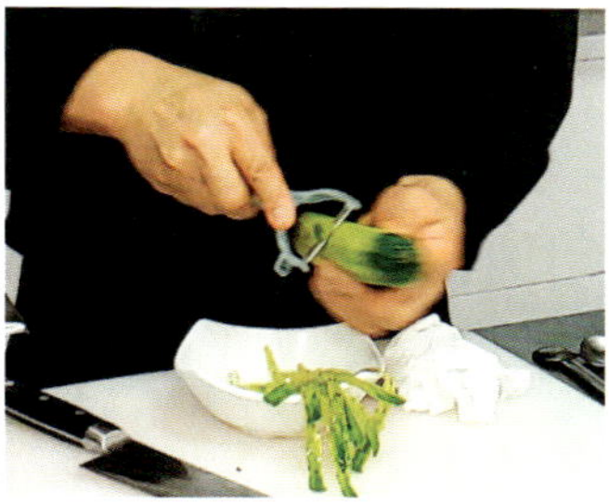

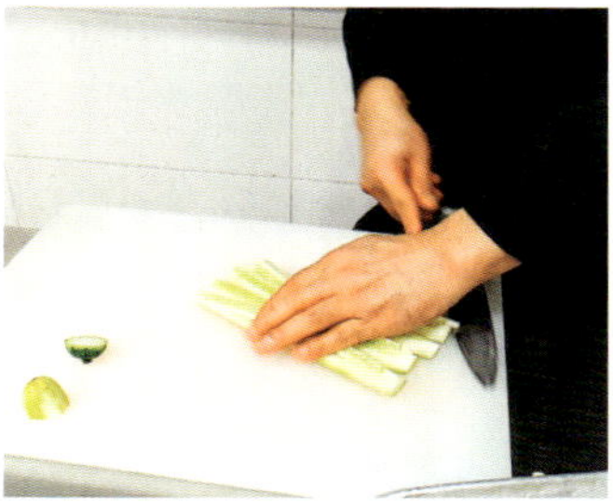

❾ 쌈채소 : 상추와 케일, 손질한 오이, 아삭고추, 매콤한 청양고추, 당귀 잎, 아스파라거스, 양배추로 쌈채소를 준비합니다.

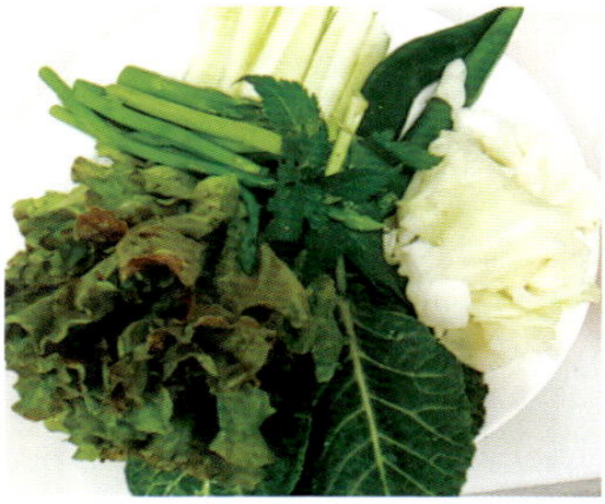

⑩ 쌈장 : 고추장과 된장에 마늘 5쪽을 강판으로 갈아서 넣고, 매실청, 설탕 1큰술, 깨소금, 후추, 참기름을 넣고 섞어줍니다.

※고추장과 된장의 양은 기호에 따라 고추장을 좋아하면 고추장을 많이 넣고, 된장을 좋아하면 된장을 많이 넣으면 됩니다.

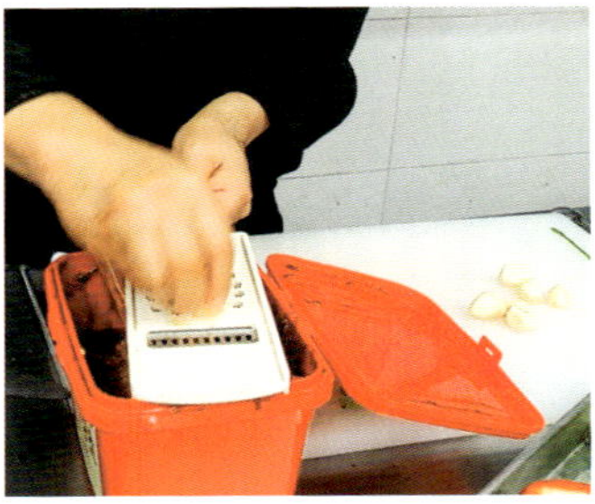

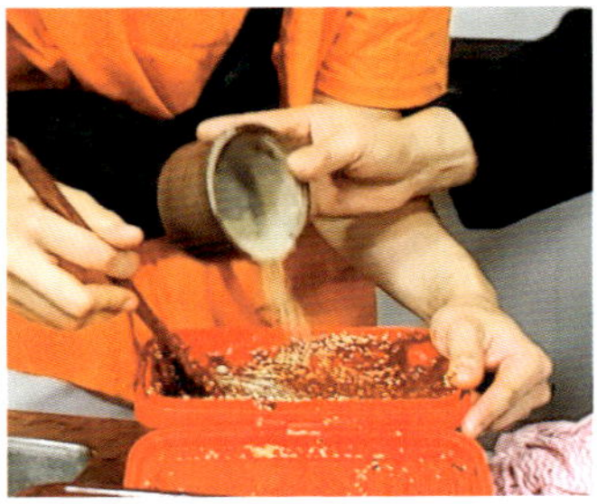

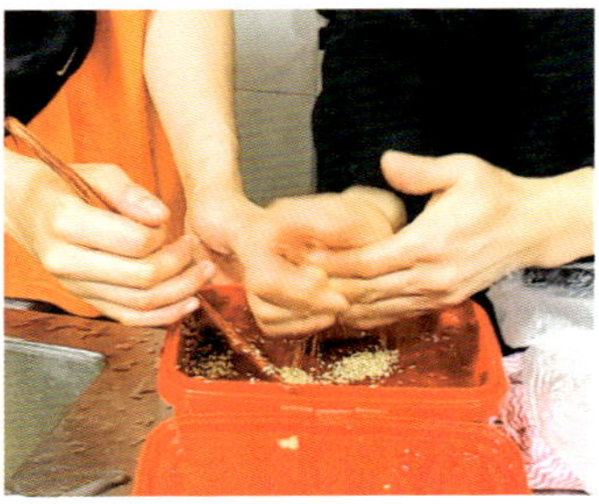

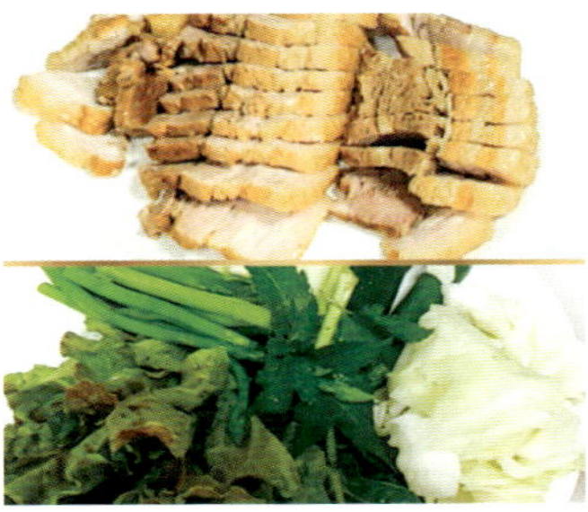

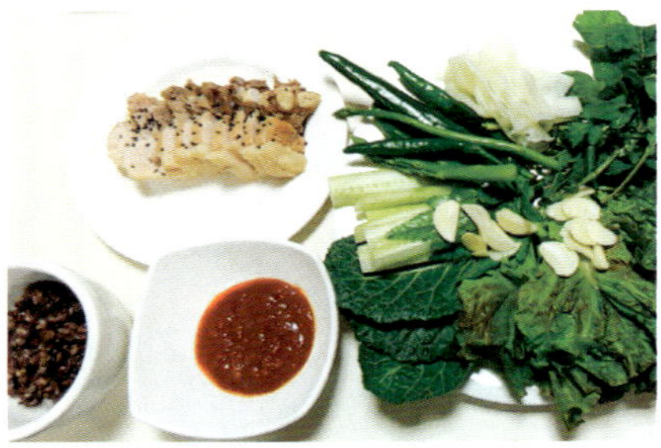

토마토 배추김치

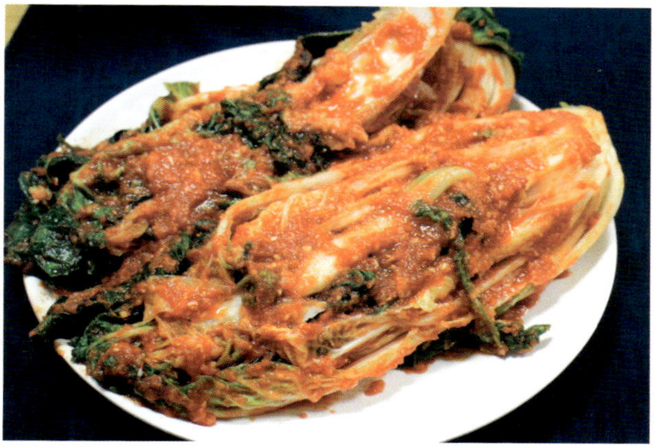

배추 1/2포기, 토마토 1개, 홀 토마토 150g(캔), 케첩 50g, 고춧가루 80g, 새우젓 30g, 피쉬소스 80ml, 생강즙 40g, 간 마늘 50g, 다진 대파 20g, 찹쌀가루 40g, 백설탕 20g, 후추 약간

1. 배추는 4등분하여 3시간 이상 절여 물에 헹군 후 물기를 제거합니다.

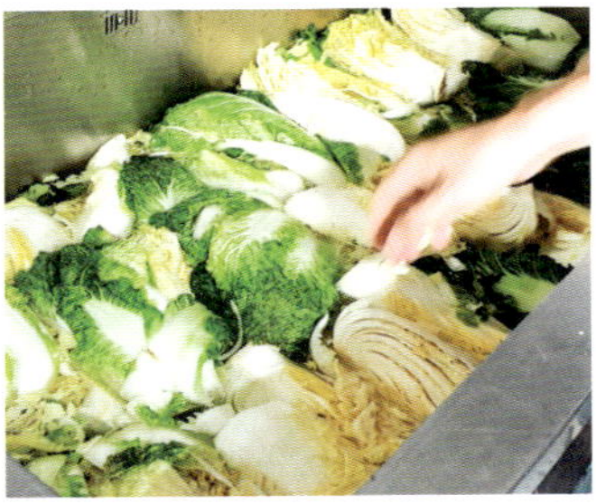

2. 생강과 마늘을 강판에 갈아냅니다.

※믹서에 가는 방법보다, 강판에 갈아서 사용하는 것이 맛과 향이 더 풍부해집니다.

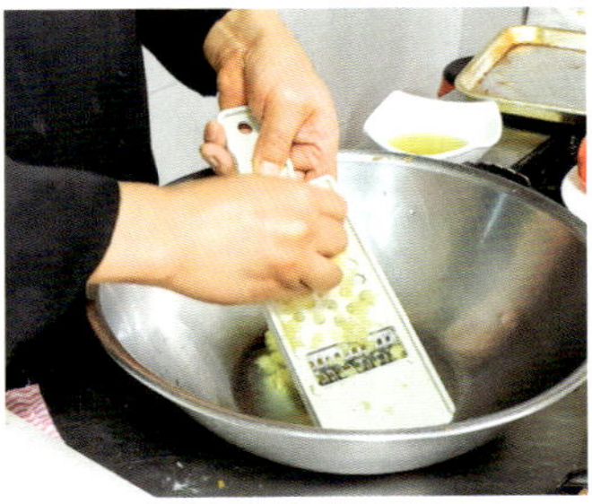

❸ 새우젓을 곱게 다집니다.

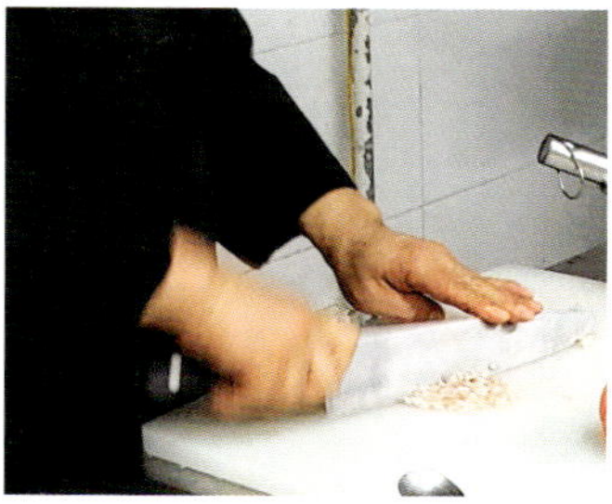

❹ 피쉬소스, 케첩, 백설탕, 고운 고춧가루를 섞습니다.

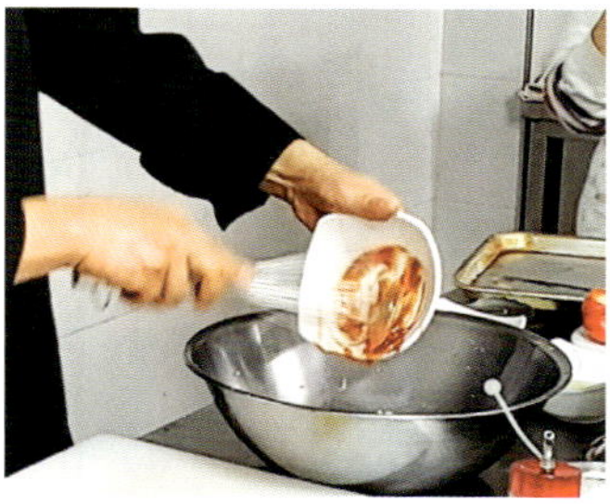

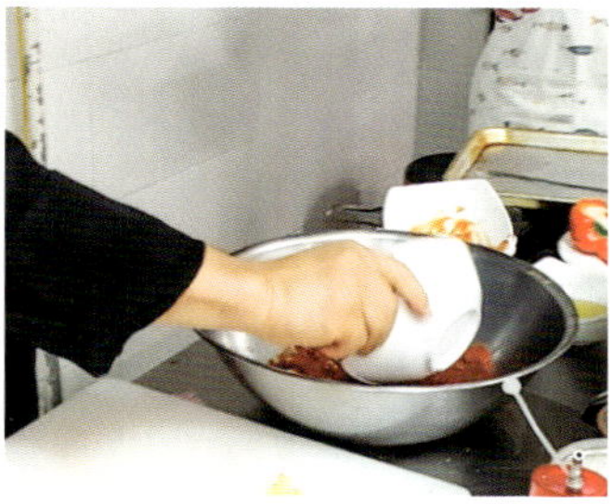

❺ 토마토는 위쪽에 십자로 칼집을 내고 끓는 물에 살짝 데쳤다가, 찬물에 식혀 껍질과 속씨를 제거합니다.

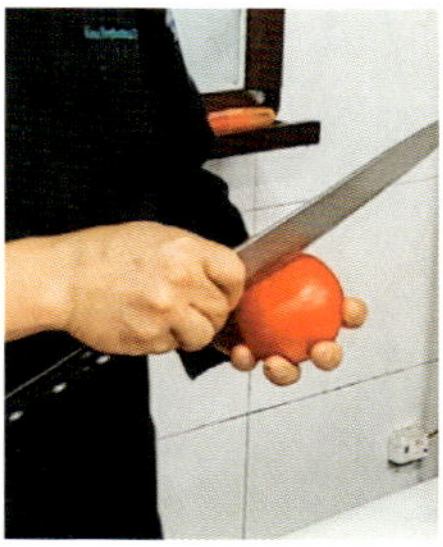

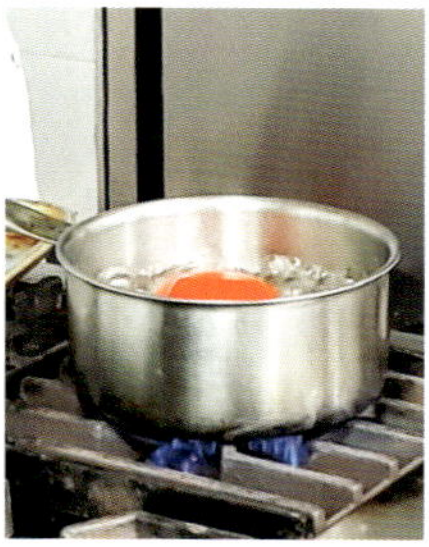

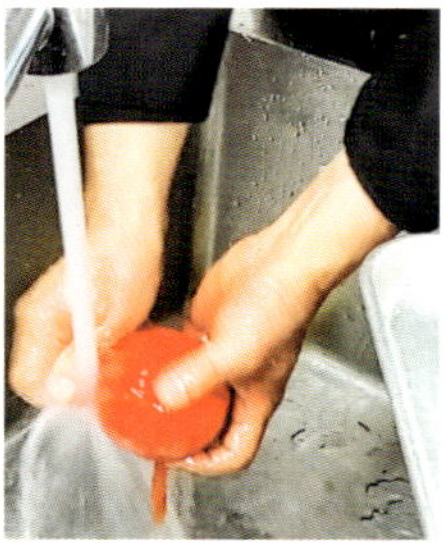

❻ 토마토는 홀 토마토 150g과 함께 블렌더에 갈아 섞어줍니다.

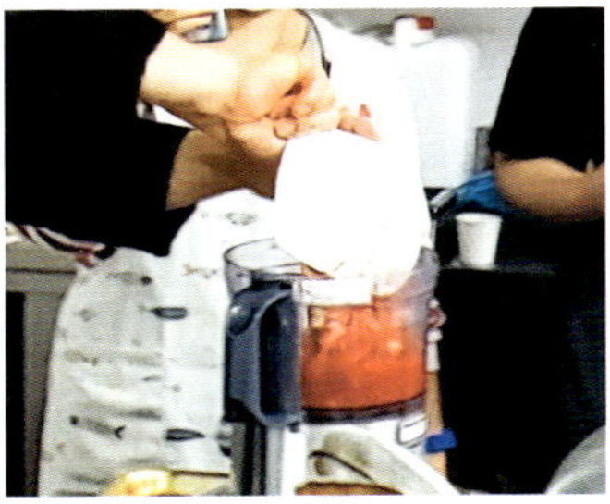

❼ 대파는 곱게 다져, 모든 재료를 섞어줍니다.

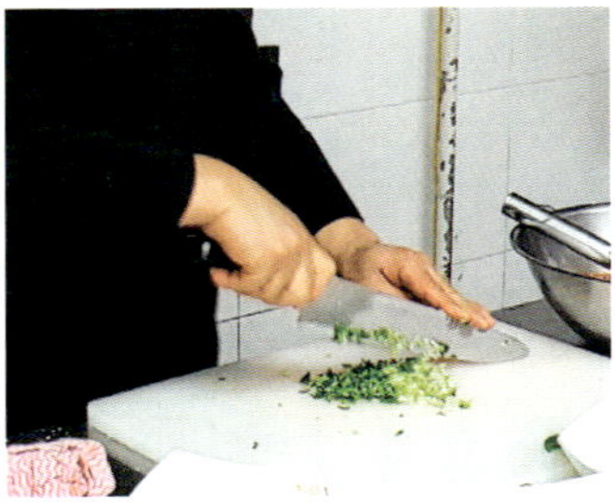

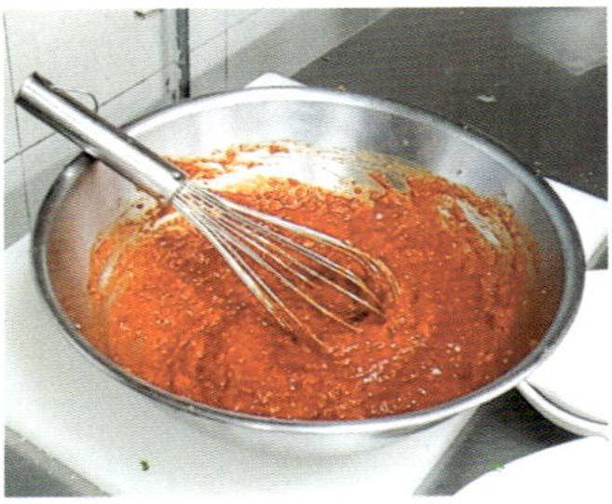

❽ 찹쌀풀 : 찹쌀가루 2큰술을 물 1컵에 넣고 투명한 풀이 될 때까지 약 불에서 잘 저어줍니다. 섞어놓은 재료들에 찹쌀풀을 고르게 잘 섞습니다.

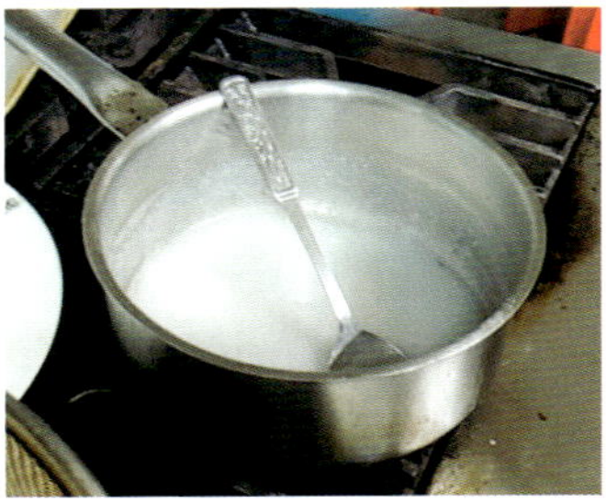

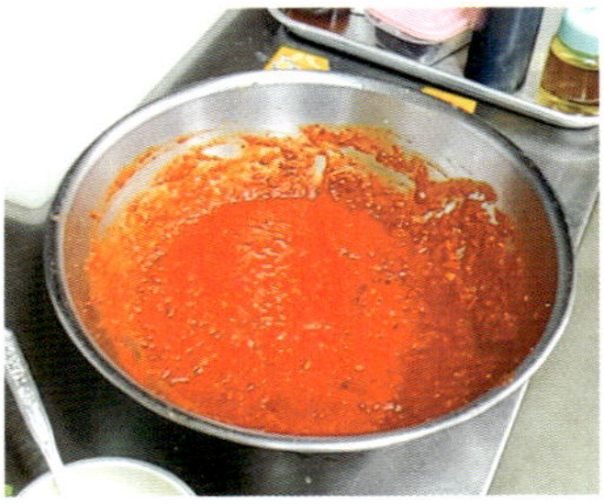

⑨ 포기 배춧잎 사이사이로 골고루 양념을 묻혀줍니다.

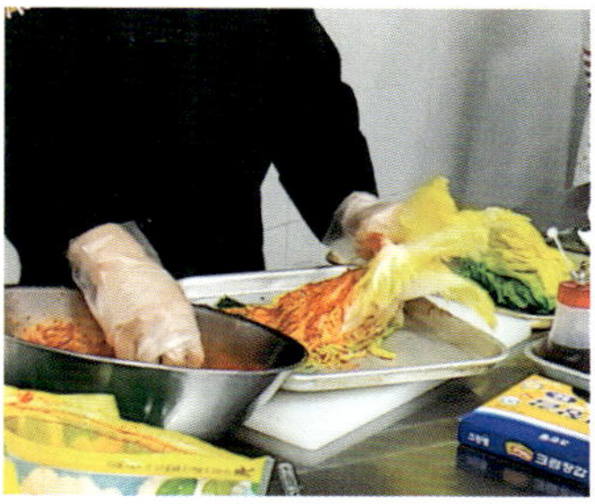

⑩ 양념을 골고루 잘 바른 후 김치 포기를 예쁘게 다듬어 정리합니다.

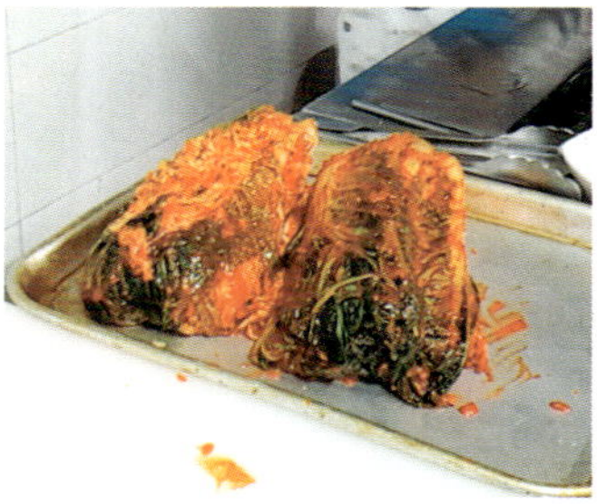

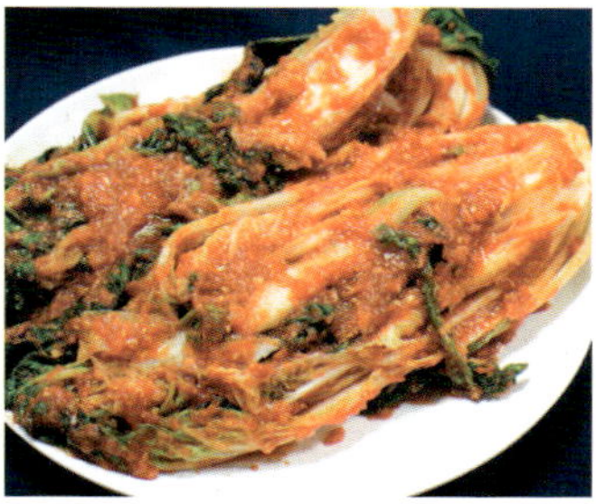

간고등어 구이

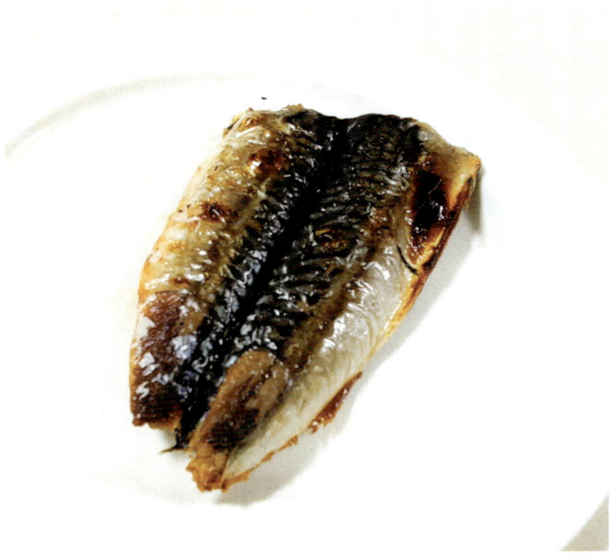

고등어 1마리, 들기름 1큰술(20㎖)

❶ 깨끗이 씻은 후 고등어 머리를 잘라내고 들기름을 듬뿍 발라줍니다.
※비린내를 줄이고 고소한 맛을 돋웁니다.

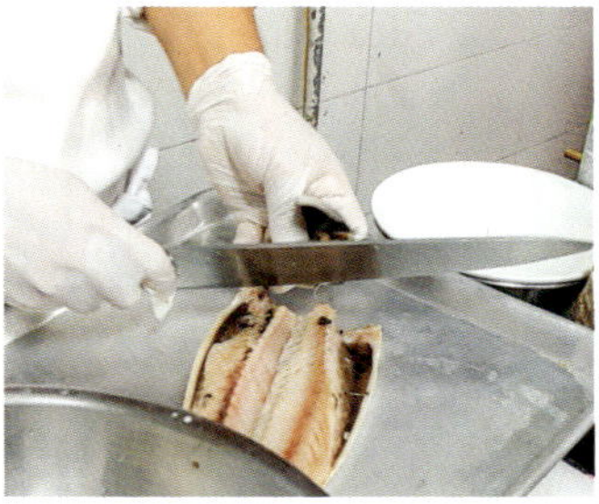
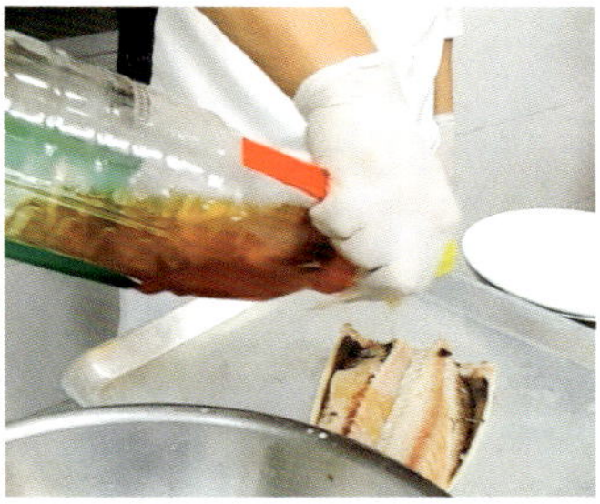

❷ 손질한 간고등어를 살라만더에 넣고 앞 · 뒤로 굽습니다.

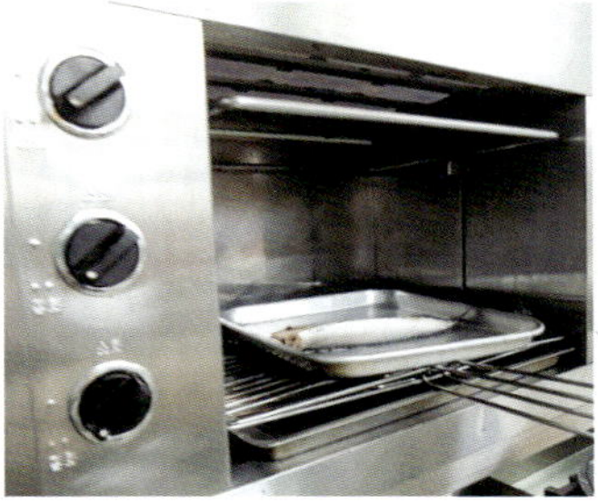
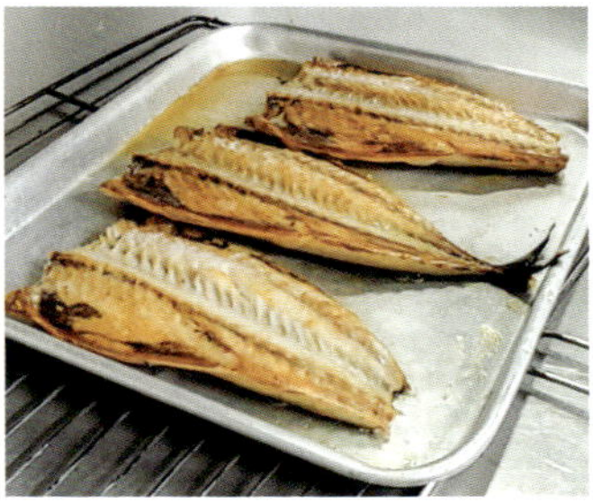

다시마 조림

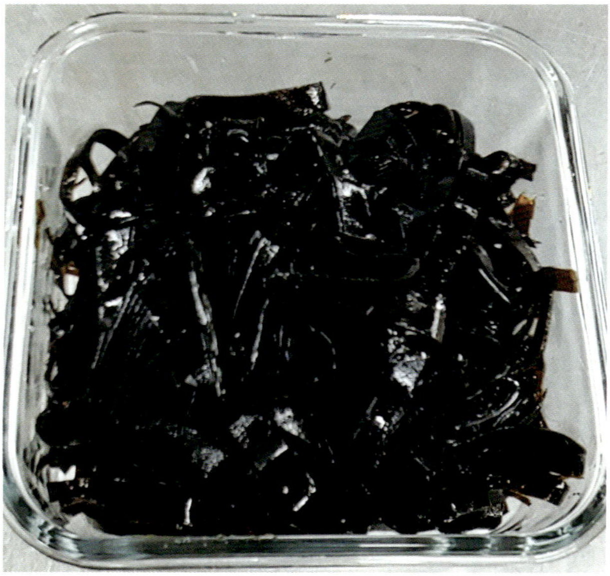

건다시마 500g
- 양념 : 물 10컵(2ℓ), 설탕 1컵, 간장 2컵, 물엿 2컵, 매운 고추 약간
  (타이 칠리, 베트남 고추, 청양고추, 페페론치노 등)

1. 계량컵 10컵(2ℓ) 양의 물을 준비합니다.

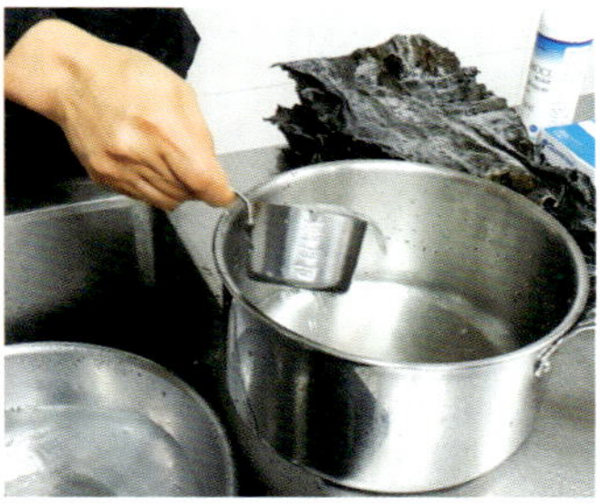

2. 간장 2컵, 설탕 1컵과 물엿 2컵을 넣습니다.

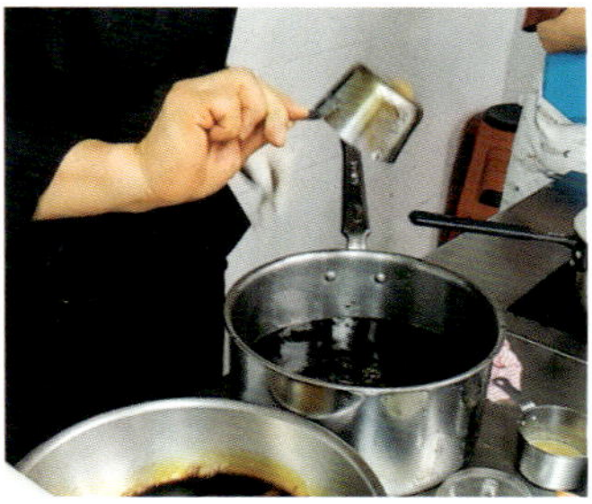

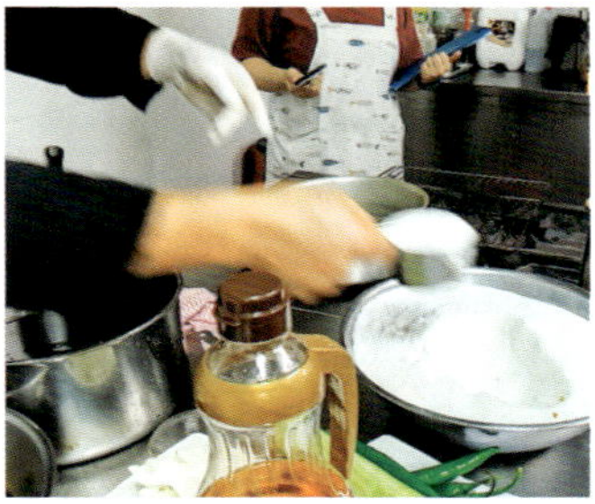

❸ 다시마는 두꺼운 육수용으로 준비하여 꽁지는 잘라서 육수용으로 사용하고, 적당한 크기로 나누어 잘라줍니다.

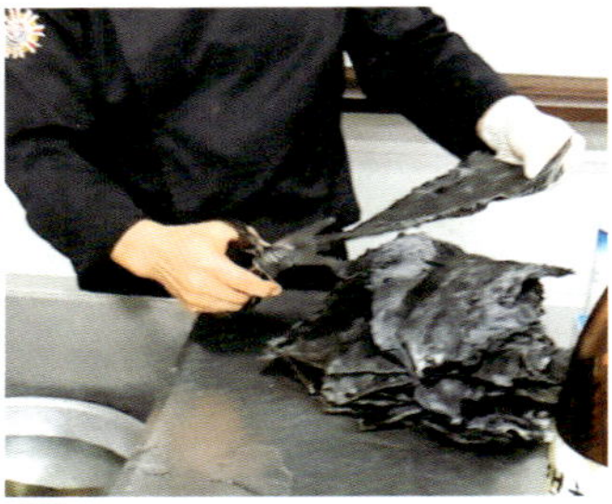
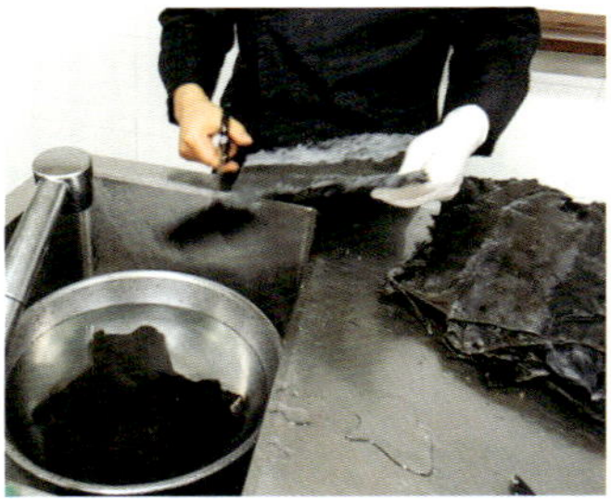

❹ 자른 다시마는 물에 한 번 씻어 냄비에 차곡차곡 넣습니다.

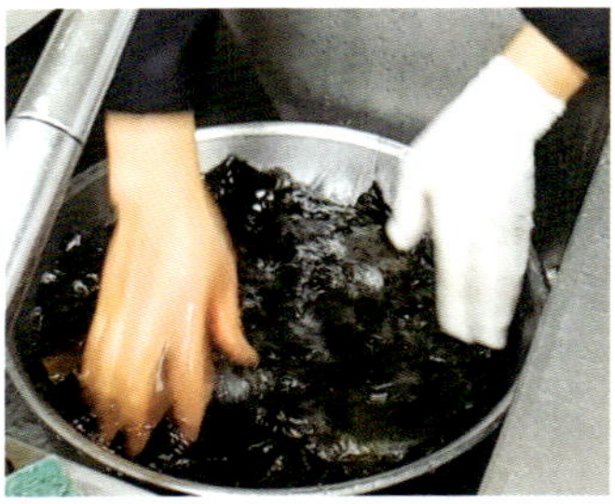
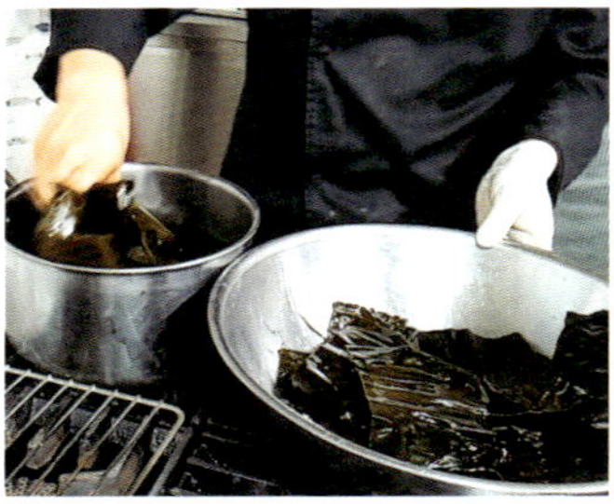

❺ 양념을 넣고 다시마를 끓입니다.

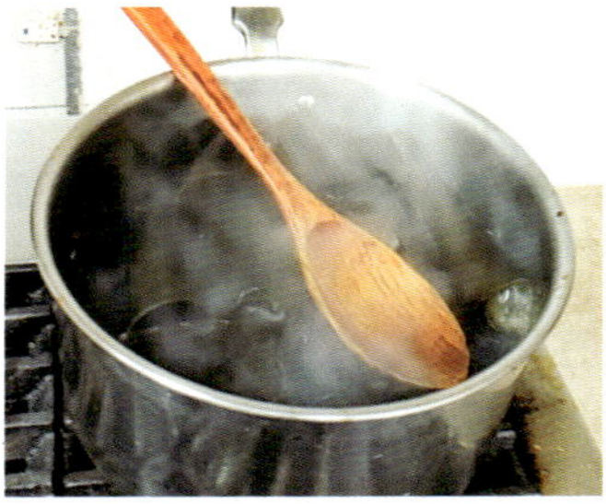

❻ 청양고추는 씨를 제거하고, 다시마가 적당히 익으면 넣고 졸여줍니다.

※부지런히 뒤집어 주면서 익히고, 다시마가 익을 때까지 뒤집어 주는 과정이 상당히 오랜 시간이 걸립니다.

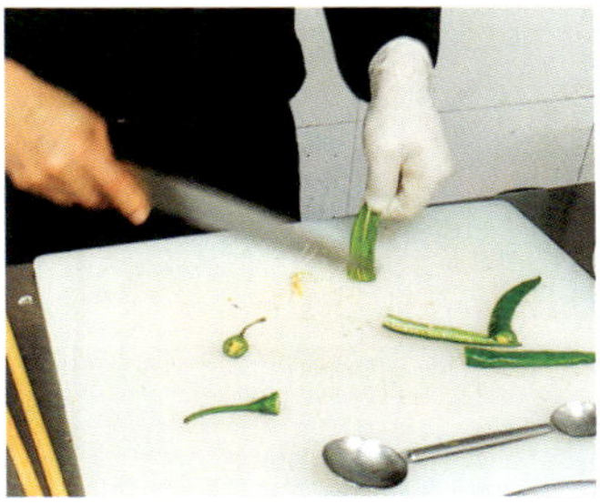

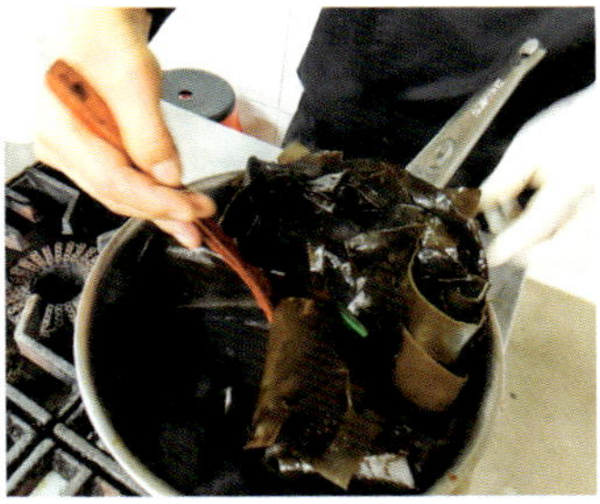

❼ 양념이 졸아들면 불을 끄고 따로 식혀 가늘게 채를 썹니다.

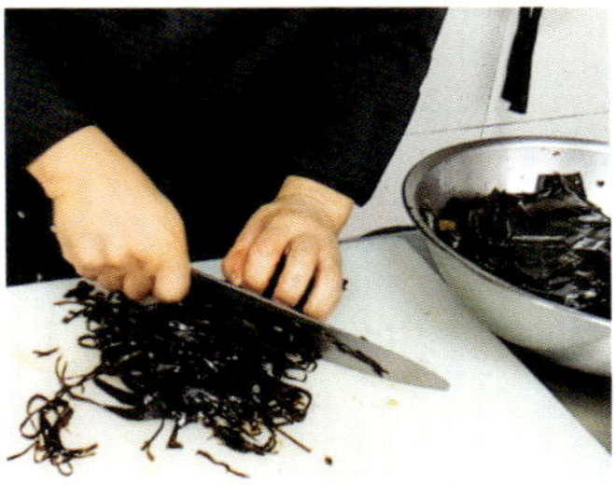

두부와 묵은지 볶음

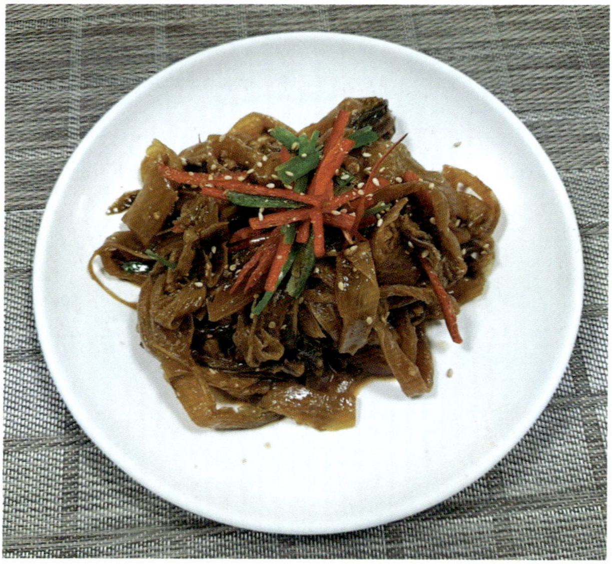

두부 1/2모, 묵은지 1포기, 다진 마늘 2큰술, 된장 1큰술, 들기름 10큰술, 마른 멸치 약간, 청양고추 2개, 통깨 20g, 설탕 약간

❶ 묵은지는 하룻밤 충분히 찬물에 불려 군내를 제거하고, 흐르는 물에 헹궈 물기를 짭니다.

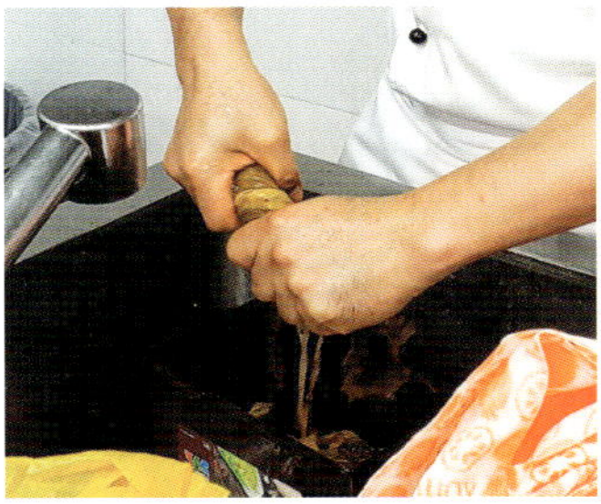

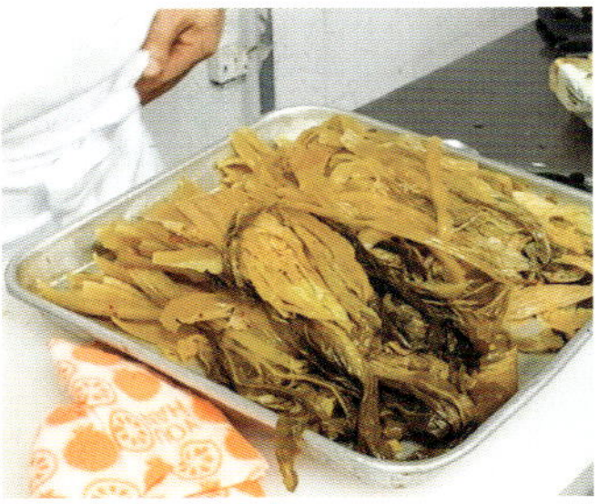

❷ 헹군 묵은지를 길이로 길게 찢어줍니다.

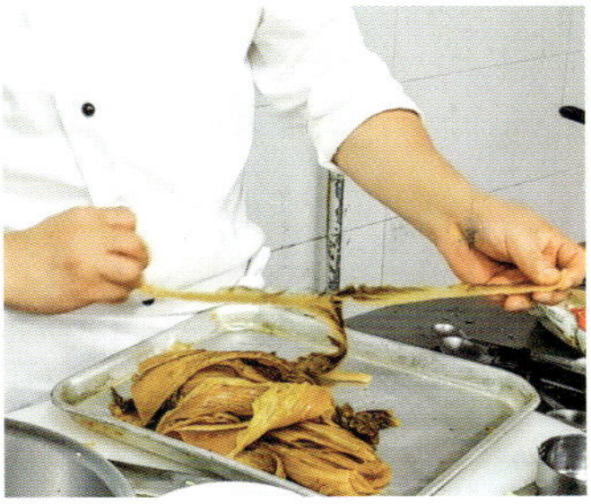

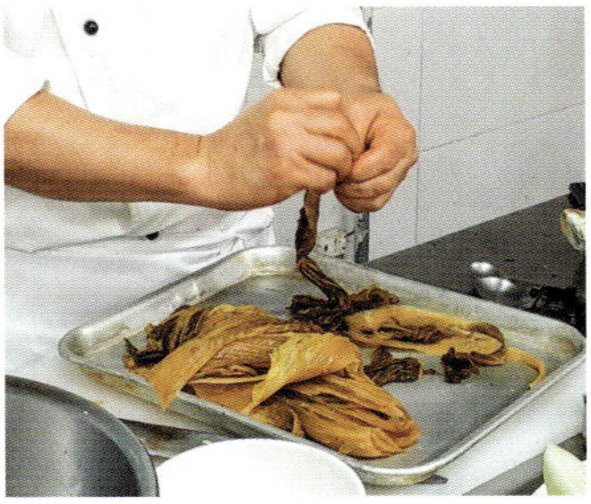

❸ 냄비에 들기름 3큰술을 넣고 다진 마늘을 볶다가, 된장 1큰술을 넣고 볶아줍니다.

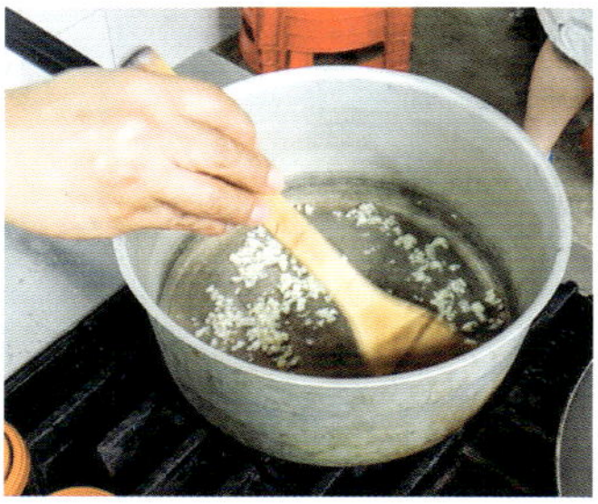

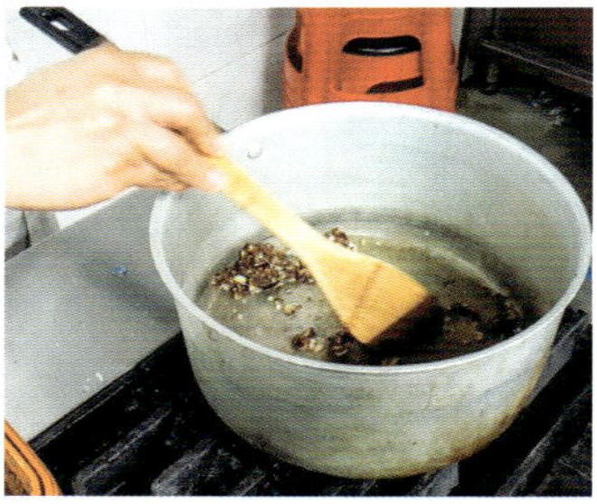

❹ 묵은지를 넣고 본격적으로 볶아줍니다.

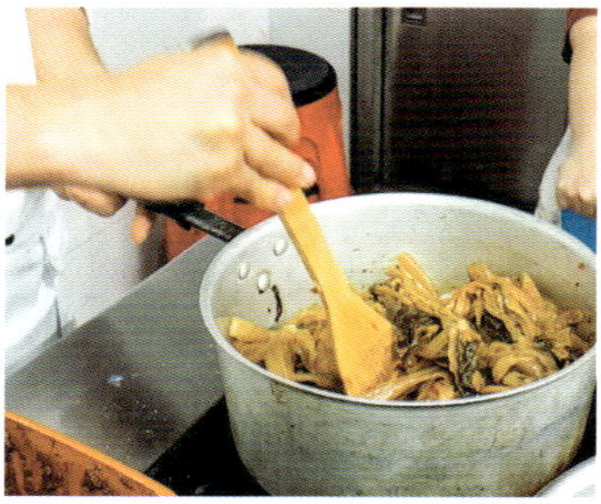

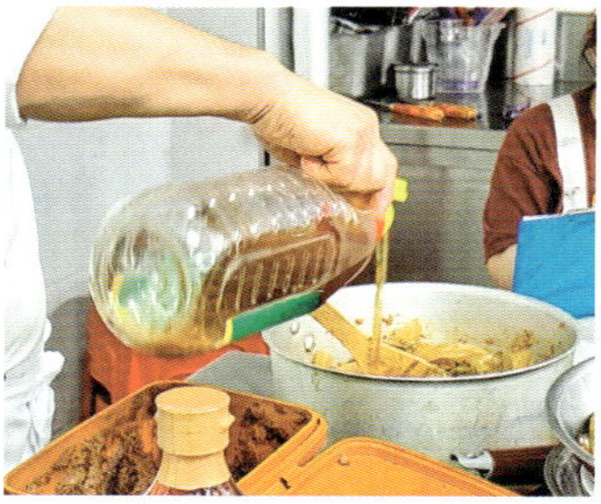

❺ 묵은지가 충분히 볶아지면, 들기름과 설탕을 더 추가하고 타지 않게 볶아줍니다.

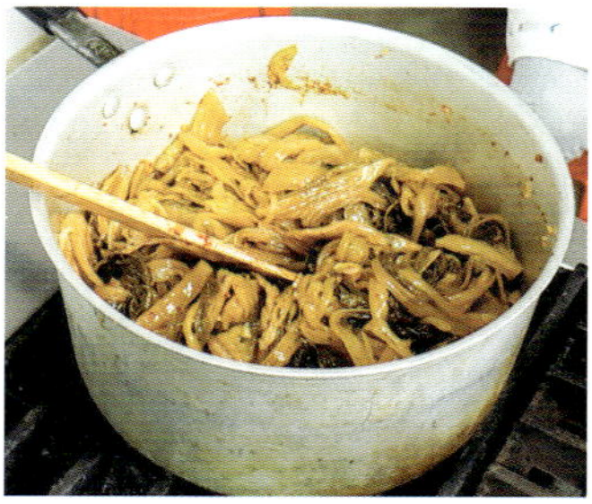

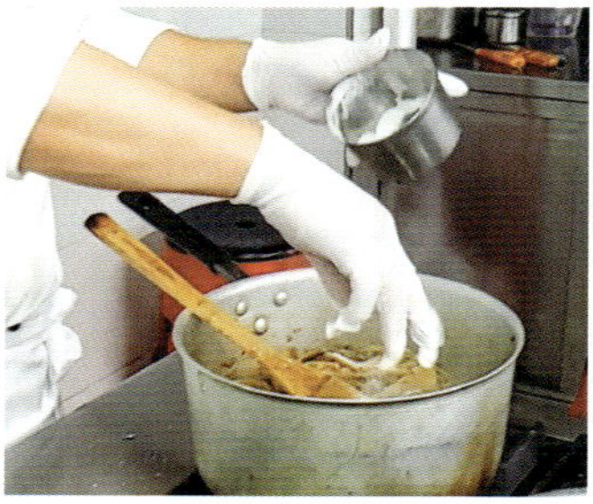

❻ 묵은지가 잠길 정도로 자작하게 물을 넣고 마른 멸치를 넣어 졸입니다.

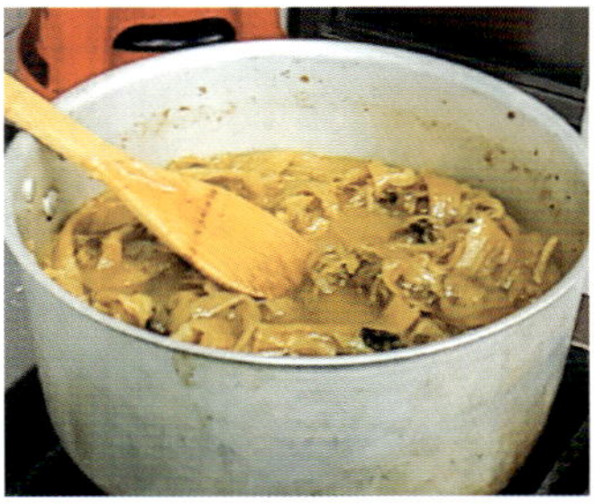

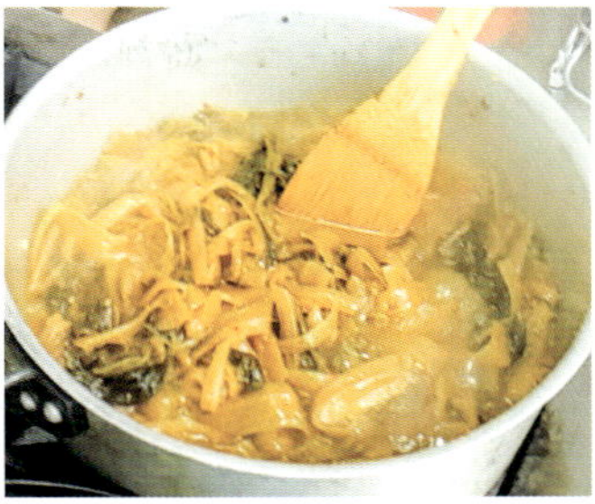

❼ 청양고추는 채 썰어 통깨를 넣어 마무리합니다.

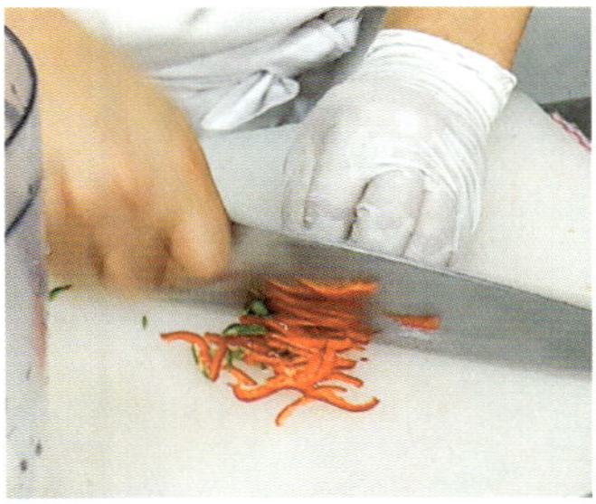

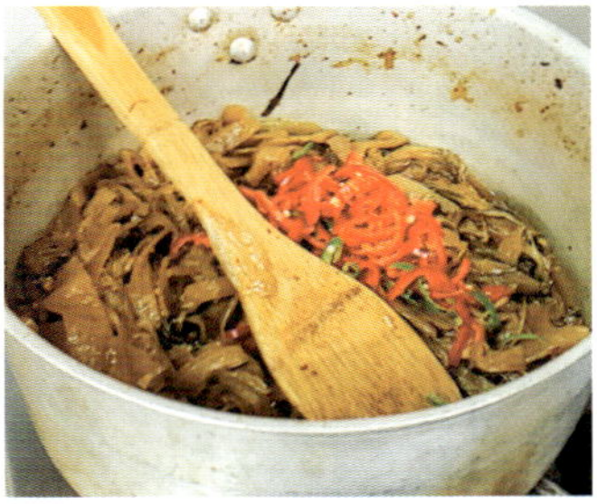

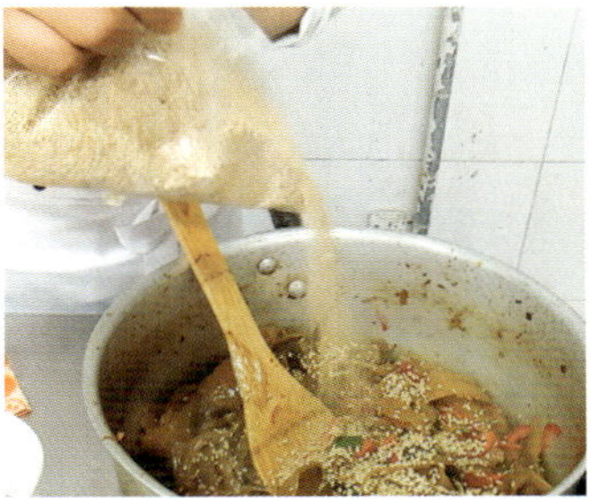

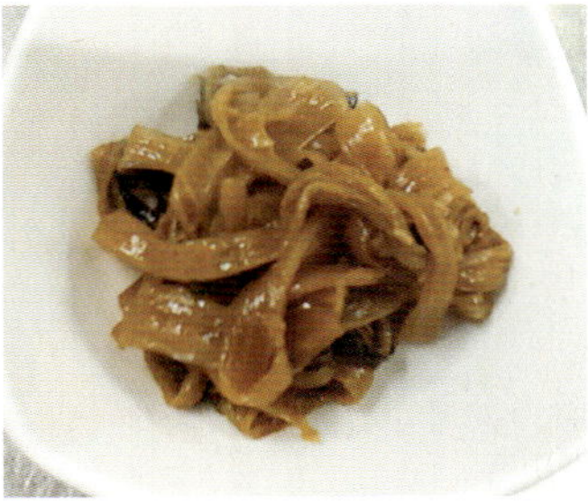

❽ 두부를 끓는 물에 데칩니다.

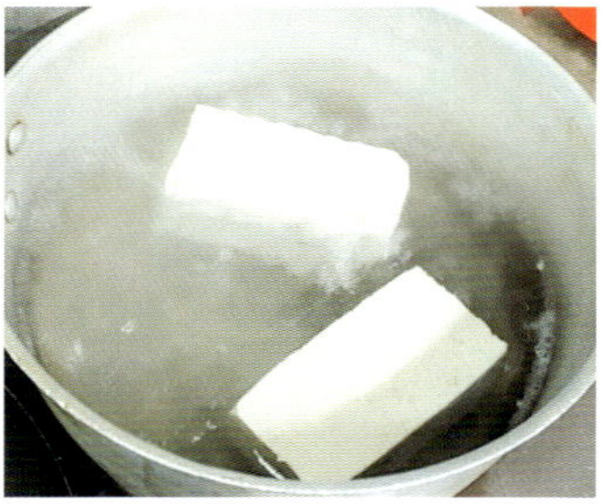

❾ 데친 모두부는 보기 좋게 썰어서 담습니다.

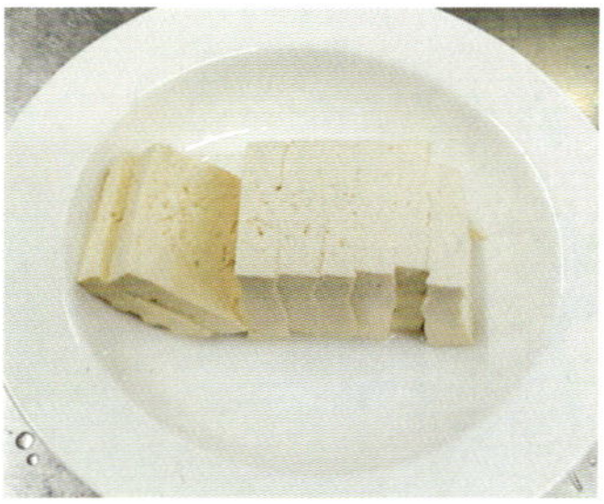

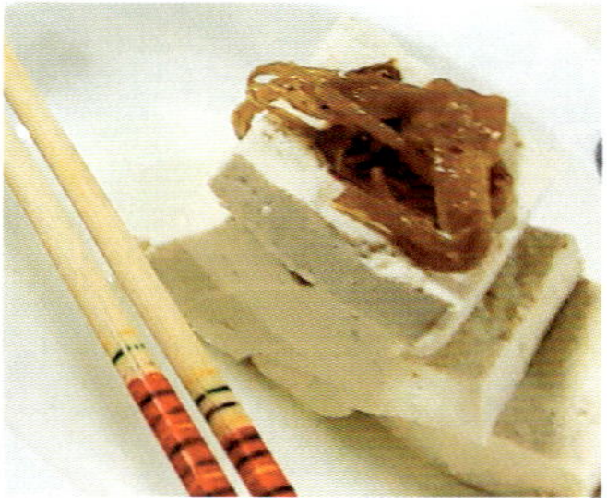

가지무침

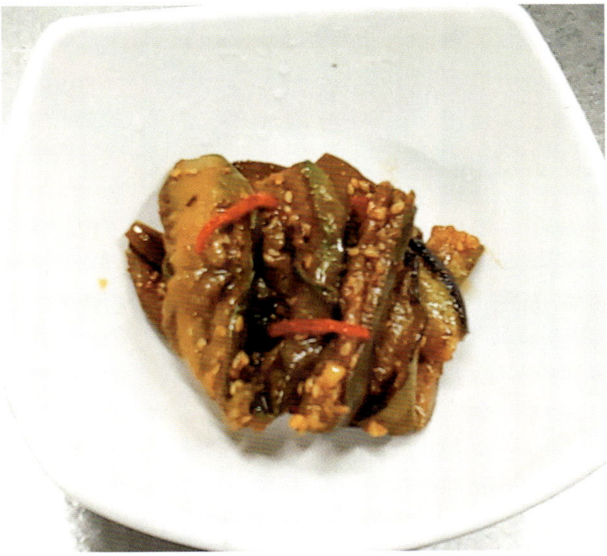

가지 1개, 청고추 1개, 홍고추 1개, 다진 마늘 1큰술, 깨 약간, 고춧가루 1작은술, 엑스트라 버진 올리브 오일 1큰술(20㎖), 들기름 2큰술, 간장과 설탕 약간

❶ 가지는 깨끗이 씻어 길이 방향으로 얇게 썰어줍니다.

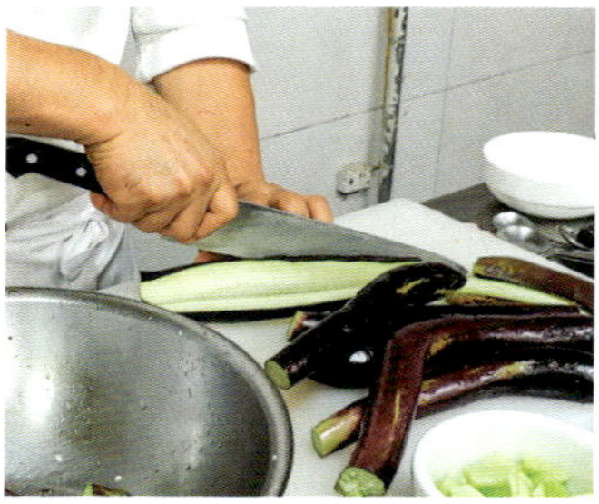

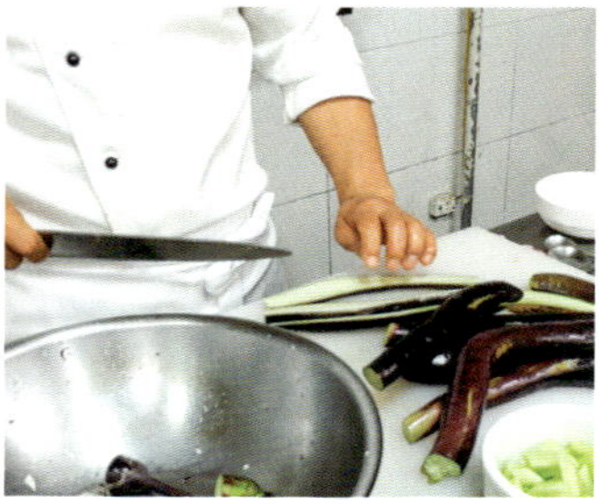

❷ 팬에 올리브 오일을 두르고 가지를 노릇노릇 익을 때까지 구워줍니다.

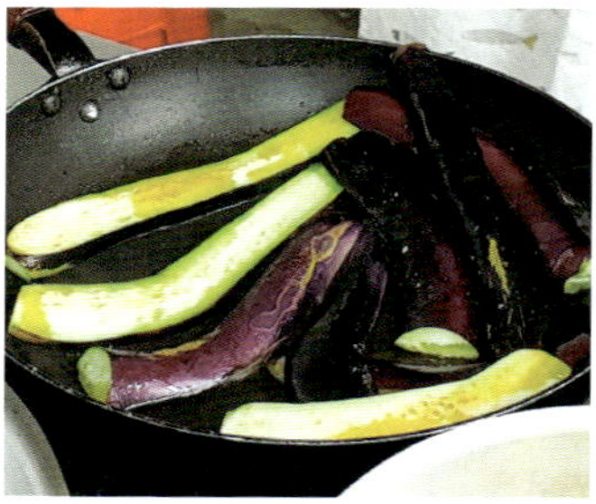

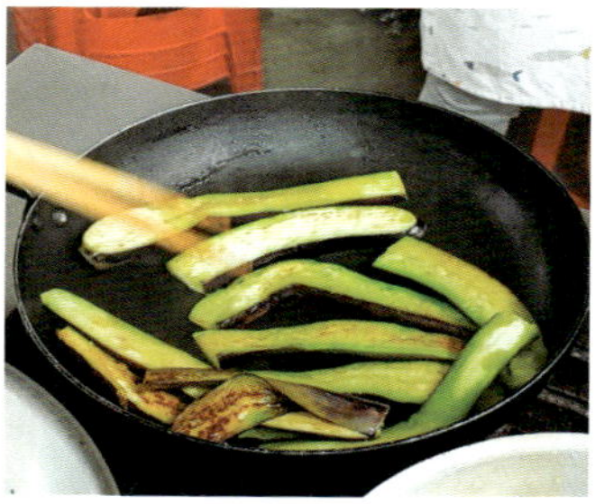

❸ 무침용 양념을 만듭니다. 청 · 홍고추 한 개씩 잘게 다지듯이 채를 썰어줍니다.

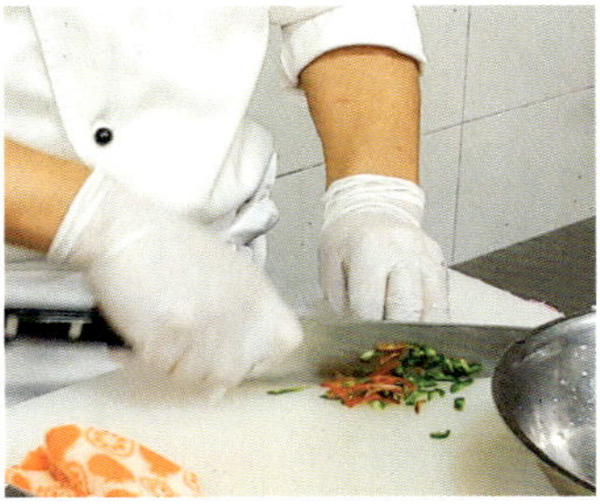

❹ 볼에 채 썬 청 · 홍고추, 다진 마늘 1큰술, 설탕 1작은술, 들기름 2큰술, 고운 고춧가루 1작은술, 간장, 깨를 넣어 섞어서 양념을 완성합니다.

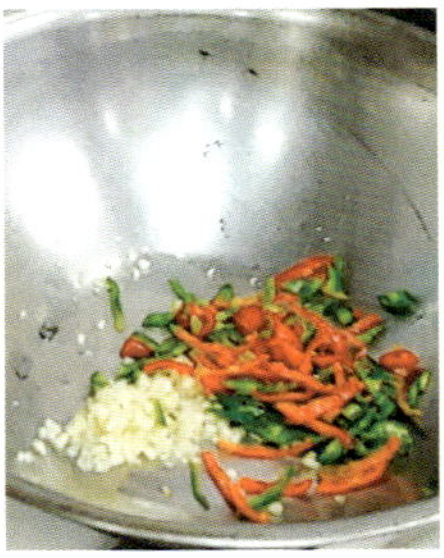
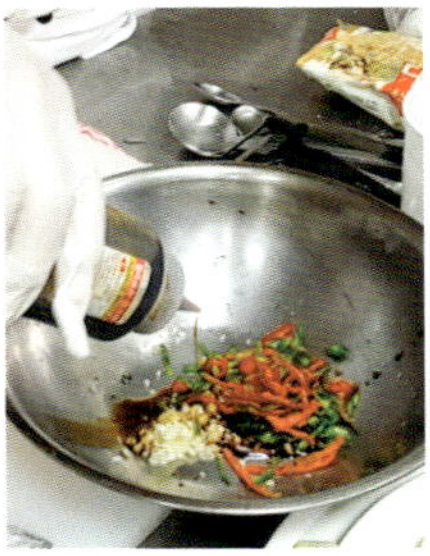
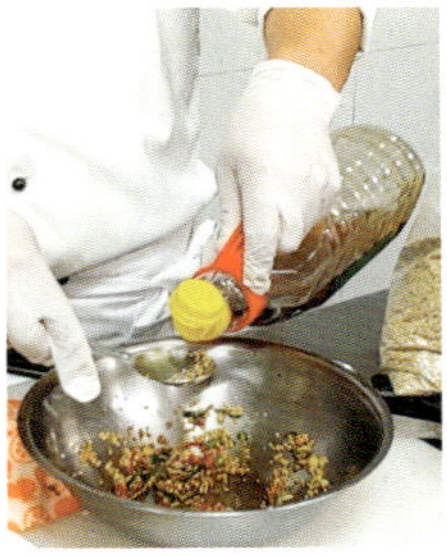
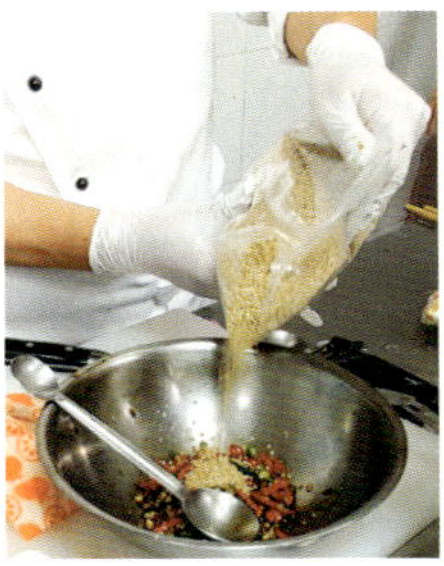
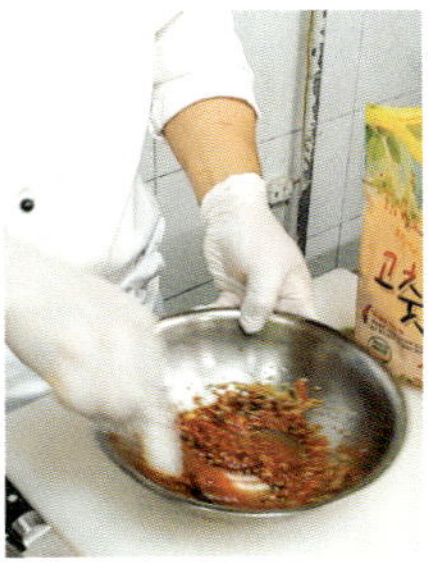

❺ 구운 가지에 양념을 부드럽게 무쳐줍니다.

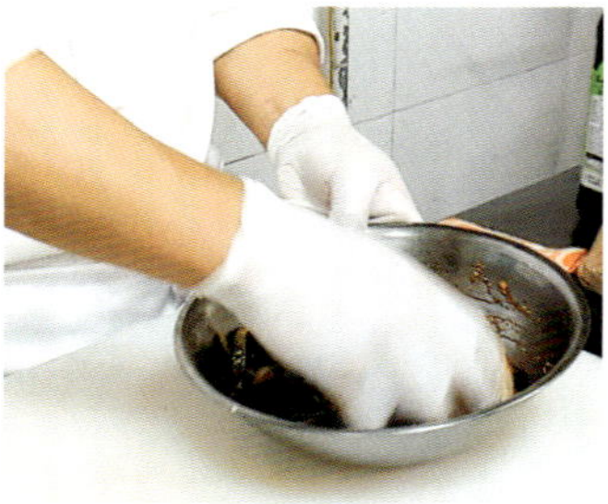

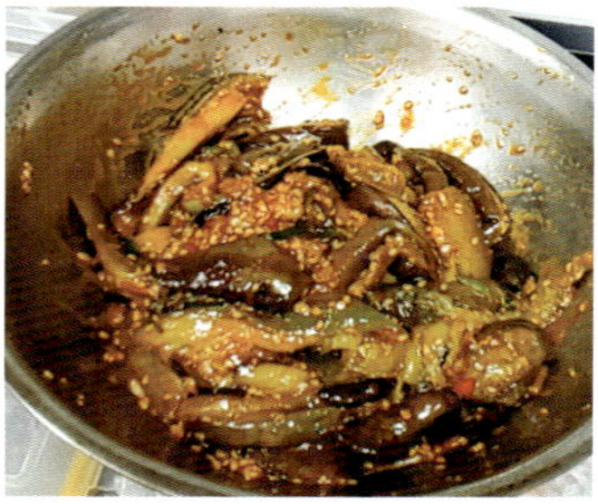

흑마늘

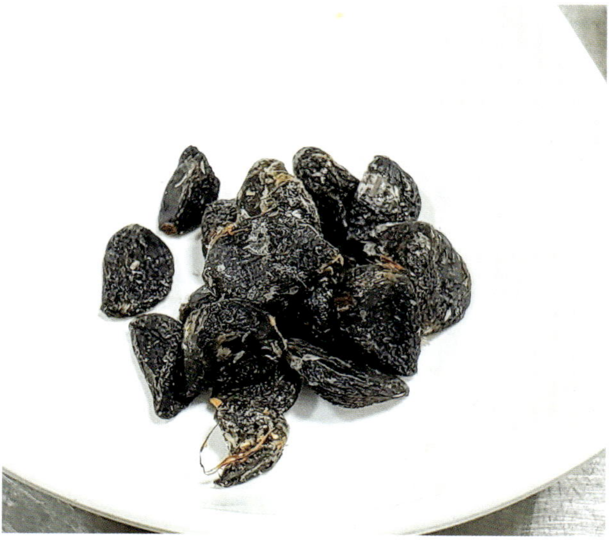

통마늘 3kg

건강에 좋기로 유명한 식재료인 마늘! 먹는 방법도 다양하여 구워서, 쪄서, 삶아서, 다져서, 기타 등등의 여러 방법으로 먹는데, 오늘은 발효시켜 흑마늘로 먹는 방법을 배워봅시다. 흑마늘을 제품으로 사려면 상당히 비쌉니다. 오늘 만드는 방법을 배워보면 비쌀 수밖에 없는 이유를 알게 될 것입니다.

1. 알이 굵고 좋은 통마늘을 준비합니다.
   통으로 발효시켜도 되지만, 한 개 한 개 낱개로 하면 나중에 편리해요.

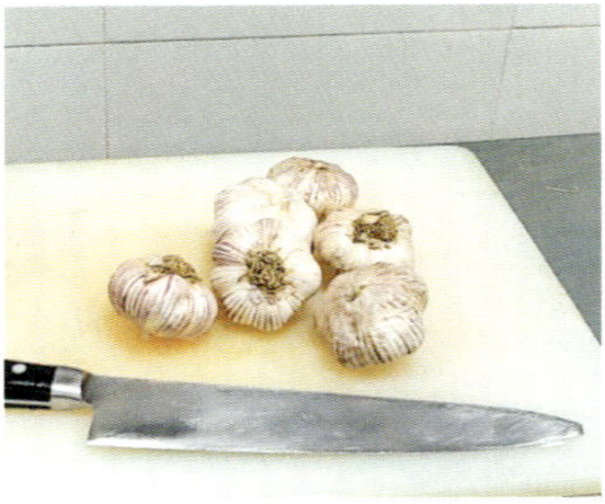
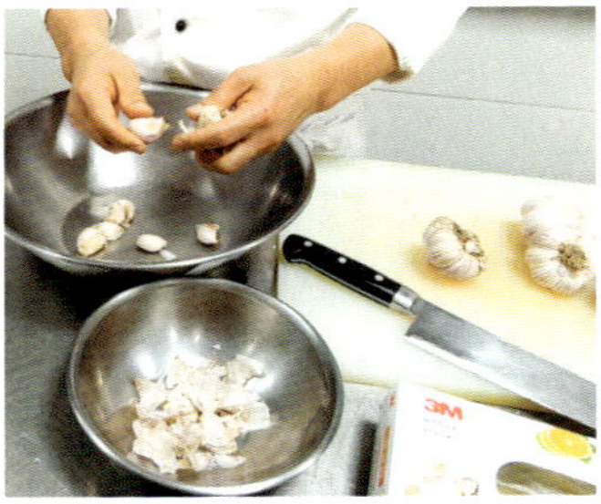

한 개 한 개 뜯다보면 아래처럼 껍질이 까지는 경우가 생깁니다. 이것은 사용할 수가 없습니다.

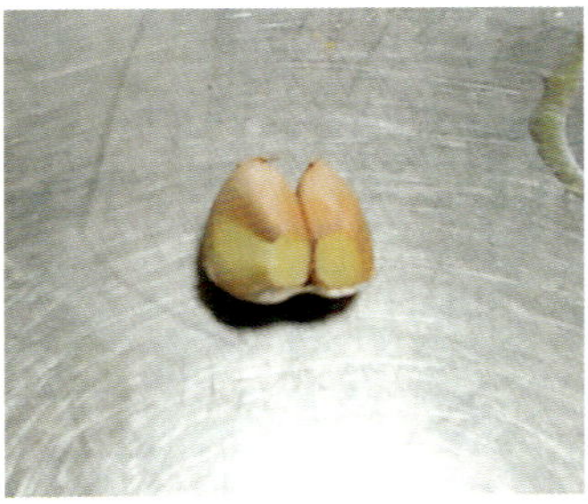
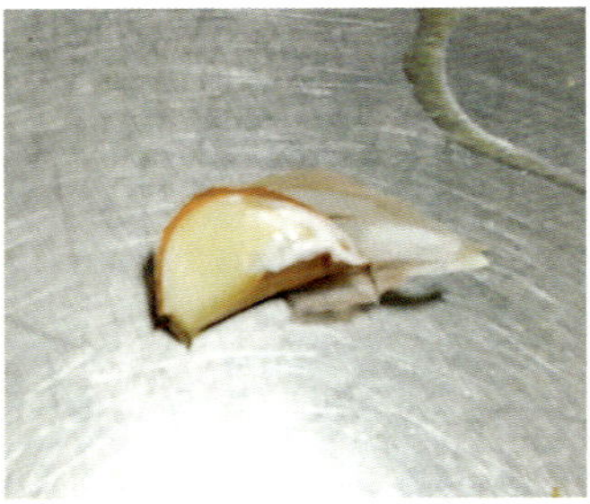

❷ 한 개 한 개 정성껏 분해한 후 전기밥솥에 채워 넣습니다. 그리고 9일 동안 보온으로 숙성합니다.

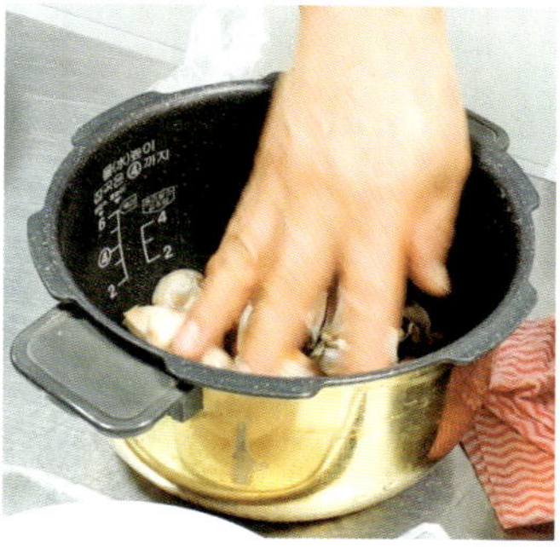

❸ 9일 동안 숙성하면, 발효되어 마늘의 진액이 묻어나옴과 동시에 시커멓게 흑마늘로 변합니다. 이것을 다시 20일 동안 상온에서 건조합니다. 약 29일이라는 긴 시간이 소요됩니다. 그렇게 숙성과 건조가 끝난 것이 흑마늘입니다.

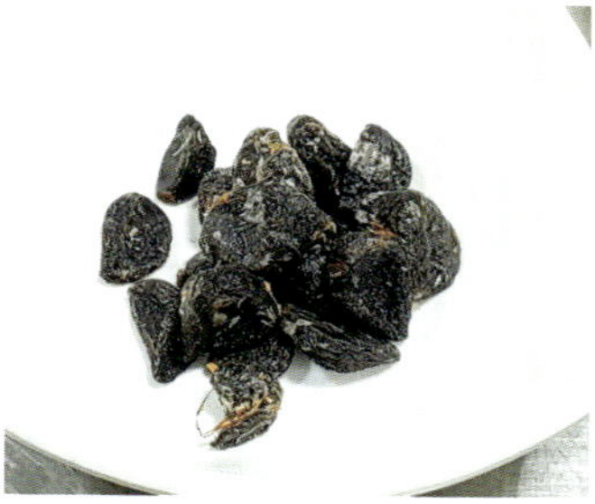

단호박 더치 포테이토

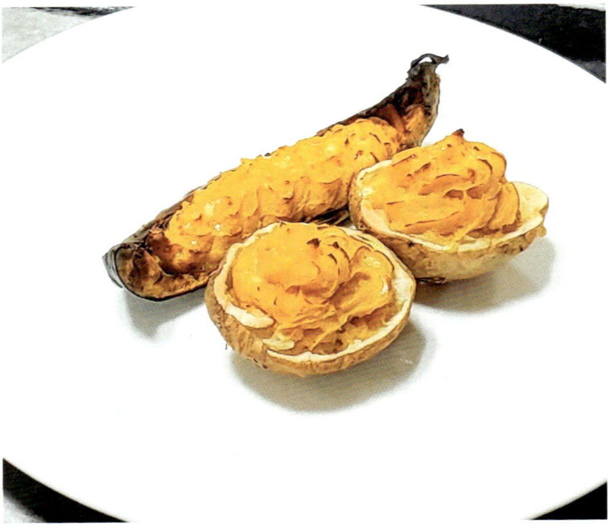

단호박 1/2개, 감자 2개, 달걀 2개, 파마산 치즈가루 10g, 넛맥가루 0.1g, 버터 20g, 소금 한 자밤, 후추 한 자밤, 사워크림 50g

❶ 깨끗이 씻은 단호박 반 개를 길이로 4~5등분하여 씨를 파냅니다.

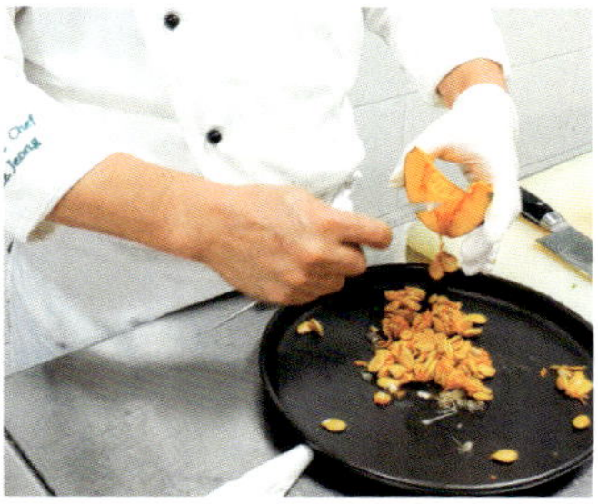

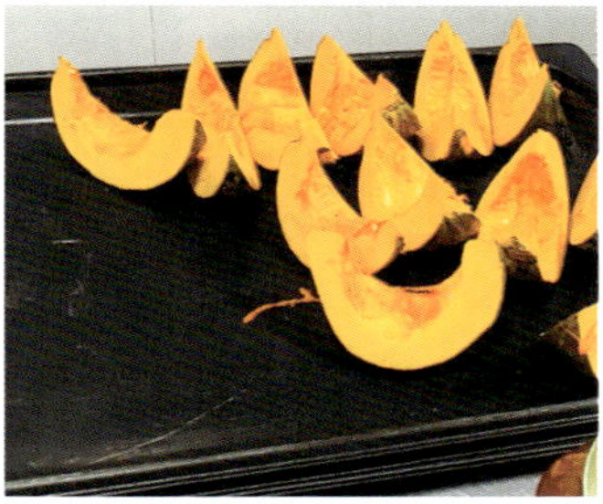

❷ 깨끗하게 씻은 감자도 껍질째 반으로 자릅니다.

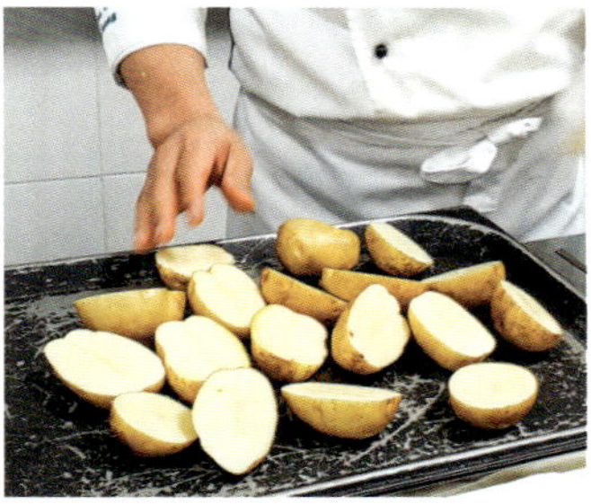

3 단호박과 감자를 190℃ 오븐에서 약 20분 정도 굽습니다.

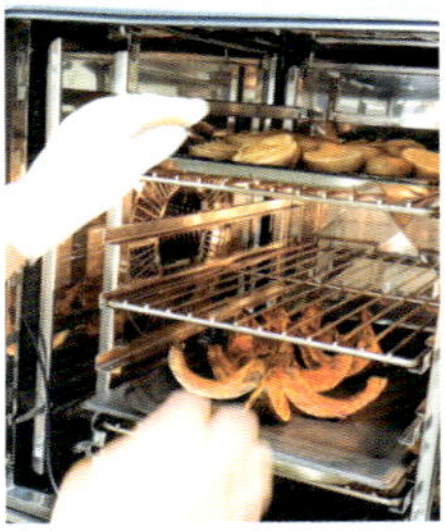
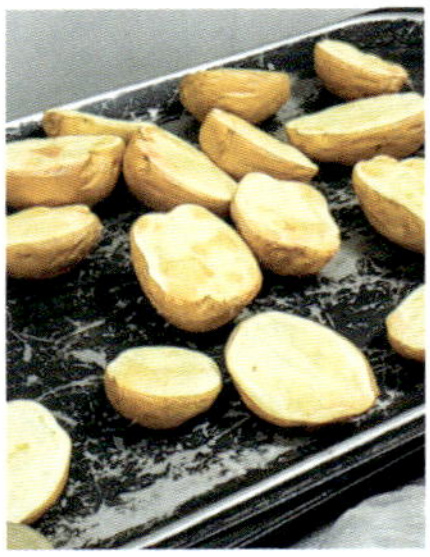
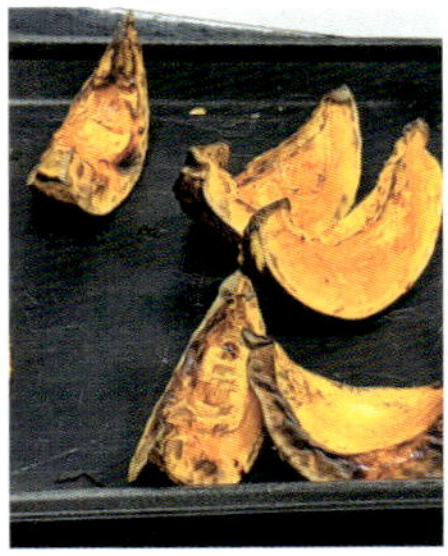

4 구운 감자와 단호박이 식기 전에 속살을 파내어 체에 내립니다.

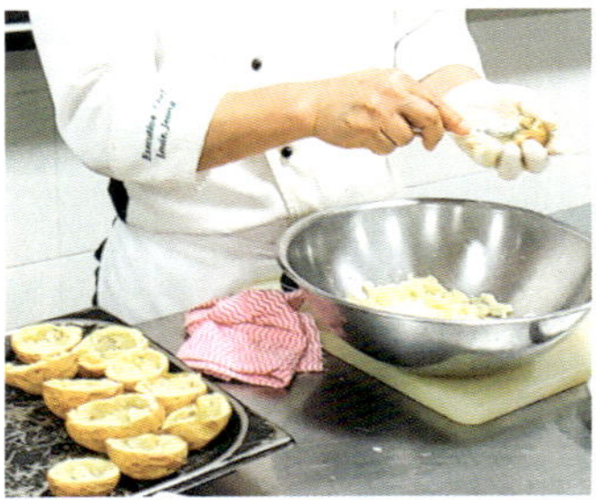
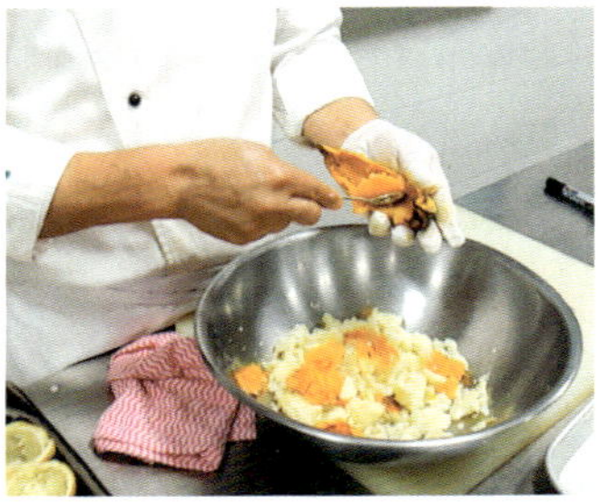
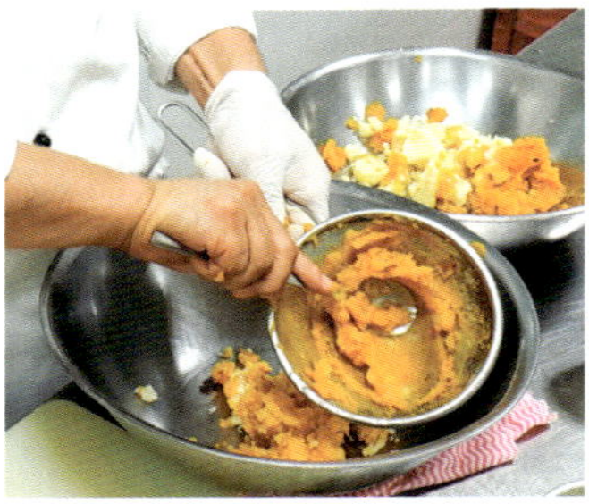

❺ 체에 내린 반죽에 소금 한 꼬집, 후추 한 꼬집을 넣어 살짝 밑간합니다.

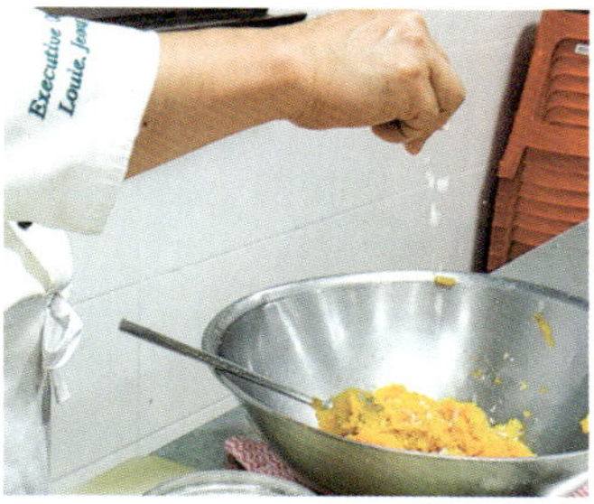
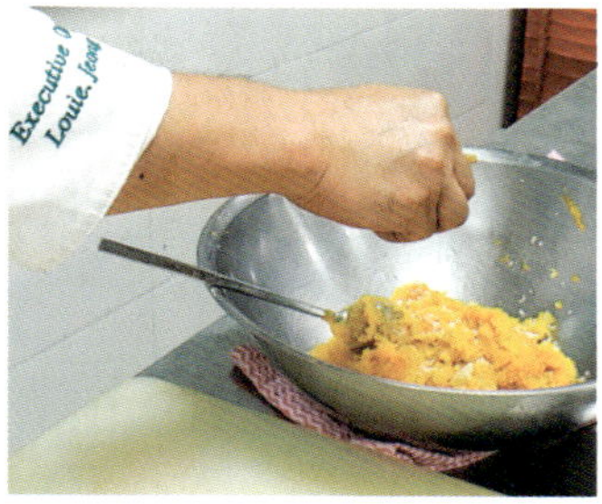

❻ 재료에 양념을 해줍니다. 파마산 치즈 2큰술, 버터, 넛맥, 달걀노른자 1개를 넣고 섞어줍니다.

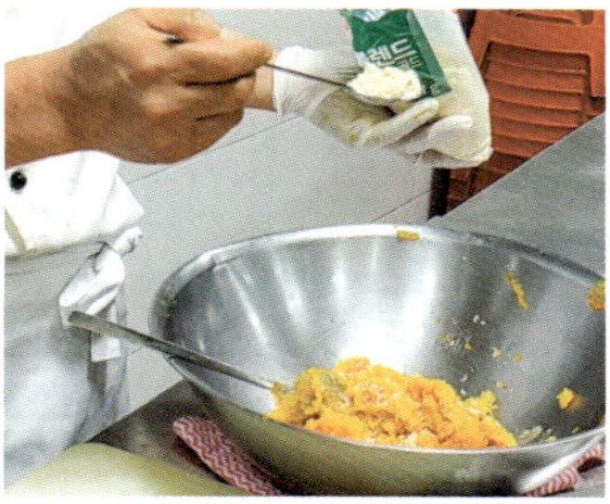
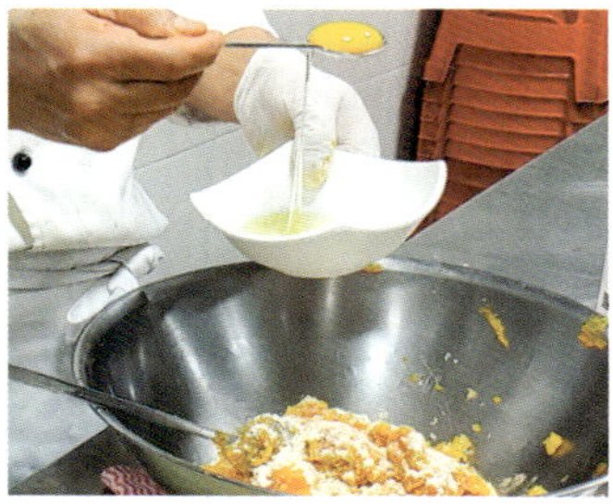

❼ 파이핑 백에 반죽을 넣어 감자와 단호박에 올리고 달걀노른자를 발라줍니다.

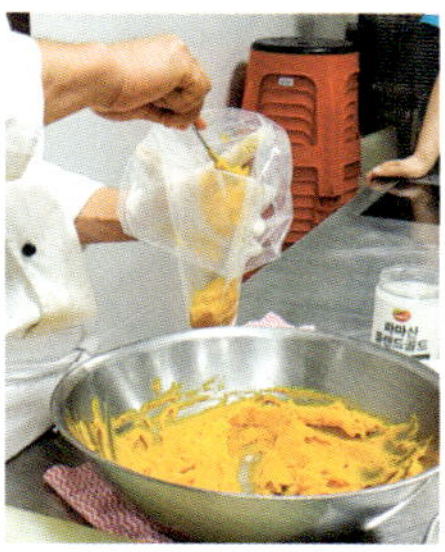
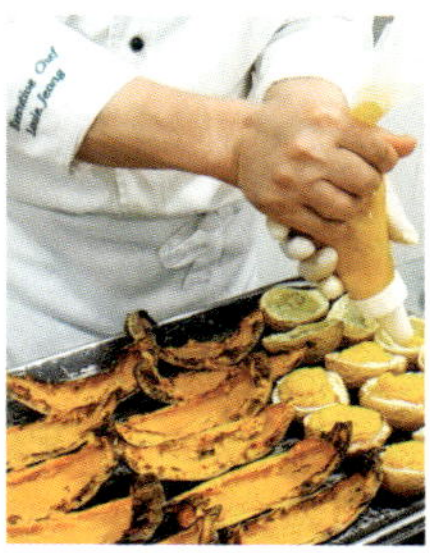
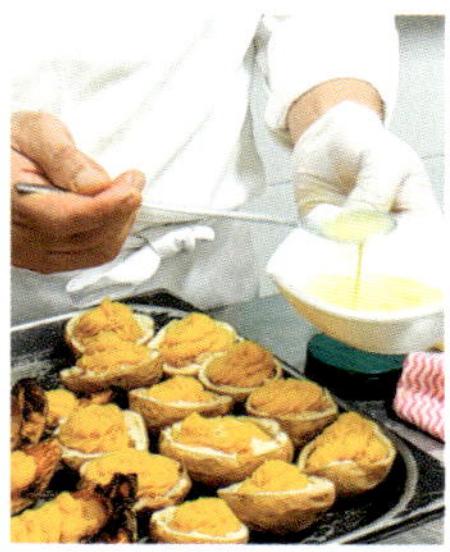

❽ 다시 오븐에서 색을 냅니다.(꺼내고 노른자를 한 번 더 덧칠하면 좋습니다.)

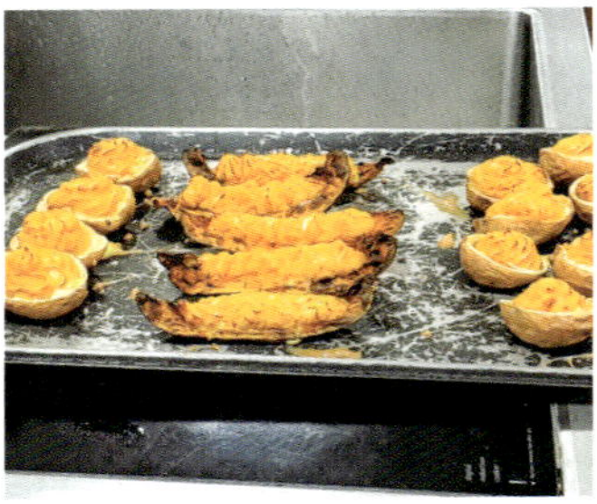

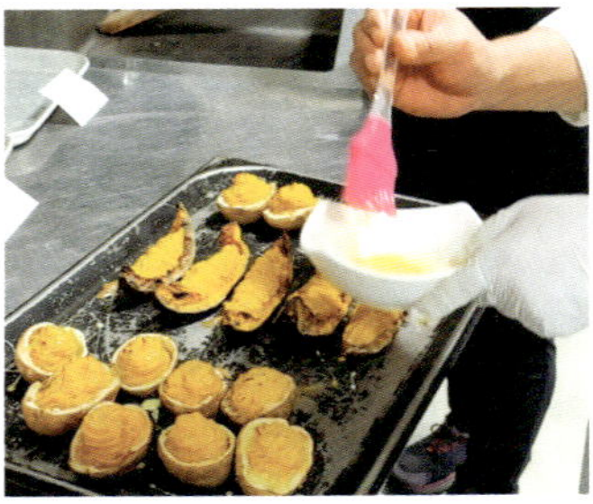

❾ 사워크림이나 요거트에 곁들여도 좋습니다.

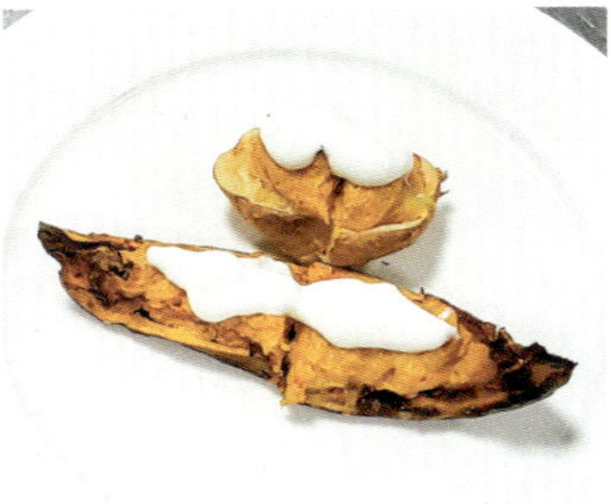

매일 식사하는 아침, 점심, 저녁 식단

※야채수프는 1일 4번 마신다.(200cc)

- 아침식사 시간(8시) 1시간 전 7시
- 점심식사 시간(12시 30분) 1시간 전 11시 30분
- 저녁식사 시간(6시) 1시간 전 5시
- 저녁 8시 30분

※주의 : 야채수프를 먹을 때 옻닭, 유황오리는 삼가야 한다. 절대로 옻 복용은 금지이다. 옻은 간에 치명적이다.

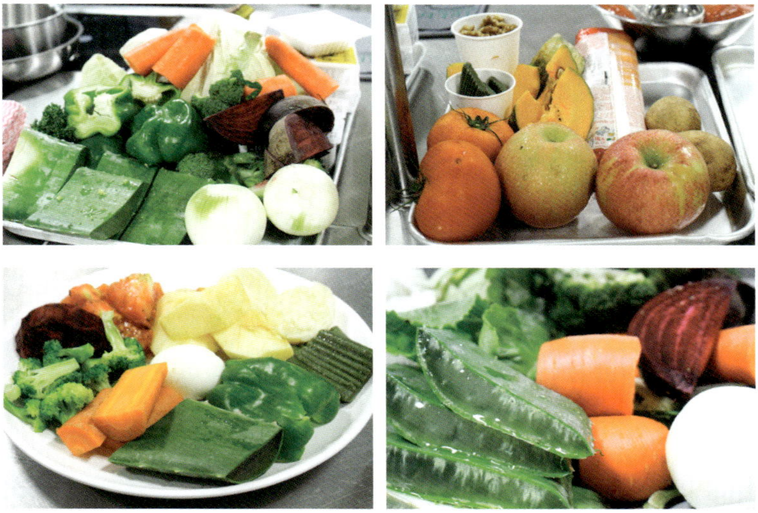

⏲ 아침(8시)

●●● 메뉴

① 청국장 ② 호박 ③ 현미 쑥떡 ④ 마늘쫑(데쳐서 무침) ⑤ 무(데침), ⑥ 호박 ⑦ 브로콜리(물에 데침) ⑧ 파프리카 ⑨ 알로에 ⑩ 방울토마토 ⑪ 달걀 ⑫ 삶은 고구마 감자 ⑬ 비트 ⑭ 사과 ⑮ 양배추(데침)

●●● 메뉴

① 청국장 ② 파프리카+마늘쫑 ③ 방울토마토(안 익은 것) ④ 양배추+당근(데침) ⑤ 달걀 ⑥ 호박+케첩 떡 ⑦ 브로콜리+마늘대 ⑧ 비트 ⑨ 고구마, 감자 ⑩ 사과 ⑪ 유채 나물

●●● 메뉴

① 청국장 ② 호박+감자+고구마 ③ 김치 ④ 현미 쑥떡 ⑤ 파프리카 ⑥ 양배추 나물 ⑦ 브로콜리 ⑧ 사과 ⑨ 달걀 ⑩ 비트 ⑪ 마늘대 무침

●●● 메뉴

① 청국장(마+녹차 가루+효소) ② 갓김치+쪽파 ③ 삶은 호박, 감자, 고구마 ④ 마늘대 무침 ⑤ 알로에 ⑥ 브로콜리, 파프리카 ⑦ 동초나물 ⑧ 양배추 ⑨ 방울토마토 생것 그대로 ⑩ 사과 ⑪ 현미 쑥떡 ⑫ 비트 ⑬ 달걀

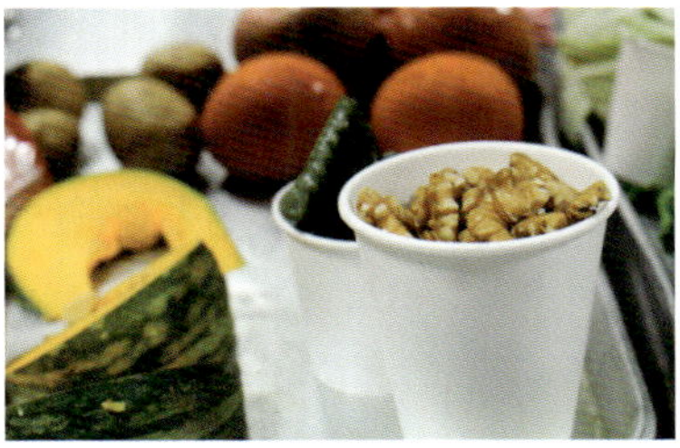
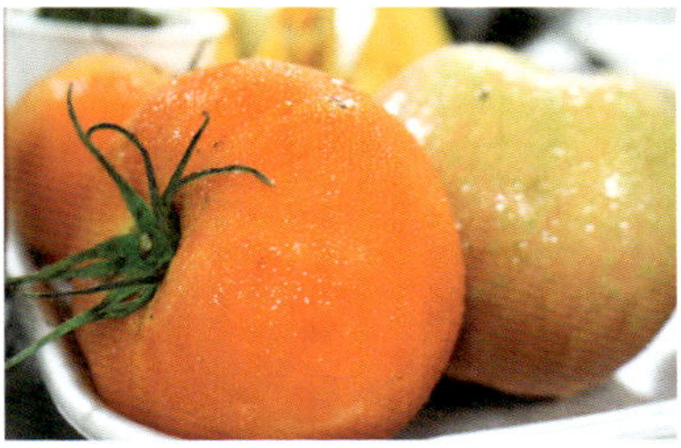
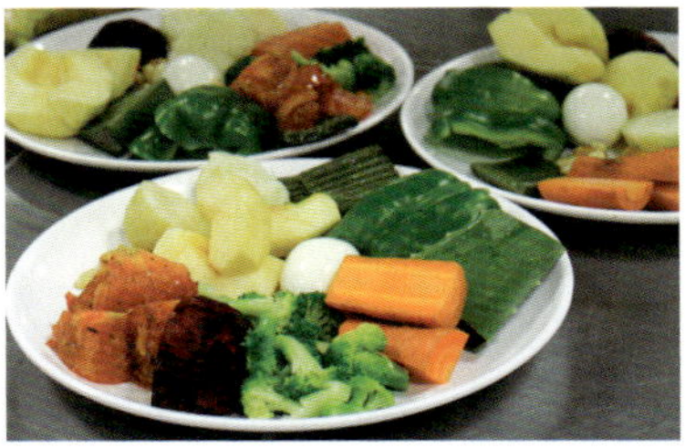
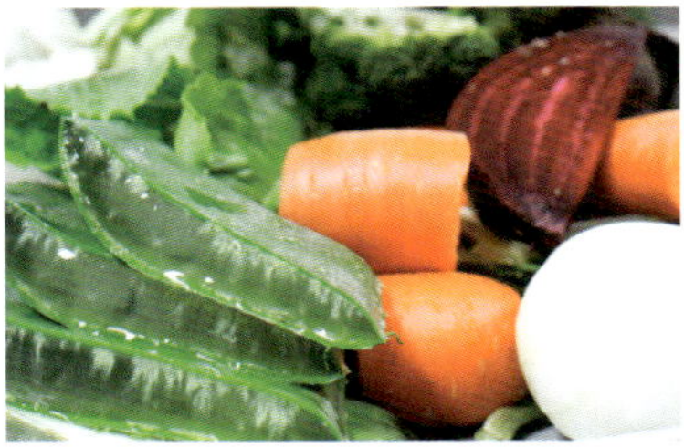
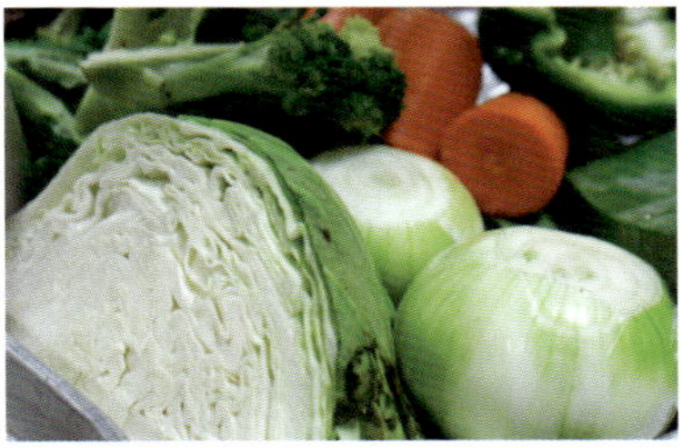
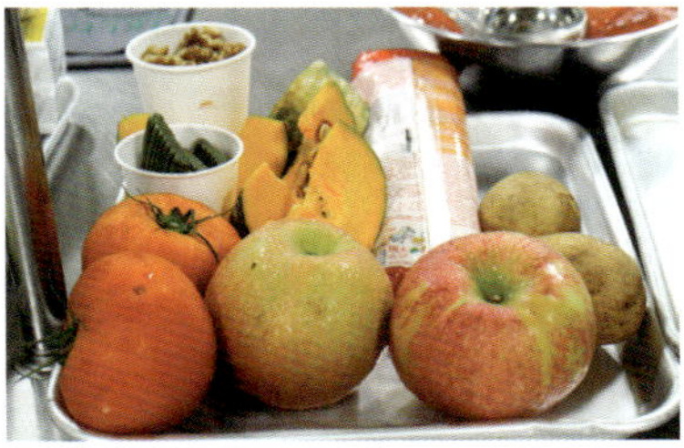
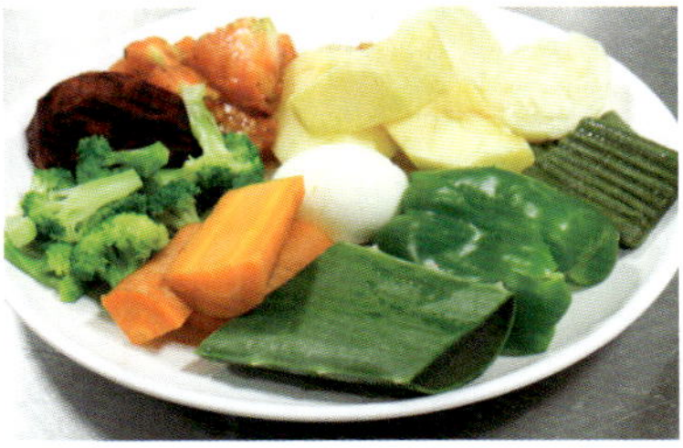

🕒 점심(12시 10분)

아침과 다른 발효 숙성된 장과 식초, 된장을 이용하여 저염분 식단으로 우리 몸에 필요한 영양소를 섭취하기 위해 현미잡곡밥과 발효식을 이용한 식단 구성이 필요하다.(잡곡밥, 모둠 쌈, 쌈장, 묵은지, 무생채, 야채 카레, 마늘장아찌, 돼지고기 수육 등)

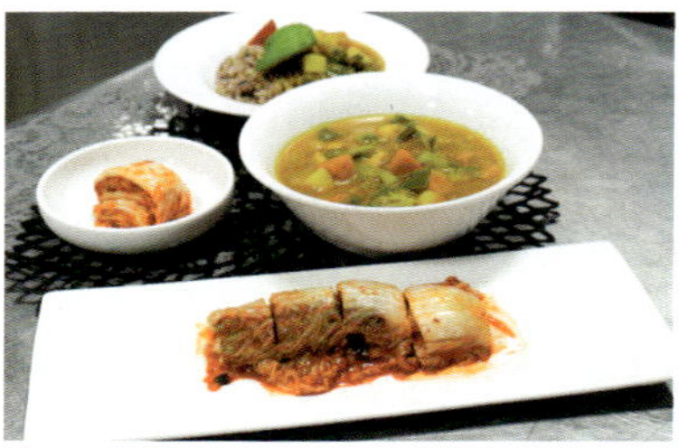
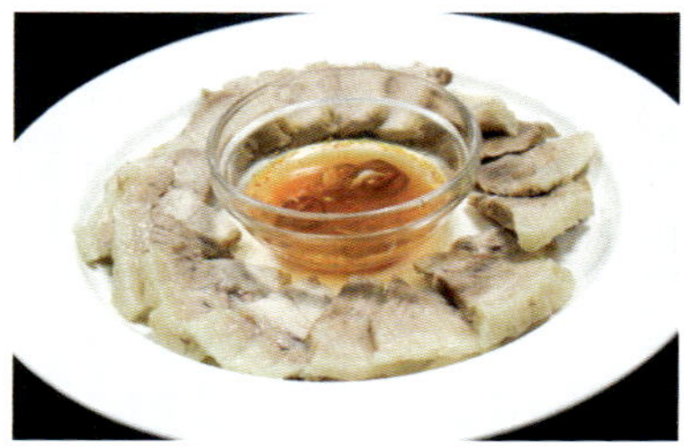
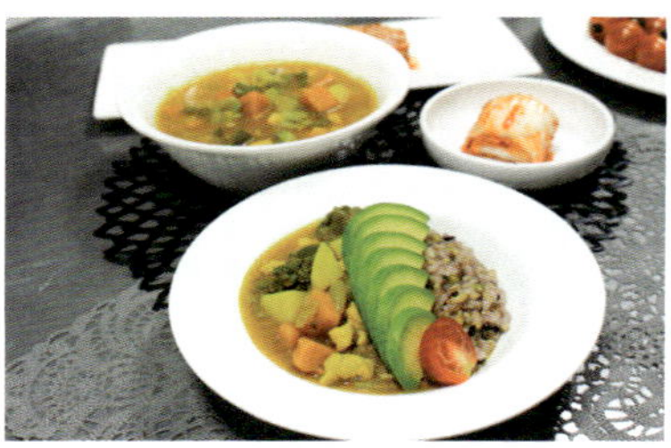
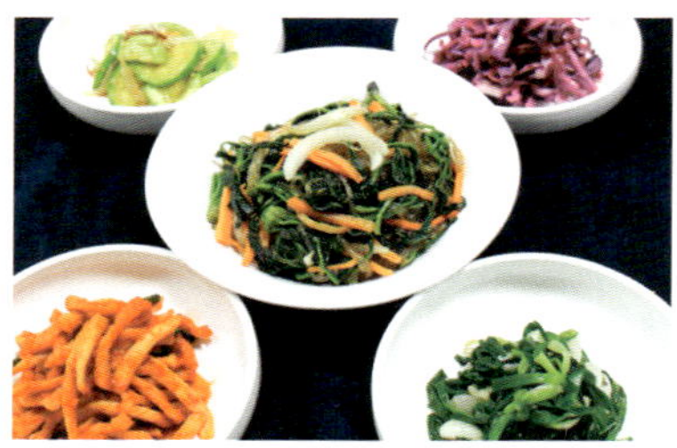

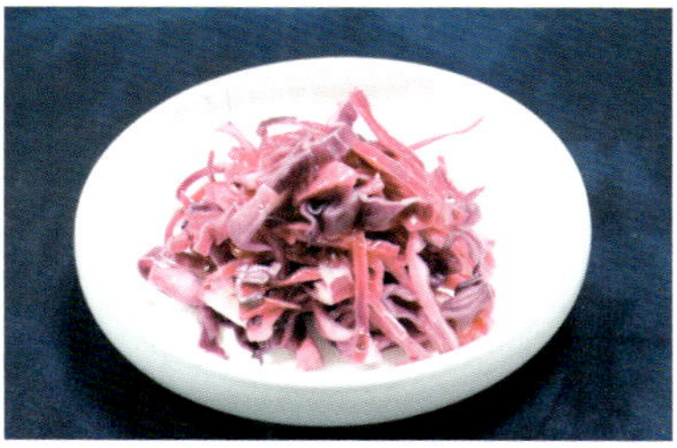

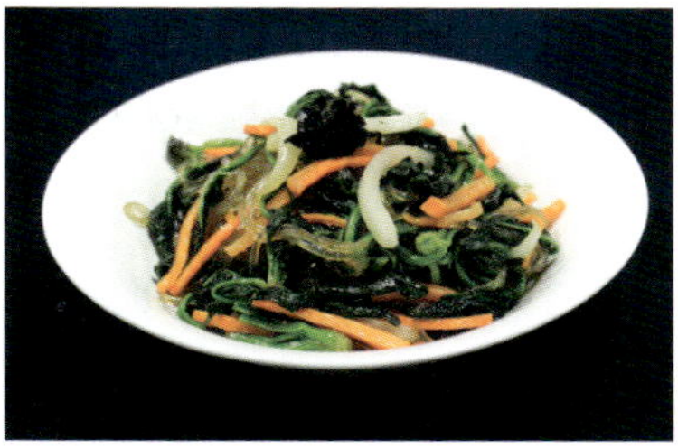

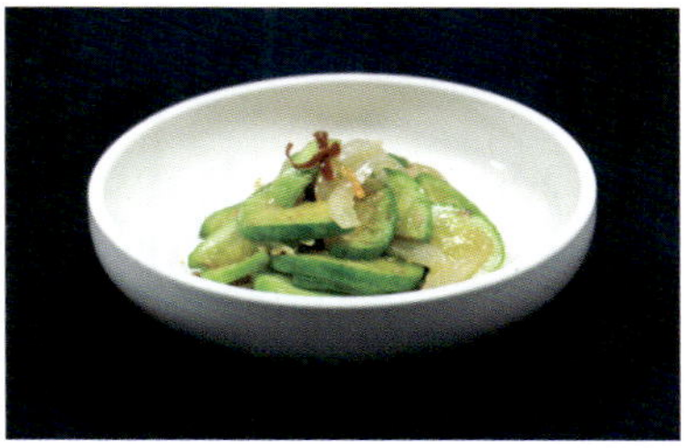

●●● 메뉴

① 잡채 ② 애호박 무침 ③ 김치 ④ 배추겉절이 ⑤ 배추 무침 ⑥ 무말랭이 ⑦ 쪽파 무침 ⑧ 적채 무침 ⑨ 된장 ⑩ 샐러드 야채 ⑪ 귤+방울토마토+감+브로콜리 ⑫ 고춧잎장아찌

●●● 메뉴

① 샐러드 야채 한 접시 ② 김치 ③ 된장 ④ 팽이버섯 ⑤ 유채 나물 ⑥ 무말랭이 ⑦ 적양배추 ⑧ 양파 ⑨ 톳 ⑩ 무순 시래기 ⑪ 달걀노른자 부침 ⑫ 달걀흰자 부침 ⑬ 데친 당근 ⑭ 송이버섯 ⑮ 감자전 ⑯ 고추전 ⑰ 양배추 무침 ⑱ 부추 나물 ⑲ 애호박+파프리카

●●● 메뉴

① 잡채 ② 애호박 무침 ③ 김치 ④ 배추겉절이 ⑤ 배추 무침 ⑥ 무말랭이 ⑦ 쪽파 무침 ⑧ 적채 무침 ⑨ 된장 ⑩ 샐러드 야채 한 접시 ⑪ 귤+방울토마토+감+브로콜리 ⑫ 고춧잎장아찌

●●● 메뉴

① 물김치 ② 호박볶음 ③ 톳 ④ 김치 ⑤ 마늘대 무침 ⑥ 배추 무침+빨간 파프리카 ⑦ 표고버섯 무침+당근+쪽 마늘대 ⑧ 무+간장 ⑨ 딸기 ⑩ 카레+밥 ⑪ 적채+양파+식초

●●● 메뉴

① 야채 ② 김치 ③ 감자조림 ④ 톳+호박+당근+적채 ⑤ 강낭콩+마늘+빨간 파프리카 ⑥ 양파 ⑦ 냉이 ⑧ 양념 된장 ⑨ 당근+풋고추 ⑩ 팽이버섯 부침 ⑪ 유채 나물 ⑫ 동초나물

●●● 메뉴

① 잡곡밥 ② 김치 ③ 된장 ④ 엄나무 장아찌 ⑤ 당근+동초나물+호박+적채+비트+파프리카+달걀노른자 부침 ⑥ 샐러드 야채 한 접시 ⑦ 쪽파+생미역, ⑧ 양파 ⑨ 고추 ⑩ 팽이버섯 ⑪ 무장아찌 ⑫ 깍두기

●●● 메뉴

① 샐러드 야채 한 접시 ② 버섯탕 ③ 김치 ④ 된장 ⑤ 적채+비트 ⑥ 달걀지단+샐러드+당근+애호박+파프리카+버섯+감자+양파 ⑦ 오

이고추 ⑧ 팽이버섯+와사비+식초 ⑨ 톳 ⑩ 엄나무 장아찌 ⑪ 동추나물 ⑫ 김치 ⑬ 돼지고기 수육 ⑭ 돼지 감자조림 ⑮ 양파+부추+감자+당근+버섯+달걀부침 ⑯ 문어+쪽파+초고추장 ⑰ 잡곡밥

●●● 메뉴(찡 샤부샤부)

① 쪽파+팽이버섯+미나리 ② 치커리+파프리카+고추장+참기름+깨 ③ 방울토마토+브로콜리+현미 찹쌀 쑥떡 ④ 동초나물 ⑤ 오이고추+파프리카+된장+깨 ⑥ 김치 ⑦ 적채+식초 ⑧ 샤부샤부 소스 ⑨ 치커리+참기름+고춧가루+깨

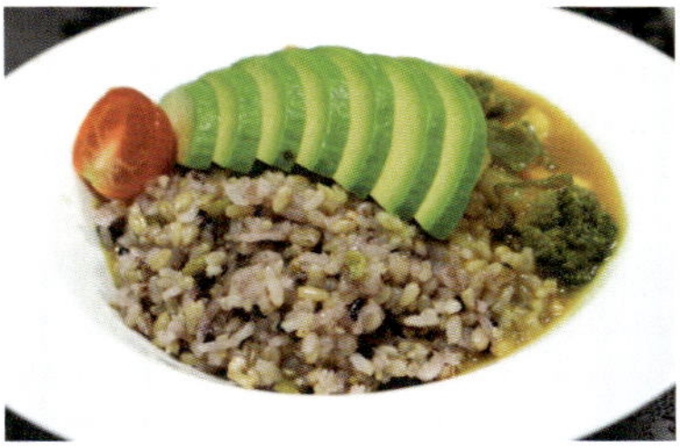

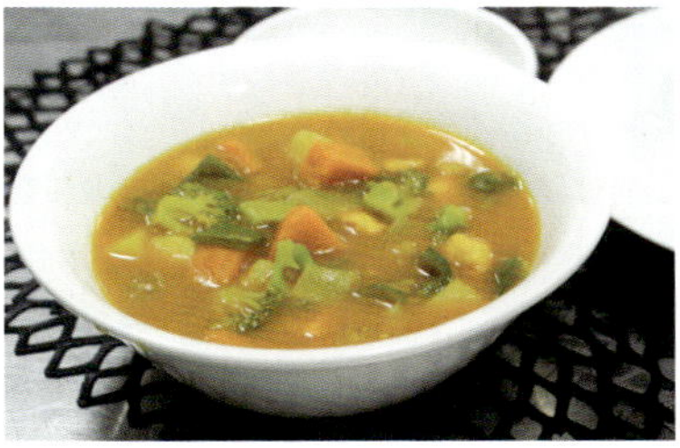

저녁(6시)

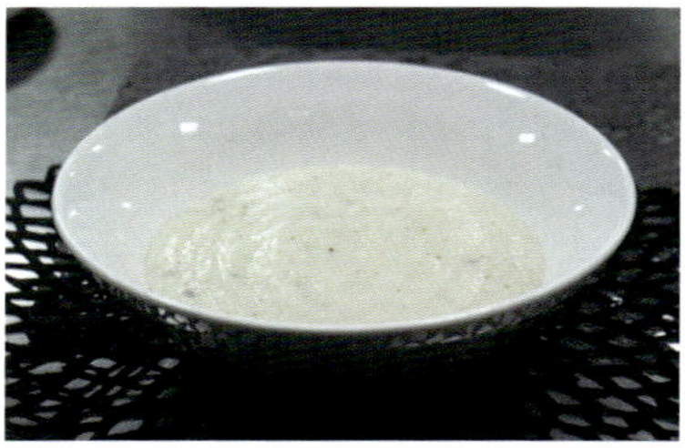
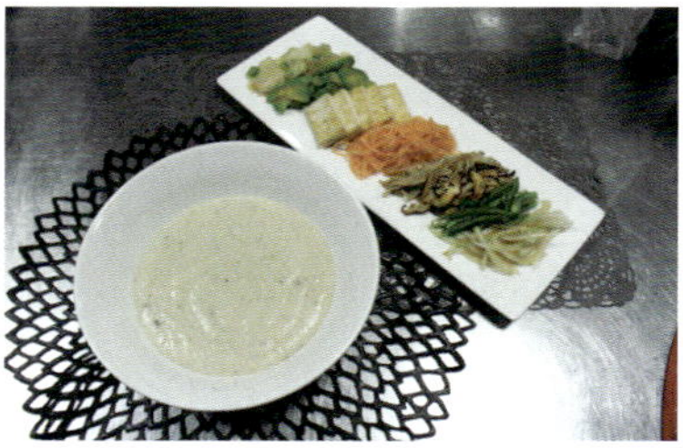
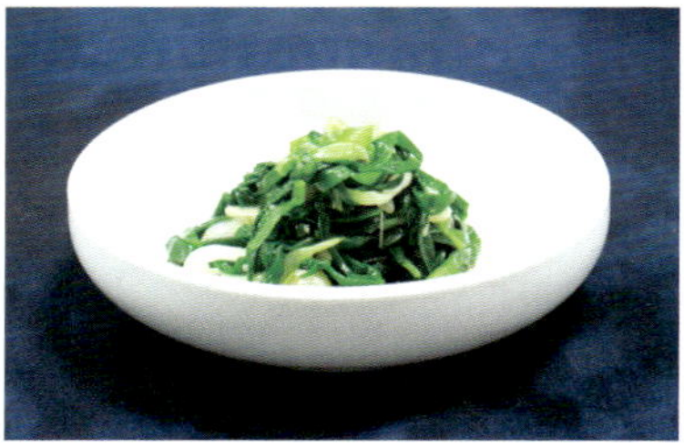
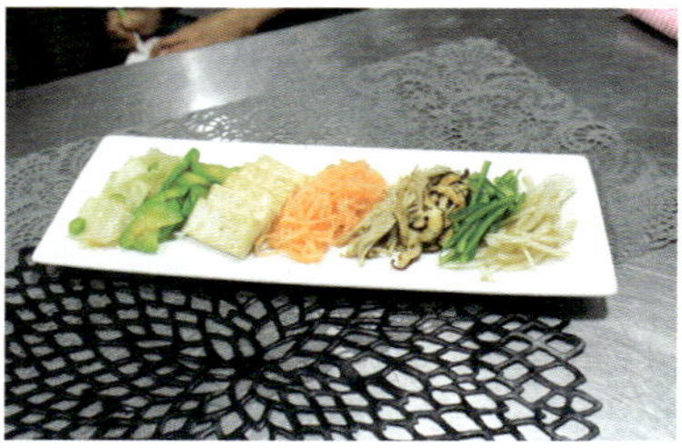
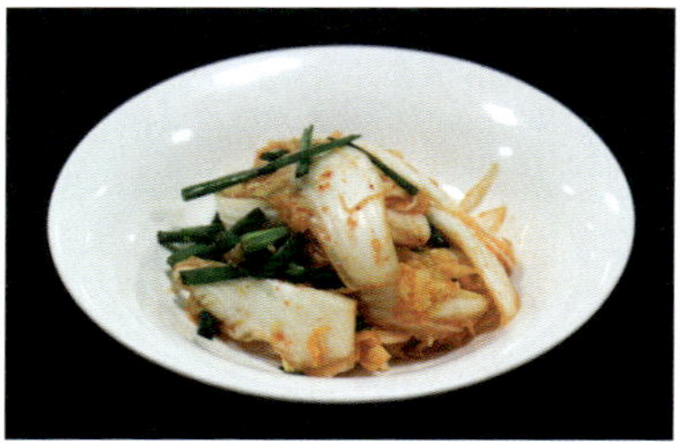
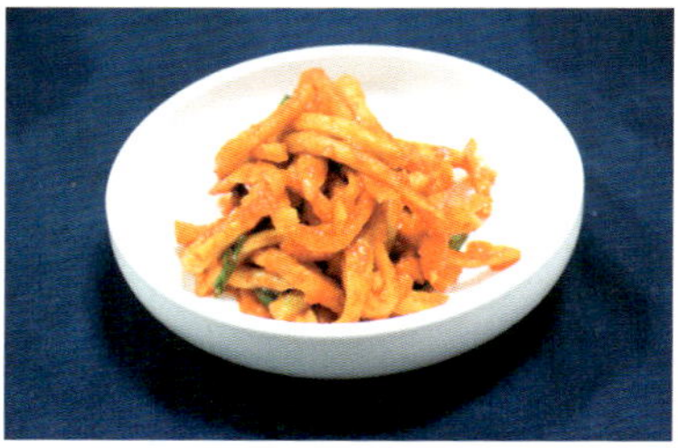

●●● 메뉴

① 녹두죽+연자씨 ② 두부 ③ 김치 ④ 무 무침 ⑤ 부추 ⑥ 유채나물 ⑦ 김치 ⑧ 토란+가지무침

●●● 메뉴

① 잣죽 ② 백김치 ③ 배추 무침 ④ 팽이버섯 ⑤ 깻잎 된장 장아찌 ⑥ 깍두기 ⑦ 매실장아찌 ⑧ 가지샐러드 ⑨ 닭가슴살 샐러드 ⑩ 토마토 모차렐라 샐러드

●●● 메뉴

① 야채죽 ② 김치 ③ 버섯탕 ④ 배추겉절이 ⑤ 무+마늘대 ⑥ 감자부추 부침 ⑦ 케일 무침

●●● 메뉴

① 들깨죽 ② 두부 ③ 김치 ④ 무말랭이 ⑤ 무 무침 ⑥ 케일 무침 ⑦ 배추 무침 ⑧ 애호박나물 ⑨ 버섯 무침

●●● 메뉴

① 야채죽 ② 생배추 무침+고춧가루+깨 ③ 쪽파 무침+고춧가루+깨 ④ 양파+식초+와사비 ⑤ 냉이 무침+된장 ⑥ 무말랭이 ⑦ 물김치 ⑧ 버섯+파프리카+샐러드 ⑨ 양파 부침

●●● 메뉴

① 잣죽 ② 김치 ③ 두부 ④ 무+마늘대 ⑤ 버섯 무침 ⑥ 강낭콩+파프리카 ⑦ 뽕잎+깻잎, 장아찌 ⑧ 양파 생무침 ⑨ 돌나물+적채 ⑩ 배추나물무침 ⑪ 동초나물 ⑫ 콩나물+샐러드 무침 ⑬ 브로콜리+배+파프리카

●●● 메뉴

① 야콘 ② 두부 ③ 동초나물 ④ 나물 부침 ⑤ 무 무침 ⑥ 버섯탕 ⑦ 굵은 토마토+브로콜리+방울토마토 ⑧ 엄나무 장아찌 ⑨ 제피 장아찌

●●● 메뉴

① 잣죽 ② 두부 ③ 동추나물 ④ 고춧잎 김치 ⑤ 쪽파 ⑥ 마늘대+마늘+고추장 → 장아찌 ⑦ 버섯탕 ⑧ 김치 ⑨ 생무+양파+식초

●●● 메뉴

① 야채죽 ② 버섯탕 ③ 쪽파 무침 ④ 치커리 무침 ⑤ 무말랭이 ⑥ 두부 ⑦ 엄나무 장아찌 ⑧ 김치 ⑨ 현미 가래떡

APPENDIX

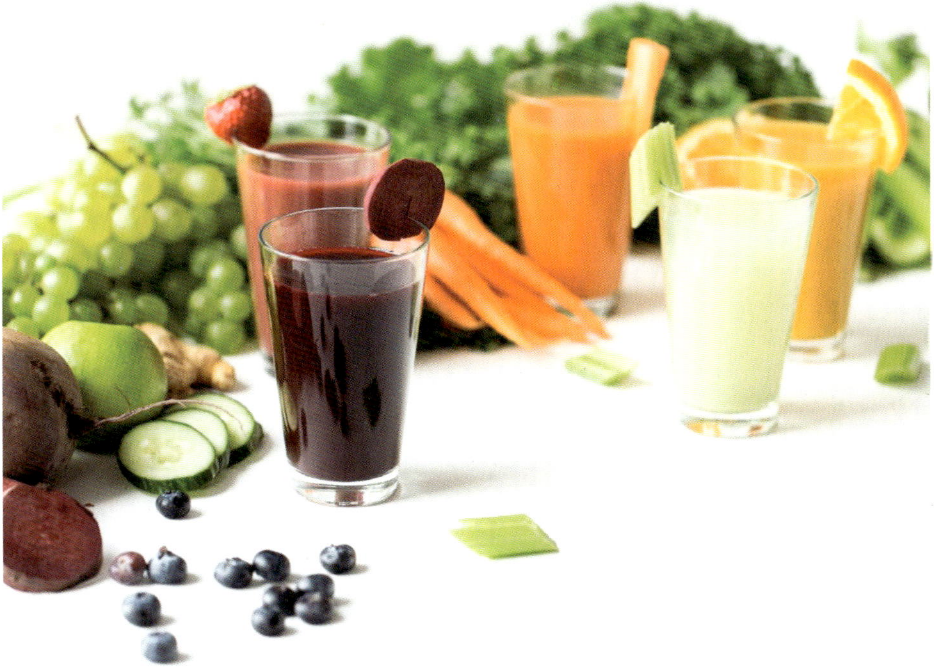

레시피카드
식단구성표

누구나 쉽게 따라하는

디톡스 Detox 요리

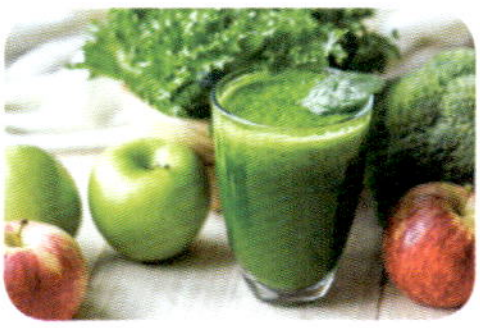

레시피카드

COOKING TECHNIC	*NO*
FRENCH	
ENGLISH	
KOREA	아침식단

CLASS	
PORTION	10
TEMP	
COST	
TIME	
CALORIE	
OTHERS	

INGREDIENTS	UNITS	QUANTITY
사과	개	10
토마토	개	10
브로콜리	개	3
비트	개	5
파프리카	개	5
달걀	개	10
감자	개	10
단호박	개	2
사포나리아 알로에	쪽	5
흑마늘(통마늘)	쪽	70
쑥떡	개	10
깐호두	개	30
요거트	개	10
양배추	통	1
낫또	팩	11

METHOD

1) 양배추, 단호박, 쑥떡을 찜기에 찐다.
2) 감자와 달걀을 삶아낸다.
3) 토마토는 데쳐서 껍질을 벗긴다.(올리브 오일에 구워내는 것이 영양소를 3배나 높게 한다.)
4) 비트, 파프리카, 알로에는 씻어서 3쪽씩 담는다.
5) 사과는 먹기 전에 깎는다.
6) 브로콜리는 2분 30초 정도 데쳐낸다.

- 위의 재료를 천천히 음미하면서 식사한다.
- 양념을 하지 않기 때문에, 입맛에 익숙하기 위해서는 자신의 의지력이 필요하다.
- 모든 음식이 싱겁다. 식후에 야채수프 40㎖를 마신다.

COOKING TECHNIC NO

FRENCH	
ENGLISH	
KOREA	점심식단

CLASS	
PORTION	20
TEMP	
COST	
TIME	
CALORIE	
OTHERS	

INGREDIENTS	UNITS	QUANTITY
돼지고기 전지 수육	kg	7
오뚜기당면	봉	5
외호박	개	3
김치/생강	kg	1/0.2
속추겉절이	개	4
무말랭이	kg	1,000
쪽파무침	단	4
적채무침	개	4
강된장/새우젓	g	1,000/500
블루베리	kg	2
고추/상추/로메니/깻잎	g	300씩
방울토마토/통마늘	g	500
시금치/당근/석이버섯	단/개/팩	3/5/3
참기름/식용유	㎖	1봉씩
고춧가루/식초/정종	g	500/1통/통

METHOD

1) 돼지수육은 핏물을 제거한 후 물에 커피, 간장, 된장, 황기, 월계수잎, 생강, 마늘, 정종을 넣고 삶아낸다.
2) 잡채는 물에 삶아낸 후 물에 식히고 참기름으로 볶아낸다. 시금치, 당근, 석이버섯은 삶아서 볶고 무쳐낸다.
3) 배추 겉절이는 먹기 좋은 크기로 잘라서 살짝 절인 후, 양념은 마늘, 고춧가루, 액젓으로 만든 후 함께 버무린다.
4) 쪽파는 다듬어서 삶아낸 후 고춧가루와 집간장으로 묻혀낸다.
5) 외호박은 썰어서 살짝 데친 후 새우젓을 넣고 참기름에 묻혀낸다.
6) 적채는 채를 썰어서 식용유에 볶은 후 식초를 넣고 변색시킨다.
7) 무말랭이는 쌀뜨물에 담가 불린 후, 고춧가루를 넣고 문질러서 색을 낸 후 마늘, 집간장, 파를 넣고 버무린다.

COOKING TECHNIC *NO*

FRENCH	
ENGLISH	
KOREA	저녁식단

CLASS	
PORTION	20
TEMP	
COST	
TIME	
CALORIE	
OTHERS	

INGREDIENTS	UNITS	QUANTITY
연자육	kg	1
두부	개	3
김치	kg	1
무	kg	2
양배추	개	2
양파	kg	3
외호박	kg	3
표고버섯	kg	1
파프리카	kg	1
들기름	mℓ	1,000
된장/죽염	kg/팩	1/1
청고추/와사비	kg/팩	300/1
고춧가루	g	500
마늘	g	300
팽이버섯	팩	5

METHOD

1) 연자육은 하루 전에 물에 불려놓고, 믹서기에 갈아 준비하고 죽을 쑨다.
2) 두부는 물에 담가놓은 후 끓는 물에 삶아낸다.
3) 양배추는 삶아서 청고추를 썰어 넣어 된장에 무친다.
4) 양파/파프리카는 채 썰어 물에 담근 후, 물기 제거 후 식초, 와사비, 설탕, 간장으로 소스를 만들어 뿌린다.
5) 무는 채 썰어 고춧가루와 식초를 넣고 버무린다.
6) 표고, 팽이버섯은 썰어 데친 후, 물기 제거 후 고춧가루와 죽염에 버무린다.
7) 외호박은 물에 데쳐 된장에 버무린다.

COOKING TECHNIC *NO*

FRENCH	
ENGLISH	
KOREA	야채주스(해독주스)

CLASS	
PORTION	10
TEMP	
COST	
TIME	
CALORIE	
OTHERS	

INGREDIENTS	UNITS	QUANTITY
양배추	kg	1
토마토	kg	1
브로콜리	kg	1
당근	kg	1
바나나	개	10
사과	개	10
물	L	5

METHOD

1) 모든 채소는 식초나 소다를 넣고 세척한 후 주사위 모양으로 잘라 물에 순서대로 당근, 양배추, 토마토, 브로콜리를 넣고 삶아낸 후, 믹서기에 갈아 냉장 보관 후 아침, 저녁으로 마신다. 마시기 전에 사과와 바나나를 넣고 마시면 더욱 좋다.

* 해독주스의 효능
우리가 음식으로 섭취했을 때 체내의 흡수율은 채식으로 섭취하면 5%, 삶아서 섭취하면 60%, 갈아서 섭취하면 90% 이상이 흡수된다. 위와 장의 부담을 덜어주면서 식이섬유를 확실하게 섭취할 수 있어 일석이조의 효과를 볼 수 있다.

COOKING TECHNIC NO

FRENCH	
ENGLISH	
KOREA	야채수프

CLASS	
PORTION	10
TEMP	
COST	
TIME	
CALORIE	
OTHERS	

INGREDIENTS	UNITS	QUANTITY
무	kg	1.5
당근	g	500
우엉	g	500
건표고버섯	g	500
무청(시래기)	g	300
소주병(주스병)		30
스텐냄비		10

METHOD

1) 무는 머리 쪽부터 자른다.
2) 당근도 머리 쪽부터 자른다.
3) 우엉은 잘 씻어서 머리부터 자른다.
4) 표고버섯은 먼지나 모래를 털어낸다.
5) 시래기도 탈탈 털어낸다.

- 스텐냄비에 위의 재료를 넣고, 물은 재료의 3배를 넣고 끓인다. 팔팔 끓으면 중불로 1시간 끓인 후 끄고 5분 정도 식힌 후 소주병이나 주스병에 담고 뚜껑을 닫아 식힌 후 냉장 보관한다.
- 유리나 스텐통에 보관해야 약성이 변하지 않아, 냉장고에서 한 달이 지나도 변하지 않는다.
- 맑고 깨끗한 것은 좋은 것이고, 탁한 것은 상한 것이다.
- 병소독이 중요하다. 모든 병은 끓는 물에 소독한 후 물기 제거 후 야채수프를 담아야 한다.
- 매일 일어나서 1잔, 10시에 1잔, 오후 3시에 1잔, 저녁 잠들기 전에 1잔을 마시면 독소가 빠져 나온다.
- 야채수프를 장복한다면, 식생활도 바꿔야 효과가 좋다.

COOKING TECHNIC *NO*

FRENCH	
ENGLISH	
KOREA	토마토 배추김치

CLASS	
PORTION	10
TEMP	
COST	
TIME	
CALORIE	
OTHERS	

INGREDIENTS	UNITS	QUANTITY
통배추	포기	5
케첩	g	500
이태리산 홀 토마토	알	25
피쉬소스	mℓ	250
생강즙	mℓ	70
마늘	컵	1
찹쌀풀	mℓ	150
생새우	g	100
토마토	개	15
설탕	g	50
대파	개	2
고운 고춧가루	컵	1
호렴	g	300

METHOD

1) 배추 절이기
   - 배추를 호렴에 3시간 정도 절인 다음 씻어서 물기를 제거한다.
2) 양념장 만들기
   - 토마토는 데쳐서 껍질을 제거한 후 분쇄기에 간다.
   - 대파는 곱게 다진다. 생새우도 잘게 다진다.
   - 믹서기에 갈면 색이 변색된다.
   - 찹쌀풀을 만든 다음 식혀서 모든 양념을 혼합한다.
3) 버무리기
   - 김장을 하듯이 속까지 잘 버무려 저장한다.

COOKING TECHNIC			NO		
FRENCH					
ENGLISH					
KOREA			연자육 죽		
				CLASS	
				PORTION	10
				TEMP	
				COST	
				TIME	
				CALORIE	
				OTHERS	

INGREDIENTS	UNITS	QUANTITY	METHOD
연자육	g	150	1) 연자육 불린 것을 믹서기에 갈아서 물과 찹쌀가루를 넣고 끓인다.(농도는 걸쭉하게) 2) 연자육의 효능 - 심신안정, 치매예방에 효과적이며 우울증과 신경과민, 스트레스 해소와 무력증에 효과적이다. - 자양강장 : 오장을 튼튼하게 해주고 12경맥 혈기를 보충하며 비타민, 철분, 단백질이 많아 몸에 활력을 주고 피로회복에 좋다. - 면역력과 혈관 건강에 좋으며 황산화작용에 뛰어난 암세포 증진을 억제하기도 하고, 피부미용과 변비 개선에도 좋다. - 꽃에서부터 뿌리까지 버릴 게 없는 귀한 재료이다. * 잡곡밥에 넣어도 좋다.
물	mℓ	300	
찹쌀가루	g	50	

COOKING TECHNIC NO

FRENCH	
ENGLISH	
KOREA	토마토 모차렐라 샐러드

CLASS	
PORTION	10
TEMP	
COST	
TIME	
CALORIE	
OTHERS	

INGREDIENTS	UNITS	QUANTITY
토마토	개	11
후레쉬 모차렐라	개	11
바질	g	10
양파	g	500
오레가노	g	2
발사믹식초	mℓ	30
올리브오일	mℓ	60
마늘	g	10
아보카도	개	6

METHOD

1) 토마토는 껍질을 벗긴 다음 반달형으로 잘라 수분을 제거한다.
2) 아보가도는 껍질을 벗겨 씨를 뺀 후 반달형으로 썬다.
3) 모차렐라치즈도 반달형으로 잘라서 후추와 마늘 다진 것을 바르고, 일자형이나 라운드 형태로 접시에 담고 바질과 양파, 오레가노를 올리고 그 위에 발사믹오일 드레싱을 뿌려준다. 새콤하고 상큼한 맛으로 입맛 없을 때에 좋다.

COOKING TECHNIC　　　*NO*

FRENCH	
ENGLISH	
KOREA	닭가슴살 샐러드

CLASS	
PORTION	10
TEMP	
COST	
TIME	
CALORIE	
OTHERS	

INGREDIENTS	UNITS	QUANTITY
닭가슴살	kg	2
우유	㎖	2,000
방울토마토	kg	1
아보카도	개	6
X-tra 올리브오일	병	1
발사믹식초	병	1
꿀	병	1
사과	개	11
호두	알	33
까망베르치즈	팩	3
로메니레터스	g	500

METHOD

1) 닭가슴살을 손질하여 우유에 1시간을 염지한 다음 우유에 삶아낸다.(닭 비린내 제거와 부드럽게 하기 위함)
2) 소스 만들기
   - 올리브오일과 발사믹식초를 2:1 비율로 섞는다.
   - 꿀 2스푼과 후추를 넣어 소스를 만든 다음, 삶은 닭가슴살을 잘게 찢은 다음 샐러드를 담고 그 위에 재료들을 올리고 발사믹소스를 뿌린다.

* 발사믹식초를 야채에 올리브와 함께 뿌려 먹으면 심심한 맛을 상쇄할 수 있다.

COOKING TECHNIC		NO	
FRENCH			
ENGLISH			
KOREA		돼지고기 수육	
		CLASS	
		PORTION	10
		TEMP	
		COST	
		TIME	
		CALORIE	
		OTHERS	

INGREDIENTS	UNITS	QUANTITY	METHOD
돼지 전지살	kg	5	1) 돼지 전지살을 1일 정도 물기를 빼준다.
황기	g	100	
된장	g	500	<삶는 과정>
커핏가루	g	100	- 물에 간장, 된장, 정종, 커피를 먼저 넣고 간을 한 다음, 돼지 전지살을 넣고 끓인 후 거품을 건져내고 위의 재료를 넣고 50분 정도 삶아낸다.
통후추	g	5	- 새우젓에는 생수와 고춧가루를 넣고 심심하게 한다.
정종	mℓ	500	
월계수잎	개	10	
간장	mℓ	200	
물	L	10	
생강	g	150	
마늘	g	150	
대파	g	200	
무	개	1	
엄나무	조각	1	
새우젓	g	200	
고춧가루	g	10	

COOKING TECHNIC *NO*

FRENCH	
ENGLISH	
KOREA	이태리식 감자와 단호박 뇨끼

CLASS	
PORTION	10
TEMP	
COST	
TIME	
CALORIE	
OTHERS	

INGREDIENTS	UNITS	QUANTITY
통감자	개	11
달걀	개	11
파마산치즈	g	300
강력분	kg	1
단호박	개	2
페스토소스		
바질	g	300
올리브오일	mℓ	500
마늘	g	500
파슬리가루	g	5
잣	g	100
바지락	kg	2
화이트와인	병	1
태국고추	g	50

바질은 농장에서 채취

METHOD

1) 감자와 단호박은 오븐에서 구워낸 다음 껍질을 벗기고, 따뜻할 때 체에 내린 다음 밀가루와 달걀노른자를 넣고 파마산치즈를 넣어 살살 버무린 후 탄력을 보면서 올리브오일을 넣어준다.
2) 먹기 좋은 크기로 잘라서 끓는 물에 익혀낸 후 얼음물에 식힌다.
3) 소스 만들기 : 프라이팬에 올리브오일을 두르고 마늘을 다져서 넣고 살짝 볶은 후 태국고추와 바지락을 넣고 볶다가, 와인을 넣고 약간 졸인 후 물을 조금 넣고 뇨끼를 넣어 약간 졸인 후 페스토소스로 마무리한다.

* 페스토소스 만들기 : 바질을 살짝 데친 후 물기를 짜서 듬성듬성 썰고 마늘, 올리브오일, 잣, 바질, 파마산치즈를 넣고 믹서기에 갈아 준비한다.

COOKING TECHNIC NO

FRENCH	
ENGLISH	
KOREA	야채 커리

CLASS	
PORTION	10
TEMP	
COST	
TIME	
CALORIE	
OTHERS	

INGREDIENTS	UNITS	QUANTITY
브로콜리	kg	1
당근	kg	1
양파	kg	1
감자	kg	2
단호박	kg	2
파프리카	kg	1
잡곡 쌀	kg	5
커리 파우더	팩	3
소금		
후추		
김치	kg	1
쌈 된장	팩	1
통마늘	kg	1
백미	kg	5

METHOD

1) 야채를 손질하여 끓는 물에 소금을 넣고 삶아낸다.
2) 감자와 호박은 껍질을 벗겨 삶아낸다.
3) 삶아낸 물에 커리 파우더를 넣고 농도를 맞춘 후 삶아낸 야채를 넣고 마무리한다.
4) 커리에 터메릭을 더 넣고 만들어도 좋다.
5) 밥을 한다.

COOKING TECHNIC *NO*

FRENCH	
ENGLISH	
KOREA	토마토 스파게티

CLASS	
PORTION	10
TEMP	
COST	
TIME	
CALORIE	
OTHERS	

INGREDIENTS	UNITS	QUANTITY	METHOD
스파게티	팩	6	1) 물에 소금과 올리브오일을 넣고, 스파게티를 7분간 삶아낸다. <토마토소스 만들기> - 냄비에 올리브오일을 넣은 후 마늘을 다져서 넣고 양파 다진 것을 더 넣어 볶는다. - 토마토홀을 으깨어 넣고 끓인 후 약간의 설탕과 바질, 오레가노, 죽염으로 간을 한다. - 농도가 묽으면 전분으로 약간 윤기 나게 한다. 2) 프라이팬에 토마토소스를 넣은 후 스파게티를 넣고 파슬리와 파마산치즈를 넣어 마무리한다.
캔 토마토홀	캔	4	
마늘	g	600	
바질	g	100	
설탕	g	200	
전분가루	g	200	
올리브오일	㎖	1,000	
죽염	g	100	
양파	g	1,000	
파슬리	g	100	
오레가노	g	10	
파마산치즈	g	200	

식단구성표

	월	화	수	목	금	토
조식	청국장, 호박, 감자, 고구마, 사과, 알로에, 브로콜리, 토마토, 양파, 파프리카, 비트, 호두, 김치, 현미쑥떡	청국장, 호박, 감자, 고구마, 사과, 알로에, 브로콜리, 토마토, 양파, 파프리카, 비트, 호두, 김치, 현미쑥떡	청국장, 호박, 감자, 고구마, 사과, 알로에, 브로콜리, 토마토, 양파, 파프리카, 비트, 호두, 김치, 현미쑥떡	청국장, 호박, 감자, 고구마, 사과, 알로에, 브로콜리, 토마토, 양파, 파프리카, 비트, 호두, 김치, 현미쑥떡	청국장, 호박, 감자, 고구마, 사과, 알로에, 브로콜리, 토마토, 양파, 파프리카, 비트, 호두, 김치, 현미쑥떡	청국장, 호박, 감자, 고구마, 사과, 알로에, 브로콜리, 토마토, 양파, 파프리카, 비트, 호두, 김치, 현미쑥떡

	월	화	수	목	금	토
중식	꿩, 팽이버섯, 쪽파, 송이버섯, 미나리, 배추, 메밀반죽, 생채무침, 무말랭이, 물김치	야채(7가지), 김치, 된장팽이버섯, 유채나물, 무말랭이, 적채, 톳, 무순시래기, 달걀지단, 데친당근, 송이버섯, 감자전, 고추전, 양배추무침, 부추나물, 애호박, 파프리카	잡채, 애호박무침, 배추겉절이, 배추무침, 무말랭이, 쪽파무침, 적채무침, 된장, 야채한접시, 고춧잎장아찌	잡곡밥, 김치, 된장, 엄나무장아찌, 야채쌈 (당근데침+ 동초나물+ 호박+ 적채+ 비트+ 파프리카), 달걀프라이, 야채한접시, 고추된장버무림, 팽이버섯, 무장아찌, 깍두기	밥, 전복, 소라, 야채한접시, 생미역+ 미나리, 성게, 무장아찌, 양파무침, 감자부침, 딸기, 쪽파, 고추장	야채한접시, 버섯탕, 김치, 적채, 비트, 달걀지단, 샐러드 (당근+ 애호박+ 파프리카+ 버섯+ 감자+ 양파), 오이고추된장무침, 엄나무장아찌, 동추나물, 김치, 돼지고기수육, 돼지감자조림, 양파+ 부추+ 비트 (갈은 것), 버섯+ 달걀부침, 문어+ 쪽파+ 초고추장, 잡곡밥

	월	화	수	목	금	토
석식	야채죽, 두부, 김치, 겉절이, 양파, 녹두죽, 연자씨, 부추, 유채나물, 잣죽	잣죽, 백김치, 배추무침, 팽이버섯 (와사비), 깻잎된장장아찌, 깍두기, 매실장아찌 (씨를 빼고)	야채죽, 배추겉절이, 쪽파무침, 냉이된장무침, 무말랭이, 물김치, 버섯파프리카 양파부침	야콘, 두부, 동초나물, 나물부침, 무무침, 버섯탕, 토마토, 브로콜리, 엄나무장아찌, 제피장아찌	잣죽, 두부, 동추나물, 고춧잎김치, 쪽파데침, 마늘대장아찌, 버섯탕, 김치, 무무침	잣죽, 백김치, 배추무침, 팽이버섯, 깻잎된장장아찌, 깍두기, 매실장아찌

REFERENCES

[저서]

디톡스, 내 몸을 살린다_김윤선_모아북스_2010

야채수프 건강법_다테이시카즈 / 문원북 옮김_문원북_2012

과일 효소 디톡스 레시피_쇼지이즈미 / 안미현 엮음_리스컴_2014

약보다 디톡스_조윤정_모아북스_2017

디톡스 다이어트_신성호_위닝북스_2019

디톡스 건강법_최성희_위닝북스_2019

[웹사이트]

위키백과_http://ko.wikipedia.org/wiki

네이버지식백과_http://terms.naver.com

약학정보원_http://www.health.kr

약학용어사전_http://post.naver.com

Profile

정영복

현, 우송정보대학교 외식조리과 교수 / 치유요리 명인
한성대학교 외식경영학석사
메이필드호텔스쿨, 한국조리사관전문학교 전임교수
신라호텔제주 총괄조리장
신라호텔서울 이탈리아 레스토랑 헤드셰프
이탈리아 ICIF, Crocetti, 일본 오쿠라호텔 연수
SBS 생활의 달인, KBS 무한지대, 스카우트 출연

민경천

현, 우송대학교 외식조리학부 교수 / 국가공인 조리기능장
상명대학교 이학박사
우석대학교, 청암대학교 겸임교수
제너시스스치킨대학 글로벌 수석연구원(헤드셰프)
그랜드하얏트호텔인천 조리부 파트조리장
그랜드워커힐환승호텔 조리부 셰프
KBS 6시내고향 '백년가약' 출연, SBS, EBS 요리 자문

김성아

현, 우송대학교 글로벌한식학부 교수
상명대학교 이학박사(외식영양학 전공)
영양사 / 국가공인 조리기능장
디톡스 / 약선음식 지도자
김포대 겸임교수
메이필드호텔스쿨, 한국조리사관전문학교 전임교수
알짜왕
현, 소상공인시장진흥공단 기술전수 컨설턴트
현, 서민금융진흥원 경영컨설턴트
밀양요리제과기술학원 대표
띠아모 레스토랑 · 카펙 훼이스 대표

김용진

현, 우송대학교 외식조리학부 교수
광운대학교 실감융합콘텐츠학과 박사과정
배재대, 오산대, 경기대, 충남도립대 외래교수
그랜드인터콘티넨탈호텔 조리과장
코엑스인터콘티넨탈호텔 조리장
서울가든호텔 조리부 셰프
KBS 스튜디오630 출연

김영진

동아대학교 전자공학과 졸업
KAIST Global Management Program 수료
LG디스플레이

누구나 쉽게 따라하는

디톡스 Detox 요리

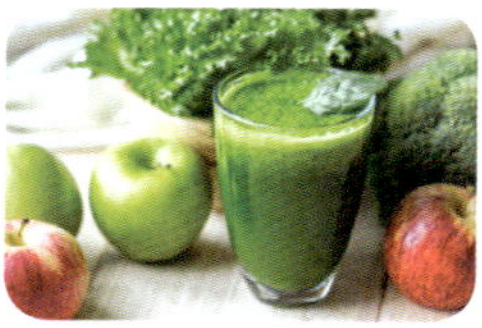